现代麻醉与围手术期监测技术

王新满 ◎ 著

中国纺织出版社有限公司

图书在版编目（CIP）数据

现代麻醉与围手术期监测技术 / 王新满著. --北京：
中国纺织出版社有限公司，2023.4

ISBN 978-7-5229-0392-7

Ⅰ. ①现… Ⅱ. ①王… Ⅲ. ①麻醉学②围手术期—监
测 Ⅳ. ①R614②R619

中国国家版本馆CIP数据核字（2023）第042816号

责任编辑：傅保娣　　责任校对：高　涵　　责任印制：王艳丽

中国纺织出版社有限公司出版发行

地址：北京市朝阳区百子湾东里A407号楼　邮政编码：100124

销售电话：010—67004422　传真：010—87155801

http://www.c-textilep.com

中国纺织出版社天猫旗舰店

官方微博 http://weibo.com/2119887771

三河市宏盛印务有限公司印刷　各地新华书店经销

2023年4月第1版第1次印刷

开本：787×1092　1/16　印张：14

字数：327千字　定价：88.00元

凡购本书，如有缺页、倒页、脱页，由本社图书营销中心调换

前　言

　　随着社会的进步、科技的发展和人们对舒适化医疗需求的提高,麻醉学已成为临床医学的重要组成部分。同时,随着医学技术和其他科学技术,特别是影像学、电子学、生物信息、人工智能、大数据和计算机学科的相应渗透和迅速发展,临床监测技术、临床麻醉技术等麻醉核心技术正发生日新月异的变化。这就要求麻醉医师在麻醉学理论和临床实践方面不断充实和提高。为此,特编写了《现代麻醉与围手术期监测技术》。

　　本书根据临床麻醉医师的实际需要,反映了麻醉学的基本理论、基本技术和基本技能,力求根据新形势下学科定位提供尽可能新的学术进展。全书主要包括麻醉学基础知识、麻醉医师的素质培养、麻醉中的监测技术、临床各科室(包括心胸外科、普外科、神经外科、泌尿外科及骨外科)手术的麻醉,以及术后镇痛等内容。本书主要读者对象为麻醉学专业医学生、住院医师,也可供进修医师和相关学科医师参考,希望能够帮助他们迅速了解麻醉的基本知识及科室的工作常规,尽快进入麻醉医师的角色。

　　由于编写时间有限,书中不妥和纰漏之处在所难免,敬请广大读者和同行批评指正。

著者

2023 年 1 月

目　录

第一章 麻醉学基础知识

第一节 麻醉学科的发展

一、麻醉学科和麻醉专业组织的成立

从1842年乙醚麻醉出现以来,特别是在近半个多世纪,是现代麻醉学飞跃发展的时期,不仅麻醉学技术和理论得到空前进步和日趋完善,而且涌现出大批优秀的麻醉专业人才,兼医疗、科研和教学于一身,进行了大量的开拓性工作,麻醉学发展日新月异。麻醉学作为临床医学的一个组成部分,已日益显示出其独特的学科特点和在医疗救治工作中的重要作用,20世纪中叶,麻醉学逐渐从外科学中分化独立出来。随着医学科学的发展,建立起一支专科性更强的麻醉专业化队伍,既是临床医学发展的客观需求,也是临床医学发展的必然趋势。

1848年,一名15岁的女孩死于氯仿麻醉,这是麻醉导致的第一例死亡报道,随后,有关麻醉药物并发症及麻醉相关病死率逐渐受到关注,并推动了由专业人员来实施麻醉管理的共识。1893年,《英国医学杂志》(*British Medical Journal*)提出,麻醉应该由专业人员,尽可能由医师来做。1927年,美国第一个麻醉医师培训基地建立。随后,麻醉医师的需求越来越多。与此同时,麻醉护士还继续为患者提供麻醉服务,但是已经从外科医师指导下转换成在麻醉医师的指导下进行工作。最终,形成了麻醉护士和麻醉医师组成的麻醉团队(anesthesia care team)。1927年,Waters在威斯康星(Wisconsin)大学建立了美国第一个麻醉住院医师培训基地,开始了麻醉医师的正规培养。世界上第一个麻醉科在纽约大学医学院设立,自此,麻醉学科正式从外科学中独立出来。随后世界各国诸多医院,以教学医院为主,也先后设立了麻醉科。

麻醉专业组织出现于19世纪末和20世纪初。1893年在英国出现了伦敦麻醉医学会。1905年在美国成立了第一个麻醉医师协会——长岛麻醉医师协会,1911年更名为纽约州麻醉医师协会,1936年再次改名为美国麻醉医师协会(American Society of Anesthesiologist, ASA)成立。1941年,美国医学专业委员会正式承认麻醉为一个新的医学专业,自此麻醉学作为一个医学专业被美国医学会认可。之后在世界各国相继成立了麻醉专门学会。1955年,成立了世界麻醉医师学会联盟(WFSA),已有150多个国家和地区的麻醉学分会参与组成,1956年开始,每4年举办一次世界麻醉学会。1962年,WFSA亚澳分会(AARS)成立,并每隔4年召开一次亚澳麻醉医师大会(AACA)。其他麻醉相关的专业组织包括世界疼痛学会联合会(WFPS)、世界危重病医学会联盟(WFSICCM)等也定期召开学术会议。

麻醉专业的系统论著和杂志创立于20世纪。1941年,Gwathmey出版了第一部比较全面介绍麻醉的专著《麻醉》(*Anesthesia*)。关于麻醉专业杂志,最早于1922年美国麻醉学会创办了《麻醉与镇痛杂志》(*Current Researches in Anesthesia and Analgesia*),1923年创办了《英国麻醉

学杂志》(*British Journal of Anaesthesia*),1940 年创办了《麻醉学杂志》(*Anesthesiology*),以后陆续发行了英、德、法、日、中等语种的麻醉、复苏、重症监测治疗等杂志约 50 种。这些麻醉专业组织的成立以及麻醉专著和杂志的创立对于交流学术、发展麻醉学起了积极的推动作用。这些发展也标明麻醉学作为一门新学科和医学专业已被普遍承认和接受,麻醉学专业已趋于成熟并处于良性发展阶段。

二、麻醉理论范畴和工作范围的不断扩大

进入 20 世纪 50 年代,在临床麻醉学发展的基础上,麻醉的工作范围与领域进一步扩展,麻醉操作技术不断改进完善,麻醉学科和专业进一步发展壮大,迈进了现代麻醉学的发展阶段。伴随着麻醉理论和麻醉学科范畴的不断更新,麻醉学又分支出若干亚学科,与此同时,新理论、新知识、新技术的运用,进一步丰富了现代麻醉学的内涵。

传统的麻醉工作仅局限于简单给予某些麻醉药,而现在,麻醉不只是单纯用于手术止痛,工作范围也不单局限在手术室,麻醉临床工作者的足迹已涉及整个医院。1942 年,创建了世界上第一个麻醉后恢复室,这是加强监护病房(ICU)的早期雏形,也是麻醉专业的最早分化。现今,麻醉学又有了进一步的分化和综合,不仅分出了心血管科、儿科、妇产科、神经外科等专科麻醉,而且工作范围已经扩大到手术室以外的心肺脑复苏、重症加强监护病房和急救医学。此外,麻醉医师还常规地承担起临床上诊断性和治疗性神经阻滞,以及输液、输血和氧疗等工作。近年来,疼痛门诊和呼吸功能不全的康复治疗门诊也开始在世界各地建立起来。现代麻醉还拥有许多新型的技术手段,如低温体外循环技术、多功能多用途麻醉机和呼吸机的应用、电子技术和微电脑监测仪器以及质谱仪等先进设备的配置等,使麻醉工作迈入了现代化的发展阶段。

现代麻醉学科的概念不仅包括麻醉镇痛,而且涉及麻醉前、麻醉后整个围手术期的准备与治疗,监测手术麻醉时重要生理功能的变化,调控和维持机体内环境的稳态,以维护患者生理功能,为手术提供良好的条件,为患者安全度过手术阶段提供保障,一旦遇有手术麻醉发生意外时,能及时采取有效的紧急措施抢救患者。此外,还承担危重患者复苏急救、呼吸疗法、休克救治、疼痛治疗等临床诊疗工作。

三、麻醉学科在临床重要作用的不断延伸和麻醉学科建设的继续发展

麻醉学在临床医学中日益发挥着重要作用,为外科、妇产科、耳鼻喉科、眼科、口腔科等手术患者提供无痛、安全、肌松、无术中知晓、无不良反应和良好的手术条件,以完成手术治疗。同时通过其所掌握的复苏急救知识和技术,对各临床科室患者,特别是危重症患者发生的循环、呼吸、肝、肾等功能衰竭进行处理,并在加强监护病房(ICU)、疼痛诊疗门诊以及其他有关治疗诊断场合等日益发挥着重要作用。

麻醉学科与其他学科的关系也日益紧密起来。麻醉学是一门基础医学与临床医学密切结合的学科。在基础医学方面以药理学、生理学、生物化学、病理生理学为基础。近年来,麻醉学又与生物物理学、分子生物学、免疫学、遗传学、生物医学工程学密切联系,进一步探讨和阐明疼痛与麻醉对机体的影响和机制。在复苏和危重症医学方面研究机体死亡与复活的规律。反过来通过临床实践,验证和丰富诸如疼痛学说、麻醉药作用机制、麻醉对遗传的影响等。随着整个医学科学和麻醉学的发展,麻醉学与其他学科的关系将更加密切,相互促进,共同提高。

在科技高速发展、麻醉安全性和可控性不断提高的今天,麻醉医师仅关注手术期间麻醉实施的传统工作已经无法适应新时代的需求。麻醉医师必须思考如何发挥自身优势来改善患者的远期预后,这不仅是社会广大群众对麻醉医师提出的更高要求,也是麻醉学发展的良好契机。如何保障围手术期安全、减少麻醉对手术患者造成的长期影响,并积极参与到促进患者术后恢复的临床实践中,将成为评估麻醉管理质量优劣的新标准。为此,2016 年在中华医学会麻醉学分会的年会中特别设立年会主题"从麻醉学到围手术期医学",就是为了引导麻醉学科更好地适应围手术期医学发展的要求。因此,以患者为中心,通过实施精准麻醉、加强培训和学习、开展科学研究并在临床推广,使麻醉学科成为医院临床安全的关键学科、舒适医疗的主导学科、未来医院的支柱学科、科研创新的重点学科、社会熟知的品牌学科,定然会为患者预后的改善带来最大的益处。

第二节　我国麻醉学科的现状

一、我国麻醉学科的发展史
(一)中华人民共和国成立前
中国近现代麻醉学起步较晚。19 世纪中叶西方麻醉技术开始传入我国。麻醉药物方面的发展包括 1847 年(清道光二十七年),乙醚传入中国,Parker 在中国使用乙醚进行全身麻醉。次年,即清道光二十八年,氯仿传入中国。1932～1945 年,麻醉仍以乙醚、氯仿为主,间或使用氯化乙烷。

19 世纪末 20 世纪初,外国教会在全国各地开办医院,进而招收学徒,创办医学校。最早有上海仁济医院(1844 年)、广州博济医学堂(1866 年)、上海同仁医院(1879 年)、天津医学馆(1881 年)、北京协和医学校(1903 年)、济南齐鲁医学校(1904 年)等。辛亥革命后陆续在北京、浙江、奉天等地建立了公立或私立医学专门学校,大部分均附设有医院,但这些医院创设之初都没有麻醉科,而从事麻醉专业的人员也是凤毛麟角。

中华人民共和国成立之前,国内的外科手术刚刚兴起,也只有少数几个大城市的大医院才能实施较大的手术,如胃大部切除术、胆囊切除术等。尽管大部分手术的麻醉均由麻醉医师或护士负责,但整体都方法简单,设备简陋,技术水平不高,缺乏创造性的成就。当时国内出版的麻醉专著也非常少,有 1931 年亨利、孟合理摘译的《局部麻醉法入门》,1942 年陶马利著的《全身麻醉》等。我国麻醉学科在中华人民共和国成立之后才得到迅速进步,出现了根本的变化,并取得较大的成就。

(二)中华人民共和国成立初
尽管我国近现代麻醉学起步较晚,麻醉科于中华人民共和国成立后才得以设立,但在老一辈麻醉学家辛勤耕耘及引领下,全国麻醉科的建设发展很快,至 20 世纪 60 年代初,临床麻醉已能紧跟世界水平并有自己的创新。如针刺麻醉、中药麻醉以及从中草药中提制催醒药、肌肉松弛药和降压药等,曾引起各国同道们的关注和兴趣。20 世纪 70 年代,国际麻醉学从三级学科向二级学科快速发展,但是我国麻醉学科建设全面中断。直至 20 世纪 80 年代初,我国麻醉科还是外科学的分支学科,是三级学科,归属医技科室。

在此期间,我国麻醉学科发展历程中具有历史性的重要事件和里程碑包括:1964年在南京召开麻醉学术会议(以后定为全国第一次麻醉学术会议);1979年在哈尔滨召开第二次全国麻醉学术会议,会上成立了中华医学会麻醉学分会;1981年,《中华麻醉学杂志》创刊;1982年,《国外医学·麻醉与复苏分册》创刊;1986年,徐州医学院试办麻醉学专业(本科);1987年,国家教委将麻醉学列入专业目录等。

过去的半个多世纪以来,我国麻醉学科的建设与发展是巨大的,凝聚了几代人的艰辛与心血。20世纪40年代末至50年代初,我国现代麻醉学的开拓者吴珏、尚德延、谢荣在美国学习麻醉专业知识,先后回国在上海、兰州、北京等地教学医院建立了麻醉科,充实了麻醉设备,培养专业人才,逐步创建麻醉专业,构架起与美国相似的麻醉学临床与教学框架。这一期间还有李杏芳、谭蕙英、王源昶等也在创建麻醉科室、开展临床麻醉的工作中发挥了奠基作用。在这些先辈的努力下,培养了大批麻醉骨干力量,之后这批人员遍及全国各省市,进一步建立麻醉科室。迄今,在我国县级以上医院,大部分建立了科室组织,配备了麻醉学教研室和麻醉研究室。与此同时,还创办了麻醉专业杂志和各级麻醉学会,并于2004年被世界麻醉医师学会联盟(WFSA)接纳为正式成员,使中国麻醉学科得以跻身世界麻醉学科之列。总之,这些麻醉学科先辈们通过麻醉医疗、教学和科研活动,为中华人民共和国麻醉学科的建设、麻醉专业的创立、人才的培养发挥了重大作用,对中国现代麻醉学的发展做出了不可磨灭的贡献。

在临床麻醉工作发展的同时,从20世纪50年代开始,我国麻醉工作者开始参与手术、急诊室以及临床各科室心搏呼吸骤停患者的复苏急救工作,率先实施胸外心脏按压和头部降温等心肺、脑复苏等措施,积累了丰富的经验,成功地抢救了许多心搏骤停脑缺氧超过临界时限的病例。20世纪50年代末国内有的医院建立了麻醉恢复室,80年代加强监护病房(ICU)在国内大医院普遍开展,集中训练有素的专业医护人员,采用先进的监测仪器和技术,对重大手术及危重患者的救治充分发挥了作用。20世纪70年代我国疼痛治疗工作有了新进展,在临床以神经阻滞为主,许多医院开设了疼痛诊疗门诊和病室,对某些疼痛的机制开展研究。麻醉科室的创建和健全,不断开展应用新的麻醉药物和方法,逐步扩大工作范围,使我国麻醉学科得到快速的发展。

(三)确立一级临床科室地位

1989年5月,原国家卫生部(现国家卫生健康委员会)〔89〕12号文件《卫生部关于将麻醉科改为临床科室的通知》发布。通知明确指出:"近年来,我国医院临床麻醉学科有了较大的发展,其工作性质、职责范围已超出了原'麻醉'词义的范畴,为进一步推动麻醉学科的发展并借鉴其国内外发展经验,同意医院麻醉科由原来的医技科室改为临床科室。"通知具体指出了我国麻醉学科发展的主要表现有3个方面。

(1)麻醉科工作领域,由原来的手术室逐步扩大到了门诊与病房。

(2)业务范围,由临床麻醉逐步扩大到急救、心肺脑复苏、疼痛的研究与治疗。

(3)临床麻醉的工作重点将逐步转向人体生理功能的监测、调节、控制及麻醉合并症的治疗等。

通知希望"各级卫生主管部门和医疗单位根据本通知精神,结合各地医院具体情况,按二级学科的要求与标准,切实加强麻醉科的科学管理工作,重视人员培训,注重仪器装备,努力提高技术水平,使其不断适应医学发展的需要"。这一文件奠定了现代麻醉学在医院中的地位,麻醉学科因而得到了迅速发展。目前,麻醉学科的三级学科正在建立与发展,包括临床麻醉、危重症监护、疼痛治疗和急救复苏。培养高素质的后备人才,是 21 世纪麻醉专业的需要,也是医学发展的需要。这就要求麻醉科室从住院医师的培养抓起,规范培训,不断改进方法,为将来进一步培养高层次麻醉人才打好坚实的基础。

学科建设过程中,在对外交流和国际协作方面,中华医学会麻醉学分会加入世界麻醉医师学会联盟曾是几代麻醉学人的夙愿。创立于 1955 年的世界麻醉医师学会联盟(WFSA)是全球公认的国际性学术组织,当时中国的麻醉学会还不是世界麻醉医师学会联盟、亚太麻醉学会的成员,这在一定程度上影响了我国麻醉学科与国际麻醉学科的交流与协作。1981 年,谢荣教授赴德国参加第七届世界麻醉学会议以后,我国麻醉界与世界各国同行的往来逐渐密切,积极参加国际麻醉学的学术交流,进行多场海外专题报告活动,同时邀请多名海外知名专家来华讲学或举办国际专题会议等。经过几代人多方积极的努力,中华医学会麻醉学会已于 2004 年底正式加入了 WFSA,迄今已有数千人先后成为美国麻醉医师协会(ASA)、世界疼痛医师学会中国分会(CCWSPC)会员、国际麻醉研究协会(IARS)等国际麻醉协会的会员或负责人,能在国际学术交流平台上展示中国麻醉事业的蓬勃发展,让世界了解中国,也为世界麻醉学的发展贡献一份力量。

二、我国麻醉学科的现状与差距

(一)我国麻醉学科的现状

我国麻醉学科的发展状况为,20 世纪 40 年代至 50 年代初期,只能施行简单的乙醚开放滴入法、气管内插管吸入麻醉及单次普鲁卡因蛛网膜下腔阻滞等几种麻醉方法。之后,随着我国医药卫生和工业的发展,麻醉条件逐步改善,从国产的吸入麻醉机施行循环密闭式吸入麻醉到轻便空气麻醉机,从单次硬膜外阻滞到应用导管法连续硬膜外阻滞麻醉。20 世纪 70 年代后期,随着改革开放,自国外引进了许多新的麻醉药物与辅助药,如恩氟烷、异氟烷、七氟烷、泮库溴铵、阿曲库铵、维库溴铵等,还引进了先进的麻醉设备,包括配备精密流量计、挥发器、监测报警装置的现代麻醉机和呼吸机,以及具有多方面监测功能的呼吸、循环、体温、肌松等生理监测仪等,进一步提高了我国麻醉水平,促进了我国麻醉学科的现代化。

经过中国麻醉工作者几代人的不懈努力,麻醉学科有了很大的发展。改革开放以后,随着我国经济的崛起,麻醉学科也得以迅猛发展,麻醉学专业在临床麻醉和基础研究方面都取得了长足的进步,麻醉学科的整体水平得到全面提高,主要表现在下列几个方面。

(1)麻醉学基础研究十分活跃,从细胞水平、基因水平等多层面研究了吸入麻醉药、静脉麻醉药和麻醉性镇痛药及局部麻醉药的作用机制。随着国家对麻醉科研的投入力度的不断加大,在国际研究的热门领域,几乎都有中国麻醉学者涉足,我国麻醉学科发展已开始走向世界麻醉学领域的研究前沿。另外,基础研究带动的新药物、新技术的不断投入和推广,使临床麻醉更加方便、快捷、舒适。

(2)建立了现代化麻醉手术系统,麻醉学临床研究也取得了显著进展,包括微创外科的麻醉处理、"快通道"麻醉方案的实施、器官移植等特殊手术的麻醉。进入 21 世纪以来,随着循证医学的快速发展,临床麻醉取得了长足的进步,麻醉学科的整体水平得到全面提高,与国际上发达国家的麻醉学发展水平之间的差距越来越小。

(3)围手术期监测、治疗和重要器官功能保护等方面在理论研究和临床实施方面开展了大量的工作,如麻醉深度监测、体温监测、血液稀释与血液保护等。监测技术和麻醉设备的更新换代使得中国麻醉学科的装备,尤其是在大城市和沿海开放地区迅速与国际接轨,增加了临床麻醉的可控性,大大提高了麻醉管理质量和麻醉安全性。

(4)亚专科不断发展,疼痛、重症监测治疗已成为麻醉学科的重要组成部分。疼痛机制得以深入研究,疼痛治疗正在广泛开展,规范化疼痛处理也在逐步推广应用。我国目前已有80%以上的二级甲等医院麻醉科开展了急慢性疼痛的治疗,较为普遍地建立了疼痛治疗门诊或病房,诊治领域包括术后镇痛、无痛人工流产、有创检查的镇静镇痛、慢性疼痛治疗、癌性疼痛治疗等。规范化疼痛处理是近年倡导的镇痛治疗新观念,已先后制定众多有关临床疼痛诊疗指南和技术操作规范。

(5)学科人才梯队建设有了长足的发展。大量本科生、研究生进入学科梯队,使麻醉学科的人才结构逐步趋于合理,梯队层次逐年提高。与此同时,原本在麻醉队伍中的护士逐步过渡到麻醉的各种辅助工作岗位。随着医师法的颁布和执业医师制度的执行,麻醉学科已正式进入由医师执业的临床学科行列。近年来,广泛实施的住院医师规范化培训工作,也为今后学科水平的进一步提升打下了基础。

(二)我国麻醉学科存在的问题

1989年12号文件确定麻醉科为临床科室以来,总体而言,我国麻醉学科至今仍是一个发展中的学科,学科发展很不平衡,目前存在的问题如下。

1.外部环境和组织与管理方面存在的问题

在医药卫生体制改革的大背景下,我国医院麻醉学科的内外环境都发生了较大的变化,但目前我国大多数医院对麻醉学科的功能和作用尚缺乏准确的定位。由于各种原因,多数医院尤其是基层医疗机构的麻醉学科尚未受到应有的重视,综合性医院麻醉学科的地位也未得到相应的提高,医院麻醉科的发展相对滞后,其舒适化医疗、保障医疗安全等作用未能充分发挥。

这种对麻醉学科的不重视首先体现在麻醉科与手术室的混合建制上。麻醉科是医院重要的临床科室,县级以上综合性医院都应成立麻醉科。所谓的麻醉手术科和手术麻醉科都不符合麻醉发展的要求,这不仅阻碍了麻醉科的发展,也不利于手术室作为一个科室的建设。同时,麻醉科同样有繁杂、技术要求高的任务,因此,配备护士编制以配合麻醉医师的工作非常必要,但很多医院麻醉科没有护士编制,或存在护士从事麻醉医师工作的情况,这些都很不规范。

2.人力方面存在的问题

主要表现在以下几个方面。

(1)人员数量配备不足:麻醉科人力资源数量不足是目前二、三级医院存在的普遍现象,也是麻醉安全的重大隐患。

(2)人员结构差异明显:表现在公私有别,即公立的医疗机构中,不论是医院,还是基层卫生机构,麻醉医师均以中青年为主,而民营医院的麻醉医师以45岁以上中老年为主,人员老化情况较为严重;城乡有别,即城市三级医院、二级医院和社区卫生服务中心的麻醉医师年龄梯队基本上符合老、中、青结合的梯形结构,但是农村乡镇卫生院麻醉医师出现断层现象,除了部分即将退休的麻醉医师外,普遍偏年轻,35～44岁人员占比较少。

（3）人员素质高低不齐:从学历水平来看,麻醉医师学历的构成情况,三级医院较其他级别的医疗机构要好,农村基层医疗机构（乡镇卫生院）较城市基层医疗机构（社区卫生服务中心）麻醉人员的学历构成层次明显偏低。

（4）连续工作时间过长:麻醉医师,尤其是大型综合性医院的麻醉医师,连续工作的时间大大超过了工作极限,处于疲劳麻醉的边缘。

（5）麻醉医师容易产生身心疲惫感:调查结果显示,麻醉医师整体情绪衰竭和情感疏离情况属于较轻水平或正常,与相关科室医师水平相当;但是在个人成就感方面处于中度水平,明显低于相关科室。其中,三级医院麻醉医师情绪衰竭情况最为严重,处于高度情绪衰竭和高度情感疏离水平的麻醉医师占比最高,三级医院麻醉医师工作量较大,面对的患者病情较二级医院和基层医疗机构的患者复杂,相对处于工作压力和竞争力都较大的环境中,容易产生身心疲惫感。

（6）基层医疗机构仍存在资质不够的问题:调查显示,部分麻醉医师最后学历的专业并非麻醉专业或外科专业,而是由其他专业经过一定培训后转岗从事麻醉工作。

3.设备方面存在的问题

数据显示,90%以上的医疗机构麻醉设备配备数量都达到了国家的要求,无论是公立医疗机构还是民营医疗机构,无论是城市医疗机构还是农村医疗机构,麻醉设备配备的数量已不是麻醉科存在的主要问题。

目前存在的问题主要在于麻醉设备的检修维护、设备使用和设备质量等几方面。资料显示,90%以上三级医院的麻醉科未配备专门的设备维护工程师,所有的麻醉设备都是发生故障后才找厂家来修,而厂家维修的速度有快有慢,在一定程度上影响了手术麻醉的正常开展。同时,90%以上的三级医院缺乏规范的设备定期检修制度,所有设备缺乏一个必要的检修和维护,在未出现故障之前几乎365天不停地运转,一旦麻醉机等关键设备在术中麻醉时出现故障,就会导致重大的安全事故,因此,麻醉设备的检修和维护是麻醉安全中的重要隐患。部分医疗机构虽然在麻醉设备的配备数量上达到了要求,但在麻醉设备的配备质量上还存在一定问题,尤其是在民营医疗机构和基层医疗机构这一问题更为严重。出于成本考虑,民营医疗机构和基层医疗机构购置的多为功能较为单一的麻醉设备,甚至部分医疗机构为了应付上级的检查,购置一些废置或即将淘汰的麻醉设备以充数量,但实际上这些麻醉设备并不能正常运转,有些麻醉机只剩下给氧用途,真正要抢救患者时就会存在问题。

4.安全隐患方面存在的问题

麻醉安全一直是麻醉学领域关注和讨论的焦点。我国尚缺乏麻醉相关病死率的数据。麻醉事故的降低,既反映出麻醉医师的良好素质和训练,也与药物和仪器设备的改进及发展分不开,更是学科建设绕不开的核心问题。在现阶段及现有的医疗环境中,麻醉学科作为高风险临床科室,因为上述组织管理、人力及物力等多方面原因,存在一些重大安全隐患,需要特别关注并亟待采取相应措施加以防范。要在这一复杂的医疗过程中实现有效的质量控制,需要积极争取和利用各方面的支持和资源,增加设备投入并注重人才培养,既要利用现代化的管理理念,又要结合自身特点,从多角度全方位保障麻醉科医疗质量管理,推进麻醉学科的不断发展。

总之,麻醉学科涉及多学科合作与共建,既是推动"舒适化医疗"的主导学科,又是保障医疗安全的关键学科,既是提高医院工作效率的枢纽学科,也是未来医院的支柱学科和科研创新的重点学科。还要通过不断努力,使麻醉学科成为被社会熟知和认可的重要学科。麻醉学科的发展应顺应和适应医学各学科的需要,健全学科的合理结构,提升医疗技术水平,凝聚和形成优秀人才群体,进而促进医院建设与发展。麻醉学科发展的最核心要素是人才。科研学术水平的提高、技术的创新离不开人才,先进仪器设备的操作和诊治同样离不开人才,合理的人才梯队更是学科持续发展的动力。麻醉学科发展离不开人(才培养)、财(力支持)、物(资设备),其中人才培养是关键,领军人物对顶层设计和学科管理的把控是重中之重。

第三节 我国麻醉学科的发展

新时代背景下,麻醉学科应抓住机遇,直面挑战,从而促进学科发展。

一、机遇与挑战

(一)社会发展、医学发展以及医疗体制改革带来的学科建设的机遇

随着社会的发展、医疗模式的改变、医疗体制改革、竞争机制的引入和卫生改革工作的不断深入,人们对健康的需求在不断增长,给围手术期手术麻醉安全性、医疗服务效率以及社会的经济支付能力带来了巨大挑战。过去的医疗改革主要是靠"以药养医"的政策来维持,随着社会发展以及医药卫生体制改革政策的推进,药品及耗材等的批零差价将逐步取消,今后医院的效益必须从手术、检查及介入等一系列的医疗活动里来,从医务人员的劳动价值来体现。而所有这一切,都离不开麻醉学科的工作。麻醉学科会逐步成为提高医院工作效率的枢纽学科。下一轮的医院竞争,核心是效益的竞争。所以,今后医疗的发展趋势必然会推动麻醉学科成为医院提高工作效率的枢纽学科,同时也是为医院赢得社会效益和经济效益的主要科室,将是医改未来发展的支柱学科。

先进的仪器、设备及许多新药、新技术在围手术期的使用,既提高了麻醉安全,又要求麻醉医师必须具备丰富广博的专业知识,且应熟练地掌握现代化仪器的使用。这些都对麻醉安全、服务模式、服务质量提出更高的要求。如何从麻醉学科发展的角度,通过调整专业定位、规范医疗行为、加强患者安全管理建设,来构建起围手术期手术麻醉的安全体系,是当下时代背景下的重大课题。

(二)麻醉质量管理与控制带来的学科发展的机遇

随着外科领域的纵深发展,外科专科化趋势明显快于麻醉学科的发展进程,许多外科手术已经打破人体禁区或非生理状况,加上手术数量和复杂程度与日俱增、人口结构愈趋老龄化,必然带来重大手术和危重患者逐渐增多的局面,给麻醉医师带来新的挑战。结合我国目前医疗改革现状,加强医疗质量、促进患者安全变得更为重要和紧迫。近年来,围绕麻醉质量管理与控制有一系列举措和革新,包括专注技术革新以解决客观问题,专注于管理革新以解决主观问题以及重视社会、媒体、舆论等外部环境问题。

"建立系统化临床路径,消除个人的因素导致的错误"是近几年在管理策略方面的重要更新。临床医疗是临床特色学科的重中之重,是学科存在的前提。特色的麻醉学科来源于特色的临床麻醉病例的有效收集和利用。应改变多年来应付临床任务而缺乏临床病例的有效记录与利用的现状。建立麻醉临床路径,即针对某一疾病建立一套标准化麻醉方案与治疗程序,以循证医学证据和指南为指导来促进麻醉管理的规范化,最终起到规范医疗行为的目的,从而进一步建立信息化麻醉病例数据库。麻醉临床路径应区别于常规的临床路径,在 ICD 码对应的各种疾病或某种手术名称规范的基础上,强调麻醉前、麻醉中、麻醉后的围手术期医学概念,手术、麻醉、护理、检验、心理等学科结合起来,保证治疗项目精细化、标准化、程序化,形成单一病例的标准化与同类病例的规范化。因此,完善临床路径,尽量细化麻醉各项程序,以规范化操作防范麻醉意外是保障临床麻醉安全的重要举措。

(三)快通道麻醉、围手术期医学、加速康复医学等带来新的学科发展机遇

加速康复外科(Enhanced Recovery After Surgery,ERAS)的核心思想是指在术前、术中及术后应用各种已证实有效的方法以减少手术应激及并发症,加速患者术后的康复。其运作涉及外科医师、麻醉医师、康复治疗师、护士,也包括患者及家属的积极参与,是一个多学科协作的过程。其中快通道麻醉和充分完善的术后止痛这两个环节是重要的组成部分,以尽量减少围手术期的各种应激反应。除此之外,近年来广受青睐的日间手术的麻醉,源自欧美发达国家,其实也属于快通道麻醉的工作范围之一。加速康复外科和日间手术都给快通道麻醉技术的实施和推广提出了更高的要求,核心要素在于需要建立一整套科学高效的管理体系和一系列严谨细致的安全保障措施。

进入 21 世纪以来,麻醉医师日益主导了患者合并疾病的围手术期评估与处理工作,在手术患者围手术期的安全方面承担的责任也与日俱增。现在一些欧美国家的麻醉科和我国部分医院等已将科室名称更名为"围手术期医学科",麻醉学已经进入"围手术期医学"时代。

现代外科的理念也进行了更新。1997 年,丹麦哥本哈根大学 Henrik Kelhet 教授提出加速康复外科的概念,其本人被誉为"加速康复外科"之父。ERAS 指采用一系列有循证医学证据的围手术期处理措施,以减少手术患者的生理及心理的创伤应激,达到快速康复目的,其核心理念是减少创伤和应激。促进术后康复的麻醉管理,是 ERAS 的重要组成部分。ERAS 要求采用遵循循证医学证据的一系列围手术期优化方案,促进患者术后尽快康复。促进术后康复的麻醉管理强调麻醉科医师在围手术期所起的作用,使麻醉科医师从提供最佳手术条件、最小化疼痛和保障围手术期患者生命安全,向确保患者的合并疾病得到最佳处理,促进术后患者向康复转变。麻醉科医师应在围手术期合理调节应激反应(内分泌、代谢和免疫),使用各种已证实有效的方法,如优化术前、术中、术后患者管理等来降低手术伤害性刺激反应,维持重要器官功能。最小化不良反应如疼痛、恶心和呕吐等,减少并发症,提高康复质量,从而缩短住院时间,减少住院费用,提高患者满意度。

显然,快通道麻醉技术、围手术期医学和 ERAS 的迅速发展和应用,将使麻醉学科面临许多新问题的考量。学科必须顺应医学发展趋势,适应临床诊疗的发展需求,对新问题深入思考和研究,探索出行之有效和安全可靠的新技术与服务项目,以期在围手术期医学领域以及临床医疗实践中发挥自己应有的作用。

二、应对挑战

当前,麻醉学科正面临跨世纪学科发展的挑战,科技是这场挑战的核心,如何在原有学科建设的基础上将麻醉学科推向新的台阶?疼痛诊疗和重症医学这些亚学科的独立发展和迅速剥离,麻醉学科如何应对?生命科学的高度繁荣带来的新技术的更新甚至颠覆性的改变,是否会边缘化麻醉学科?神经科学的迅猛发展,麻醉学科会不会掉队?摆在面前的是机遇,更是挑战。

(一)麻醉亚学科的独立发展,是否会从麻醉科剥离

麻醉亚学科的兴起和发展丰富了麻醉学内容,使麻醉技术更多地为人类造福,其中疼痛诊疗和重症医学已经成为麻醉学比较成熟的亚学科,而正在兴起的毒瘾医学(主要代表技术为全身麻醉下快速脱毒)也可能成为下一个麻醉学亚学科。然而,近年来疼痛和重症医学已逐渐脱离麻醉学科。

麻醉亚学科的独立发展不应脱离麻醉的整个学科体系。从历史沿袭而言,疼痛诊疗和重症医学都是麻醉科医师首创,都是麻醉学的重要组成部分之一。即使到今天,欧洲国家仍然是麻醉科在管理ICU。从麻醉前门诊、手术室临床麻醉、手术后恢复室及ICU,全部由麻醉科管理,这仍是目前整个国际麻醉界最通行的组织模式,因为这一模式,符合医疗流程的自然规律,符合患者的最大利益,也为医院带来最大的效益。在心内科、呼吸内科等都有自己专科ICU的现实情况下,医院综合ICU或外科ICU的收治对象主要是围手术期间的危重患者。由麻醉科管理ICU,就可以将手术前对患者病情和机体生理功能的评估和准备、手术中患者生命体征的综合管理、手术后早期的病情判断和及时处理以及术后疼痛与术后并发症的处置连为一体,真正做到高效、安全的医疗服务。

另外,从规范化培训和人才培养的角度而言,没有麻醉科的工作基础,缺乏神经阻滞技术、危重患者急救和复苏技术,缺乏麻醉药、肌肉松弛药及麻醉性镇痛药的授权和使用经验,如何开展亚专科的临床工作?因此,亚专科医师的麻醉科工作基础是非常必要的。应当从经过麻醉学科基础训练1~2年后的住院医师中选拔,再经相关亚专科的专业培训后,才可以胜任他们的本职工作。

总之,伴随科学技术的高速发展,必然出现学科越来越多,分工越来越细,研究越来越深入的情况,但从更广阔的范围来看,学科间的联系越来越密切,相互渗透的程度越来越深,科学研究朝着综合性方向发展。未来,各个学科之间的交叉碰撞、知识和资源的整合重组将成为学科发展的总体趋势,在这样的时代背景下,结合历史沿袭、组织管理及人才培养几方面的客观现实,这些本来隶属于麻醉学科的亚专科,其未来发展不能脱离麻醉学科建设的这个大体系。

(二)新技术带来的精准医学,是否会使麻醉科边缘化

随着计算机能力和人工智能的迅猛发展,自动化浪潮已经波及医学领域。以Nacrotrend为代表的麻醉深度监测,以靶控输注静脉麻醉、闭环反馈吸入麻醉及Sedasys麻醉机器人等为代表的计算机辅助麻醉,在提高麻醉精准度的同时,也在挑战麻醉学科的未来发展。

建立在计算机分析基础上的麻醉深度监测,具有安全、无痛,数字化麻醉管理的优势,在指导麻醉药物选用、反映意识状态、麻醉镇静深度等方面具有明显的优势,对提高麻醉安全性和促进术后恢复、减少住院费用等方面具有良好的临床价值。近年来,Sedasys麻醉机器人以静

脉注射的方式将处方药注入血液,通过检测与镇静相关的体征信号,可以自动调整或停止输液。尽管美国食品药品监督管理局于 2013 年批准了这一疗法,但目前该技术仅被允许在常规的结肠镜检测手术中使用。

如果麻醉自动化得以推广,将在医学界引发一场自动化改革浪潮。但以目前的技术水平来看,"靶控"并不是"全自动",麻醉机器人也不是"全能",即使使用闭环靶控系统或麻醉机器人,仍需要麻醉医师严密观察患者生命体征和把控系统的运行情况。机器能极大地辅助人类医疗行为,但尚远未到达完全取代人的程度。麻醉医师仍然承担着患者围手术期生命体征监测和管理的全部工作,是手术安全的关键所在。麻醉医师应发挥围手术期管理的特长,让机器听命于人而非被其替代。

(三)脑科学的快速发展,是否会让麻醉科掉队

全身麻醉离不开对人脑的研究。随着各种测量大脑活动与行为的新技术、新手段的出现,脑科学研究得到了快速发展,脑科学正广泛渗透影响着自然科学的各个领域,尤其是极大地促进了医学、心理学、思维认知科学的发展。目前,神经元标记和大范围神经网络中神经环路示踪和结构功能成像技术,大范围神经网络活动的同步检测、分析和操控技术,具有高时间、空间分辨力的新型成像技术,以及电子探针、纳米技术等,都将令研究者们探索大范围的神经元集群功能状态及动态变化成为可能,由此积累的大量数据或许可助人类在探索大脑的路上跨越沟壑、走得更远。

在脑科学的研究过程中,麻醉学科有着悠久的历史,多年来曾围绕全身麻醉机制、防范术中知晓和术后认知功能障碍等展开过一系列脑功能相关的临床诊疗和研究工作。除了前述的多种监测麻醉深度的新理论和新技术之外,得益于脑科学定量多导脑电图监控脑电活动以防范神经系统的损伤,影像学方法(如多功能磁共振成像、经颅多普勒等)测定脑血流灌注,通过测定颈静脉球血氧饱和度间接测定脑血氧或直接脑组织氧测定整体脑氧合状态提供信息等,这些领域都可能是今后麻醉学科获得突破或得以推广的脑科学相关工作。

随着全球脑科学研究的浪潮,麻醉学科必须迎头赶上,不能掉队。今后,围手术期脑功能保护意识的提高,围手术期脑功能监测进入快速发展阶段,从对麻醉深度的监测发展至直接对脑组织氧供需平衡的监测,从有创监测发展至微创监测甚或无创监测,提供的信息更加细致多样。麻醉学科应自始至终在这一领域扎根,发出学科的声音。

三、促进发展

目前跨学科时代,麻醉学科如何将围手术期管理与国家政策、基础建设、领导方式和医院文化相结合,对接高品质手术期管理学术发展前沿,引领高品质围手术期管理跨学科合作的创新发展?

围手术期医疗模式的提出,强调以手术患者为中心,以围手术期医师和(或)麻醉科医师为主导,各专业之间互相合作,通过医患双方的共同决策和无缝连接的医疗服务,来实现改善医疗质量、改进医疗服务和降低医疗费用的目的。倡导、推广围手术期医学和 ERAS 的观念需要结合我国国情来进行必要的本土化,结合我国目前的医疗现状,提高医疗质量、保障患者安全是构建围手术期医疗安全体系的根本要务。因此,麻醉医师应该顺应麻醉学科发展的历史使命,重新调整学科的专业定位,加强医学教育和培训,规范麻醉医疗行为和加强患者安全管理系统建设,在围手术期构建起手术麻醉的安全体系。

随着医学技术、社会经济的发展和对疾病、疼痛的深入认识和研究,舒适医疗应运而生。舒适医疗的核心是无痛医疗。疼痛治疗正是由麻醉学科开创的,是麻醉学的重要组成部分之一,是麻醉医师最擅长的技术。在这种新的医疗服务模式下,麻醉学科表现出无可比拟的学科优势,在保证医疗安全的前提下,已经广泛开展了以围手术期镇痛和无痛诊疗为核心的医疗服务,在一定范围内真正实现了舒适医疗。舒适医疗服务既是患者的一种诉求,也是临床医师立足以人为本,实现以患者为中心的诊疗思想的一种具体体现,同时又是促进临床医学多学科协作发展的必要条件。麻醉学科的自身特点决定了其在舒适医疗服务中的核心地位,麻醉学科未来的发展方向也必然由安全、无痛转向舒适医疗。

为此,除继续关注镇静镇痛和快速麻醉技术革新之外,还需开放视野,主动提升理念,主动占据高位,从人员编制、设备配置、医学人文、科室管理、运作流程等全方位、多层次适应临床医学对麻醉学科的发展需求。麻醉学科的主动参与和应对,必将在推动医院相关学科发展的同时,自身资源也会进一步优化与整合,学科建设将更大、更强。

第二章 麻醉医师的素质培养

年轻麻醉医师的成长主要取决于内部和外部因素:内部因素依靠自身的努力,通过临床实践提高业务技能,通过看书学习提高麻醉专业知识,逐渐成为一名合格的麻醉医师;外部因素主要依靠住院医师培训的规范性和严格性,通过与老师之间的学习、与同事之间的交流而获得成长。只有内外兼修方能成为一名合格的麻醉医师。刘俊杰教授在《现代麻醉学》一书中有过精辟的论述,认为一名成熟合格的麻醉医师,必须具备两方面基本素质,即高尚的医德和精湛的医术,青年麻醉医师的培养应以此为准绳。21世纪是一个高科技、高信息、高速度发展的时代,麻醉医师需要更高的素质以迎接未来麻醉学日益发展变化的挑战。

一、从麻醉医师到围手术期医师

21世纪的麻醉医师应该具备"围手术期医师"的素质。美国麻醉学会对麻醉和围手术期管理定义为:对患者的持续监护,包括术前评估、术中和术后监护以及参与这些活动中的系统和人员的管理。

从麻醉学过渡到麻醉与围手术期医学可能是麻醉学发展的必经之路。术前参与到患者的管理之中可以使麻醉医师更清晰地了解患者的身体状况,理解手术的目的和手术中可能发生的风险。通过术中合理地选择麻醉方式和精确地调控麻醉状态,麻醉医师可以更有效地为外科手术提供高质量的麻醉并最大程度地降低患者可能面临的风险。术后积极参与患者苏醒过程和疼痛治疗方案有助于减少麻醉后并发症,降低患者术后的不适。这是围手术期一整套的过程,不应该被分割开来。

麻醉医师向围手术期医师转变的道路还很漫长,至少需要把一部分麻醉医师从目前繁重的临床麻醉工作中解放出来。然而,围手术期医师毕竟是未来麻醉医师的发展方向之一。

二、从手术室内走到手术室外

21世纪的麻醉医师应该具备手术室外麻醉技术。手术室是麻醉医师工作的主要场所,未来麻醉医师的工作场所可能主要是在手术室外。随着起效快、作用时间短的麻醉药物和辅助药物的运用,麻醉医师可以在手术室外对患者进行更加精确的麻醉。据美国华盛顿国家儿童医学中心2002年统计,每年急诊科骨折、撕裂伤1 500例;影像诊断科的CT扫描、MRI、钡餐检查2 500例;肺科气管镜100例;心血管检查、超声心电检查、心导管术750例,还有许多烧伤科换敷料以及其他方面如胸管拔除、骨髓穿刺等操作。这些医疗过程都需要麻醉医师在手术室外运用不同的麻醉方式进行适度的镇静和镇痛。

手术室外患者在麻醉中往往会面对特殊的状况。介入放射治疗中的造影剂可能造成患者出现心律失常或者变态反应。颅内血管介入治疗往往需要术中唤醒以进行神经功能评估。心导管检查中可以给氧,但检查肺循环血流动力学时,必须保持血气在正常范围。由于导管要放置到心腔内,在检查中经常发生室性或室上性心律失常,要监护并及时处理心肌缺血和心律失常。MRI的麻醉处理的独特问题主要包括3个方面:①禁忌金属物品、磁性物品进入检查室;②监护仪干扰;③难以接近观察麻醉的患者。

三、从经验麻醉到科技麻醉

21世纪的麻醉医师应该具备高科技麻醉技术。随着高科技在麻醉工作中的应用,在麻醉机、呼吸机及各种循环、呼吸、神经肌肉等功能监测仪设备和操作技术方面都不断地采用新的医学工程技术。例如,计算机控制的麻醉机和呼吸机;利用气象色谱仪、质谱仪、红外线气体分析仪等监测人体及呼吸回路的气体及药物浓度;利用阻抗血流图、光纤多普勒血流速度仪、超声心动图等监测心功能;利用定量脑电图、诱发电位、经颅多普勒超声技术等监测脑血流和脑功能等,均大大提高了麻醉及危重患者的诊疗水平。

21世纪的麻醉医师应该学会和掌握应用电子计算机技术,包括计算机模拟教学、计算机网络技术和麻醉相关计算机设备等。麻醉医师通过计算机模拟教学系统,可以利用视、听、触等感受模拟患者、实验室、病房、手术室等系统,例如,Cathsim模拟系统是静脉穿刺模拟模型,Gasman模拟系统软件可以模拟吸入麻醉药的溶解度、挥发性等物理特性对其麻醉效能的影响,还可以通过视频形象地体会低流量、循环紧闭式麻醉方式对吸入麻醉药药效动力学和药代动力学的影响。麻醉医师通过计算机网络可以快速查询、掌握最新的麻醉学术动态和科技成果。许多高校医学专业的麻醉精品课程就很值得麻醉医师参考学习。至于在日常医疗、科研、教学工作中,电子计算机已经成为麻醉医师日常工作中形影不离的得力工具,可以帮助麻醉医师收集、整理、分析计算机各种资料数据和麻醉记录等。

四、从国内交流到国际间协作

21世纪的麻醉医师应该具备国际协作交流能力。国际间的协作交流包括住院医师的交流、基础科研的分工协作、临床多中心研究的协作等。麻醉学科国际间的协作交流日益增多,这是国际麻醉界对我国麻醉临床水平和科研水平的认可。随着国家对麻醉科研投入力度的加大,我国麻醉学科研究越来越多地进入世界麻醉学领域的研究前沿。反映在具体数字上就是被科学引文索引(SCI)收录的论文逐年增多,影响因子也在逐步提高,并且不少麻醉论文发表在国外权威的科研期刊上。

第三章 麻醉中的监测技术

第一节 循环功能监测

循环功能监测是麻醉医师围手术期工作的重要组成部分。在围手术期,患者的循环系统不仅受到麻醉药的影响,还会受到外科手术的影响。早期麻醉医师仅依靠直观感觉(如呼吸模式、肌张力、瞳孔、体动和皮肤颜色)来判断麻醉深度和患者的循环状态。随着科技的发展,循环监测技术突飞猛进,现在人们可以利用这些技术来早期、准确地判断患者的循环功能,指导临床操作和用药。无论监测仪器如何先进,有经验和有责任心的麻醉医师是提高患者安全性的根本保障。本节重点介绍循环监测领域的临床实用技术和方法。

一、心电图监测

心电图(ECG)监测是最早进入监测领域的近代监测方法。1906 年,Einthoven 用电流计测量心脏跳动过程中产生的电流,从而发明了 ECG。直到 20 世纪 50 年代,商品化的 ECG 才被用于手术室。20 世纪 60 年代后期,ECG 在手术室内得到普遍应用。如今连续 ECG 监测已成为所有麻醉和外科手术中的常规监测。

美国麻醉医师协会(ASA)的基本术中监测标准要求:任何接受麻醉的患者,从麻醉开始至离开手术室前,均应进行连续 ECG 监测。开展围手术期 ECG 监测可早期发现和诊断心律失常、传导异常、心肌缺血、心肌梗死、心房和心室肥厚、起搏器功能、预激、药物毒性(如地高辛、抗心律失常药、三环类抗抑郁药等)、电解质紊乱(如钙、钾离子异常等)及其他因素(如心包炎、低温、肺栓塞、脑血管意外和颅内压增高等)导致的心脏电活动异常。

(一)心脏传导系统的解剖和生理

起源于窦房结的心脏冲动快速通过心房到达房室结。正常时,冲动在房室结有 0.04～0.11 秒的延迟,然后通过希氏束和蒲肯野纤维使心室去极化。正常起源于窦房结的冲动使整个心肌去极化至少需 0.2 秒。心肌不同部位的动作电位(AP)各有其特点。各种 AP 的特殊相的产生与离子通道(尤其是钠、钙离子通道)的激活和灭活有关。

在窦房结细胞,4 相表现为膜电位进行性增高导致舒张期去极化,这是由于钠、钙离子自主内流进入窦房结细胞所致。这种反复的舒张期去极化使窦房结细胞具有起搏功能,而心室肌无此功能。

(二)心电图复合波的组成

ECG 的轨迹是描述心脏在除极和复极过程中产生电压的总和。电流朝向电极的表示为正电流(波形向上),电流远离电极的表示为负电流(波形向下)。

一个心动周期的标准 ECG 由 P 波、QRS 复合波和 T 波组成,这些波形被规律性出现的时间间隔分开。

P 波代表心房去极化。QRS 复合波代表心室去极化。心房复极波由于隐藏在 QRS 复合波内,所以难以发现。T 波代表心室复极。PR 间期代表窦房结冲动使心房除极、通过房室结到达心室传导系统所需时间。QT 间期代表电－收缩间期和心律变异。ST 段代表心室去极化完成至复极开始之间的间期。

(三)心电监测电极放置部位皮肤的准备

适当的皮肤准备有助于减少 ECG 干扰,改善用于监测或诊断目的的 ECG 信号的质量。用乙醇和棉棒小心地擦去放置电极部位皮肤表面层,这样有助于减少皮肤电阻和便于电极粘贴。皮肤上的毛发应刮除以利于电极粘贴和减轻去除电极时患者的不适。湿性或油性皮肤在粘贴电极前应清洁干燥。如果电极可能会由于消毒液或其他液体的浸透而松脱,则应在电极表面粘贴防水胶布。

(四)3 导联和 5 导联心电图电极的放置

3 导联 ECG 的 3 个电极分别放在双上肢和左下肢,用于监测标准肢体导联(Ⅰ、Ⅱ、Ⅲ)。如在右下肢加用一个参比电极,可获得加压肢体导联(aVR、aVL、aVF),并可进行计算机心律失常分析。5 导联 ECG 的 4 个电极分别放在左、右肩部和左、右大腿部。V5 电极放在左腋前线第五肋间隙。

临床医师通过 5 导联 ECG 可监测 7～12 个不同的 ECG 导联(Ⅰ、Ⅱ、Ⅲ、aVR、aVL、aVF 和 6 个胸前导联)。虽然许多手术室使用 3 导联 ECG,但 5 导联 ECG 更为优越,因为它使心电监测更完善。如果只有 3 导联 ECG,那么用改良的双极肢体导联帮助诊断特殊异常是没有问题的。一般认为 40 岁以上、近 1 年未做过 ECG 的患者,有心脏病症状和体征的患者,有心肌缺血、心律失常和安装过起搏器的患者,在术中需要 12 导联 ECG 监测。

(五)侵入性心电图导联

1.心房电图(AEG)

在体表 ECG 无法检测到心电活动的情况下,侵入性导联可有效解决这一问题。电极可以放置在心脏的内表面或外表面,也可放置于食管或右心房内,这样得到的 ECG 就是心房电图。与体表 ECG 命名不同,心房电图中单极、双极分别指记录装置中侵入性电极的数量。

心房电图中心房波(A 波)与 QRS 复合波的大小变异很大,因而要区别心房波和 QRS 复合波相当困难。虽然单极心房电图记录的心室电活动波形与体表 ECG 相似,但是心房波波幅高大。采用双极导联,尤其是在两电极间的距离较近时,几乎记录不到心室的电活动。如果同时进行体表 ECG 的记录,则有助于解决此潜在的问题。因为通过比较心房电图和体表 ECG 记录的时相即能鉴别 QRS 复合波。大多数新的心房电图监护仪可允许同时记录 2 个以上的导联,而大多数的 ECG 机则可满足同时记录 3 个以上的导联。

如果不能同时记录心房电图与体表 ECG,且房室率不同步时,将前后记录到的心房电图与体表 ECG 的图形进行比较也可将心房电图中的 QRS 复合波区别出来。另外,在双极心房电图描记无 QRS 复合波时,断开一个电极的连接,使其成为单电极心房电图,即可描记出明显的 QRS 复合波。

一般情况下双极心房电图较为常用。因为双极心房电图不仅能记录到较大的心房波,而且必要时可改为单电极心房电图记录。另外,其侵入性电极的导线能与监护仪的选配部件相连通,通过提供各种更易辨认的 QRS 复合波和心房波,有助于心律失常的诊断。

在心房电图记录中,电极导线、电极的连接和表面电极的放置取决于采用的导联系统(3 导联或 5 导联)以及心房电图监测仪是单导联性或双导联性。

2.食管导联

食管远端接近心房(尤其是左心房),因而将电极置入食管可增强对心脏电活动的检测,在麻醉中应用十分方便。食管电极最易探测 P 波,被用于鉴别各种心律失常(如心房颤动和心房扑动)。虽然将电极放置在左心室水平有助于后壁心肌缺血的检测,但不常用。根据电极插入食管的深度,可反映心脏不同部位电位的变化,见表 3-1。

表 3-1　食管电极符号的意义

符号	电极距鼻孔距离(cm)	反映电位变化的部位
E30	30	心房上
E32	32	心房水平
E34	34	心房水平
E36	36	心房水平
E38	38	心房水平
E40	40	心房水平

食管电极种类很多,通常是将一个或两个导电的金属电极放置在类似鼻胃管的橡胶管中或固定在管外壁上,亦可采用患者可吞入的丸形电极和心内起搏电极。目前已有带有 2 个电极的食管听诊器,两电极分别安置在距听诊器远端 7 cm 和 20 cm 的部位,远端的电极通常靠近左心室后壁。

电极的位置应由满意的心房波而定。一般情况下,单极电极放在距离门齿或鼻孔 30～40 cm 的地方。而双极电极的位置会因两电极之间的距离不同而需反复调整。呼吸和食管的蠕动可使食管导联出现低频的噪声干扰,增强滤波器功能有助于信号的稳定。带有宽幅低频滤波器的监护仪用于这种记录形式较理想。

3.心腔内电极

虽然很少有人为检测心律失常而将导管置入心脏或中心静脉,但心脏病患者放置中心静脉导管(CVP)或肺动脉导管(PA)的确很多。若将电解质溶液或金属导丝放在管腔内,就可借此导管直接记录到心脏内的电活动。当然,要把从导管远端得到的信号加工处理为心房电图是一个复杂的过程。

高张盐水(≥3%)与 8.4%碳酸氢钠的导电性能优于生理盐水,当噪声明显或信号质量差时,提示导管内需补充电解质溶液。充灌电解质溶液的导管末端连接有金属接头,金属接头内亦装满电解质溶液。电极导线与金属接头之间的连接可采用双头绝缘接线夹。如果采用插入式电极,亦可采用具有金属插件的塑料连接器,这样可避免使用绝缘接线夹。记录完毕,应将导管内的电解质溶液彻底冲洗干净,以防微电击造成的损伤。将金属导丝穿出导管末端亦可直接进行心腔内的电活动记录,当导丝穿出绝缘的导管时,描记的波幅明显增大。用于这种用途的金属导丝必须柔软,通常呈"J"形,导丝与记录导线之间的连接亦可由绝缘接线夹完成。

不记录时应将导丝退回导管内或将导丝从导管中撤出,以防止心脏穿孔、心律失常及微电击等危险情况发生。

4.血管内心电图(IVECG)

血管内 ECG 是心腔内 ECG 的一种特殊形式,只是漂浮导管的球囊在右心房内,方法与心腔内ECG 相似。记录的图形是导管经中心静脉进入右心房时的 ECG,P 波的改变可作为导管位置的指示。最常用的记录方法是将侵入性电极与 C 电极的导线连接,其余导联为标准四肢导联。

5.心内膜电极

通过起搏导线或特殊漂浮导管使金属电极与右心房的心内膜接触,即可记录到心房电图。如果电极未与心房内膜接触,即能记录到心腔内的心房电图。

6.心外膜电极

在心脏手术时,首先将起搏导线贴附于心外膜(如右心室或右心房)。然后将导线引出体外即成为心外膜电极。导线的体外部分必须绝缘化,通常是将其放置在橡胶手套中。这种方法并发症很少,不需要时将导线拔出即可。将心房导线用绝缘接线夹与电极导线连接即可行心房电图描记。利用这种导线也可进行超速起搏治疗一些折返引起的心律失常,虽然上述的其他侵入性电极也有类似的功能,但均不如心外膜导线有效。

应用心外膜电极可准确地区别和诊断不同程度的心肌缺血和心肌梗死,能在缺血和坏死区域获得典型的 ECG 表现。而在临床上应用体表电极很难获得如此典型的 ECG。

7.侵入性电极的安全保障

当侵入性电极在心内构成电流回路时,所造成的心脏的微电击可引起心室纤颤。ICU 或手术室有大量的用电设备,所有用电仪器的漏电均可造成对心脏的微电击。为防止使用侵入性电极时该事故的发生,需注意以下问题:①使用侵入性电极时一切不必要的电器均应拔掉插头而不是仅关掉开关;②电极导线与连接导线应有良好的绝缘,且应避开与金属或电器的接触;③患者的身体不应与金属接触;④监护仪漏电应小于 10 μA;⑤记录心房电图时最好使用电池电源;⑥检查电手术装置的接触电极与患者身体的接触情况以及能否正常工作;⑦电极导线与监护仪导线之间加干扰过滤保护装置;⑧尽量减少电手术装置的使用。

(六)干扰术中心电图监测的因素

ECG 监测中的干扰可导致错误诊断。在临床工作中,下列情况可能对 ECG 监测具有干扰作用。①ECG导线或电极松动或连接不当;②电极放置或粘贴不当,如毛发、烧伤组织、皮肤准备不足、胶布、电极松动等;③体动,如寒战、颤抖、外科操作或膈肌运动等;④手术室设备的干扰,如电刀、体外循环机、激光设备、冲洗或吸引设备、诱发电位监测设备、电钻和电锯等;⑤患者与外科医师、护士或麻醉医师的接触。

(七)术中心电图的诊断与监测模式的区别

诊断模式用 ST 段和 T 波分析可使缺血的诊断更精确。诊断模式将频率在 0.14 Hz 以下信号滤除,但经常导致明显的基线漂移和干扰。监测模式用于滤除引起 ECG 基线漂移和干扰的信号,这一模式滤除所有频率在 4.0 Hz 以下的信号,这有助于消除大部分手术室内的干扰。监测模式可人为地导致 ST 段和 T 波的抬高或降低。

(八)术中心电图监测的潜在危险

如果患者没有很好的接地装置,当电极出现短路时可能会导致患者电休克或烧伤。新式的 ECG 监护装置有患者隔离装置,所以很少有此类危险,而老式 ECG 机则不然。

(九)计算机化心电图分析的新进展

计算机化的 ECG 分析正被用于探测心律失常和心肌缺血。ST 段监测模式是一个计算机自动监测设备,其通过连续 ECG 监测中几个导联的 ST 段与基础 ST 段值比较来判断心肌缺血。

二、心脏功能监测

心脏有效的射血是维持血液循环的基础,心脏每搏量(stroke volume,SV)是心脏活动的总体表现,而前负荷、后负荷和心肌收缩力是影响心功能的主要因素。下面介绍可用于围手术期临床的监测方法。

(一)前负荷

1.左心室舒张末容量(LVEDV)

心室功能受损后,首先出现的代偿就是心腔扩大,因此,LVEDV 的增高在非瓣膜患者是表示心肌收缩力下降的重要间接指标。经食管超声心动图在围手术期临床的普及使用,使连续实时地监测 LVEDV 成为可能。通过连续动态观察左心室短轴的变化,应用标准公式可计算出左心室容量的变化。另一个在临床使用的监测方法是电阻抗导管法,通过在左心室放置一根导管连续测量左心室血液的阻抗变化并将此变化转换成容量的变化,通过计算机整合成实时的压力—容量环。

2.左心室舒张末压(LVEDP)

无论在设备要求和技术条件方面,测量 LVEDV 要显得复杂一些。人们试图通过测定 LVEDP 或其替代指标来反应 LVEDV。在临床大多数情况下,LVEDP 是通过漂浮导管获得的。在心脏外科有时直接通过左心房放置一导管通过二尖瓣到达左心室测定 LVEDP。即使可获得准确的 LVEDP,但 LVEDV 与 LVEDP 的关系还受心室顺应性的影响。在临床,心肌肥厚、心肌缺血、心内右向左分流、主动脉瓣狭窄、高血压、正性肌力药、心肌纤维化、心脏压塞等可使左心室顺应性下降,而主动脉瓣反流、二尖瓣反流、血管扩张药的使用及心脏扩大可增加心室的顺应性。在有上述干扰因素存在时,LVEDP 不能很好地反映 LVEDV 的改变。

3.中心静脉压(CVP)

在临床大部分情况下,仅能获得 CVP 的数据,如何通过它反应 LVEDV 呢? 在满足下列条件的情况下,CVP 可用于估计 LVEDP:①三尖瓣、肺动脉瓣、二尖瓣功能正常;②无右心功能不全;③呼吸系统和肺血管无异常。在无三尖瓣功能和右心室顺应性异常时,CVP 可反映右心室前负荷。

(二)后负荷

左心室后负荷是指左心室射血所遇到的阻抗($R = \Delta P/\Delta Q$,R 为阻抗,ΔP 为主动脉内压力变化,ΔQ 为主动脉内流量变化),它由血管阻力和血液流变学性质所决定,不受心功能的影响。在临床不能直接测定左心室后负荷,而往往通过动脉压和体循环阻力和室壁张力来反映左心室后负荷。

1.平均动脉压(MAP)

动脉压主要决定于小动脉阻力,但也受前负荷和心肌收缩力的影响。临床观察发现,MAP 与左心室射血阻抗有良好的相关性,因而被普遍用于简单评价心脏后负荷。

2.体循环阻力(SVR)

SVR 是一计算值。SVR＝[(MAP－RAP)×80]/CO。式中 MAP 为平均动脉压,RAP 为右心房压,CO 为心排血量。

3.室壁张力或应力

室壁张力或应力是决定心肌耗氧的重要指标。

(三)心肌收缩力

心肌收缩力是评价心功能的最重要指标,目前临床常用的评价心肌收缩力的指标是:每搏量(SV)、心排血量(CO)、射血分数(EF)、心功能曲线、室壁运动等。

1.SV

前负荷、后负荷和心肌收缩力的改变都可以影响 SV,SV 在围手术期常可通过经食管超声心动图(TEE)测得,也可通过心排血量和心率计算,正常值为 60～70 mL。

2.CO

能影响 SV 和心率的因素均可影响 CO。围手术期常用的测定方法有漂浮导管热稀释法、连续心排血量测定和 TEE 测定。

(1)热稀释法 CO 测定:是目前临床应用最广的测定方法。其原理是通过放置的漂浮导管近端的房孔注入一定量已知温度的生理盐水,位于肺动脉内导管远端的温度感受器感知注入盐水引起的温度变化,通过计算机标准化处理得出 CO 值。

临床很多因素可以影响 CO 测定的准确性。①盐水温度和容量:当注射盐水容量为每次 10 mL 时,使用冰盐水和室温盐水对测定结果无影响;注射盐水容量为每次 5 mL 时,应使用冰盐水。②注射速度和间隔时间:注射盐水时应在 2～4 秒内匀速注入,两次注射之间应间隔 60～90 秒。③注射时漏液、速度不均或间隔过短将影响测定结果。④呼吸周期:由于呼吸周期通过改变肺血管阻力从而影响肺血流,所以临床应在呼吸周期的固定点来测定 CO,一般选择在吸气末或呼气末。⑤重复测定:即使严格操作,由于肺血流的不均一性,每次测定都存在差别,因此临床上一般重复测定 3 次取平均值,以提高准确性。

通过观察热稀释曲线的波形形态,剔除有可能是操作不当引起的误差。如在 3 个波形中有 1 个形态和值与其他有非常明显的差别(>15%),应考虑是误差所致而给予剔除,同时补测 1 次。引起热稀释曲线幅度减低的因素有:①CO 非常高或注射盐水容量过少、盐水温度与体温差减小;②热敏探头位置不当或血栓形成;③存在三尖瓣、肺动脉瓣反流或心内分流等;④热敏探头故障、导管常数选择不当和非匀速快速输液。

(2)连续心排血量测定:目前在围手术期可通过特制的漂浮导管和连续 CO 测定仪方便地获得连续的 CO 数据,下面简单地介绍这一系统。

连续 CO 测定漂浮导管是在传统的漂浮导管基础上加以改进而完成的,其在导管前部相当于右心室的部位有一加热器,通过开关每 6 秒向血中释放 7.5 W 的热能(量子化释放)加热周围的血液,该部分血液在经右心室流向肺动脉时,热量被稀释,使右心室排入肺动脉的血液温度升高,位于导管尖端的热敏探头感知这一温度变化,利用稀释原理计算出CO。该种导管操作方法和传统肺动脉导管一样,不增加操作复杂性。导管和监测仪连接后,几分钟内即显示第一次心排血量测定值,以后每隔30~60秒显示一次新的测定值,屏幕显示为前3~6分钟的CO平均值。由于该装置每6秒就可获得一个CO数据,显示的CO是多个(5~10个)CO测定值的平均值。因此,可实时、准确地反应CO改变。

(3)阻抗法无创CO测定:利用在心脏搏动时胸阻抗产生的搏动性变化,在颈部和胸部各放一对电极,并持续通入一小的电流测量胸阻抗。在心脏收缩期测得的胸阻抗的最大变化率与SV和心室射血时间成正比。电极位置、胸内液体量、血球压积是影响测定准确性的主要因素,因而限制其在临床的广泛应用。

(4)经食管超声和多普勒技术:术中放置食管超声探头可在多平面水平结合多普勒技术测得CO。二尖瓣、主动脉瓣是常用的监测平面,另外也可在主动脉、肺动脉和肺动脉瓣水平监测,影响测定结果的主要因素是探头位置(如探头超声波方向与血流方向角度过小)和所用平面截面积测定的准确性。

3.EF

EF是临床广泛应用的评价心肌收缩力的指标。正常时EF为55%~65%。在心功能正常时,EF受前、后负荷的影响较少,心肌收缩力受损时后负荷的增加和前负荷的减少可明显影响EF值。一般认为EF<40%时,提示可能有心肌收缩力受损。目前术中监测EF值的常用方法是TEE。

4.心功能曲线

心功能曲线是指心室前负荷与心室做功指数之间关系的曲线。它主要反映心肌收缩力,但也受负荷影响。

5.室壁运动

TEE在术中的应用为监测心肌局部和整体室壁运动提供了实时动态观察的方法。在局部心肌缺血时,该部位的心肌运动减弱,通过观察心肌运动减弱的程度和范围可以评价缺血区域的大小和其对心功能的影响程度。在左心室短轴平面,通过动态观察短轴缩短的速率可评价心功能的即时改变。

(四)超声心动图在循环功能监测中的应用

1.超声心动图的种类

(1)M型超声心动图:显示方法系将接收到的回声转换成光点,形成光点扫描,显示在示波屏上。示波屏上从上向下代表被检结构位置与胸壁之间的距离,示波屏上的水平方向代表时间,此光点在示波屏上能自左向右自行扫描。当探头固定在胸壁某探测点时,可测得该处的"距离—时间"曲线,即为超声心动曲线,是一种单声束超声心动图,仅能观察到此声束所经过的一条线上解剖结构的活动情况,又称"一维超声"。在全面反映组织结构的空间方位上有一定的局限性,但根据曲线图上界面活动所经历的时间和距离,能准确地反映心脏、大血管上某一特定点的活动轨迹,从而计算其活动幅度、活动速度等一系列参数。

(2)二维超声心动图(2DE):用各种切面的方式直观地显示心脏、大血管与其解剖结构相一致的每一平面的形态及其活动,可直接观察到心脏各腔室的大小、瓣膜活动的形态及心脏各部分的解剖结构有无缺损或畸形等。

常规的 2DE 检查须根据心脏的解剖定位,运用一定的操作手法,规范出 20 个标准切面。其中最常用的切面有胸骨旁长轴切面、胸骨旁主动脉根部短轴切面、胸骨旁左心室短轴切面、心尖四腔心切面和心尖两腔心切面。

临床上通过 2DE 检查可取得以下信息:①了解心脏各腔室及大血管内径的大小,心室壁、室间隔及大血管壁的形态、厚度及活动幅度;②了解心脏各瓣膜的形态异常及活动异常;③了解心脏及大血管畸形的部位及程度;④检查心腔内肿瘤及血栓;⑤心功能测定;⑥测定心包积液等。

(3)多普勒超声心动图:是用超声技术测定心脏及大血管内血流情况的一种方法,可无损伤地测定心脏及血管内任何一点的血流方向、速度和性质,从而判断心内分流和瓣膜狭窄排血量、心内分流量及瓣膜反流量。

多普勒超声检查采用的物理学原理是入射超声在遇到微小障碍物时会发生散射,此小障碍物又成为新的声源,向四周发射超声波。利用这一原理,如将探测仪的两个晶体相对地放在血管两侧,与血流呈 45°,从一个晶体发出一定频率的声束通过血管壁至血流,此信号可产生逆向的电压效应,被对侧的晶体所接受。当有血液流动时,声波移动,频率发生变化,产生了发出的声波频率与接收频率间差,此即多普勒频移。根据多普勒频移大小计算出血流量。

临床上将多普勒超声心动图用于心瓣膜病及先天性心脏病,测定其反流及分流情况,不仅能明确有无病变,而且能在病变程度上加以判断,作出定量诊断。另外,还能进行心功能测定。

(4)三维超声心动图:利用计算机技术,根据心室的实际形态,连续截取不同旋角的二维平面,通过图像的数字化,再重建心室的三维实时图像,在此基础上测算的心室容量有更好的相关性。目前三维超声可显示心腔容量的大小、心室壁局部及整体的运动,并可进行各项心功能参数的测算。最新的三维超声心动图尚能显示某些先天性畸形,如房间隔缺损和室间隔缺损的整体轮廓。

用超声技术显示心脏立体结构的同时,若加入时间参数,即为动态三维超声或四维超声;加入血流因素与彩色血流显像或与声学造影共同显示,称多维或五维超声心动图。

(5)血管内超声显像系统(IVUS):是一种将先进的计算机处理技术与高频超声装置相结合应用在疾病诊断上的新技术,运用安装在心导管尖端的微型超声探头,从管腔或心腔内观察血管或心内结构的形态学改变。此微型超声探头为高频换能器,发射并接收高频超声,可得到极高分辨率的图像,并能显示组织的微细结构。临床主要用途如下。①IVUS 能精确地测量血管腔的狭窄性损害,并能敏感地检出冠状动脉早期粥样硬化病变和粥样斑块内的组织成分,包括钙化及坏死。②在介入性治疗中,IVUS 能指导操作的进行,增加成功率,缩短操作时间,能即刻评定疗效。在冠心病的介入性治疗中,IVUS 对选择适应证、确定治疗方式、评价疗效及监测并发症均具有十分重要的价值。③在手术中进行心功能监测。将 IVUS 导管放在左心室内,能对左心室壁各节段的心肌活动状态作连续监测以评价心功能。

2.经食管超声心动图

将超声探头放在食管内对心脏大血管进行检查是心脏超声显像技术领域的一大进展。目前所用的经食管超声心动图(TEE)多采用二维超声心动图和脉冲多普勒血流计联合应用,并与心电图相结合,利用心电图确定心脏机械收缩时相,二维超声心动图测定瓣环口面积,多普勒血流计测定经过该瓣环口的血流速度,从而计算出每搏量,然后与心率相乘获得心排血量。亦可用 M 型超声心动图来测定心脏的最大和最小径,然后按公式计算心排血量。

(1)TEE 探头:需与设置完善的心脏超声显像仪连接,才能通过食管得到 M 型、二维及彩色多普勒超声显像。TEE 探头是一根像胃镜一样可弯曲的内腔镜,直径 1 cm,长 100 cm,不必配备纤维光学装置及吸引器。探头顶部长 1.9 cm(单平面探头)或 2.9 cm(双平面探头),宽 1.4 cm,在顶部侧面装有超声探头,内含 48~64 片晶体片。探头基部(手柄)有两个可转动的旋钮,能调节探头顶部做前后向 90°及侧向 70°的转动,转动的目的是寻找合适的图像并使探头紧贴食管壁以得到最清晰的图像。

根据 TEE 探头顶部晶体片装置的不同而有单平面、双平面及全平面等不同类型的 TEE 探头。①单平面探头:为单一的、由一定数量晶体片组成的探头,主要显示心脏及主动脉的横截面。将探头适当转动亦能测得一定范围的长轴切面。②双平面探头:探头顶部有两套晶体片装置,位于顶部最远端的晶体片装置显示短轴切面,在其后方的晶片装置显示长轴切面,较单平面者操作简便,只要按动键钮即可。③全平面探头:顶部呈椭圆形,中部膨大,最大宽度 16.7 cm,可做 0°~180°来回旋转,获得横切、纵切的连续切面。在探头基部手柄处有调节其转动的旋钮,可控制晶体片做 ±180°的转动,使超声束在 ±360°的全方位内检查心脏结构,有利于立体地理解心脏病变的空间解剖关系。

(2)TEE 探头的插入:检查前患者需禁食 4~6 小时,肌内注射地西泮(安定)10 mg 以减少患者对检查的紧张感。清醒患者可用 1% 利多卡因溶液做咽喉喷雾麻醉,然后令患者取左侧卧位,颈部略微弯曲,臂部和屈曲的膝关节可增加患者体位稳定,义齿应取下。将超声耦合剂均匀涂抹在超声探头和管体前段,经咬口器将探头插入患者食管,根据咽腔与食管的解剖特点,将探头保持于咽及食管中线位置,在向前插入 TEE 探头的过程中,令患者做吞咽动作。

插入方法如下。①手指导引法:操作者将左手示指放在患者舌后部,略向下压,使咽部转变处略变直,使探头易进入咽腔,用另一手将 TEE 探头在导引手指旁沿口腔中线送入,从导引手指的触觉可感知探头已进入食管。②调节导引法:操作者调节 TEE 探头手柄上的转轮,将控制左右向方位的转轮固定在中线位置,再调节控制前后向方位的转轮。操作开始时,当探头在舌面上时,将前端稍向前弯曲,使探头较易通过咽部转弯处,当感知探头已进入下咽腔时,调节探头回到中间偏后弯曲,使其易于进入食管。③采用标准的电视内镜做食管插管法:探头经咬口器进入下咽部,从电视中看清进入镜头的每一部位的解剖结构,术者边看边操作,调节手柄上的转轮,使探头顶部能完全进入食管。此法是 TEE 探头的最佳插入方法。④对于全身麻醉患者,可在直接喉镜直视下将食管探头插入下咽部进入食管。

探头进入食管后,一般距门齿 30 cm 处即可在超声仪示波屏上看到主动脉短轴切面,此为 TEE 探头到位的标记。根据检查的目的,逐步调节探头的深度和探查的平面进行详细观察。在操作过程中须进行血压、心率和 SpO_2 监测。

(3)TEE 检查的标准解剖学切面:在 TEE 检查中,通过调节探头在食管中的深度和方向,可获得一系列从心底至心尖的图像(表 3-2)。

表 3-2　TEE 检查的标准解剖学平面

切面名称	观察部位	插入深度(cm)	详细内容
心底短轴切面	肺动脉主干	25	
	左心房相关结构		肺静脉
	主动脉根部		冠状动脉、肺动脉瓣和肺静脉
	主动脉瓣		主动脉瓣尖、左心房、房间隔、三尖瓣
心底四腔切面	左心室流出道	30	左心室、左心房、主动脉瓣
	四心腔		左心房、右心房、左心室、右心室、二尖瓣、三尖瓣、房室间隔
	冠状窦		
左心室短轴切面	二尖瓣	35	
	中乳头肌		观察右心室
	心室尖		
左心室长轴切面	心尖长轴	40	左心室流出道
	钝角长轴		从心尖钝角发出的胸骨旁长轴纵切面图像
主动脉切面	在胸腔后部观察	30～35	使 TEE 探头旋转 180°
	降胸主动脉		

心底短轴切面:TEE 探头进入食管后,约在 25 cm 深度处,探头位于左心房的后方,可观察大血管和心房,并能清楚地观察主动脉瓣尖,所以在此切面可评估主动脉瓣的解剖和功能。当瓣膜开启和关闭时,瓣膜尖应是一条细线。在收缩期完全向主动脉壁方向开放,在舒张期则呈完全闭合状。稍微后退 TEE 探头,在大部分患者可观察到左冠状动脉主干和右冠状动脉。虽然检测冠状动脉粥样硬化斑块十分困难,但易发现冠状动脉的动脉瘤样扩张。

心底四腔切面:从心底短轴切面向下进一步插入 TEE 探头,并稍伸展其头部,约在 30 cm 深度处,可获得不同的四腔图,能观察各心腔的纵轴切面。除部分心房壁外,几乎能看到四心腔的全貌。在此水平,容易发现房间隔和室间隔缺损,能准确了解房室瓣的解剖和功能情况,并能观察到冠状窦。

左心室短轴切面:TEE 探头的插入深度约为 35 cm 时,TEE 探头位于心室水平(在一些患者,探头可能已进入胃中),可获得不同的左心室短轴切面图。在左心室功能正常的情况下,所有在左心室短轴切面观察到的心内膜均为一完整的环形图像,而心外膜则为不完整的环形图像(偶尔可完整)。在二尖瓣水平的左心室短轴切面,能观察瓣膜的解剖和形态。在心室中部水平,能观察到左心室垂直轴旁的两个乳头肌。中乳头肌的短轴切面能在环形切面上显示两乳头肌,是最常用于定量或定性评价左心室整体或局部功能的切面。在此切面也可观察到右心室,右心室的图像呈十字形状或三角形。

左心室长轴切面:TEE 探头插入深度约为 40 cm 时,使探头部分弯曲可获得左心长轴切面图像。在此深度,探头弯曲并向左旋转可获得从心脏钝角部位发出的左室长轴图像。

主动脉切面:当 TEE 探头在食管内的插入深度为 30～35 cm 时,向后旋转探头 180°能观察到胸主动脉降部切面,能观察到大部分胸主动脉,包括主动脉根部、主动脉瓣上 2～3 cm 的升主动脉、主动脉弓及胸主动脉等。

（4）TEE 的临床应用：TEE 在临床上不仅可以测定心排血量，还可监测前、后负荷及心肌收缩功能，如射血分数(EF)、心肌缺陷、局部心室壁的异常活动等。尤其适用于术中监测。

（5）TEE 检查中的注意事项：TEE 是属无创性监测，但由于探头需进入食管，对食管组织有损伤的可能。因此，临床应用时必须严格掌握适应证，有食管静脉曲张、食管炎和食管狭窄的患者都应视为禁忌证。除操作时动作要轻柔外，还需注意以下问题：①对于合作欠佳患者或插入过程中患者感到疼痛或不适时，操作应立即停止，以免损伤食管黏膜；②对于心脏扩大患者，尤其是二尖瓣病变时左心房巨大，TEE 探头在食管内移动时，由于刺激位于其前方的左心房，易产生各种心律失常；③有报道 TEE 检查后发生感染性心内膜炎，故对已行人工瓣膜替换术患者或临床有各种感染或疑有感染性心内膜炎者，术前须应用抗生素以预防感染；④肺气肿及肺功能不全患者，操作时易出现心律失常及低氧血症，故须慎用；⑤偶可发生呕吐、支气管痉挛、假性室壁瘤破裂等。

三、体循环压力监测

（一）动脉血压监测

动脉血压是心室射血和外周阻力两者相互作用的结果，而大血管的弹性回缩可使心室的间断性射血变为动脉内的持续血流，同时还能缓冲血压的变化。影响动脉血压的因素有每搏量、心率、外周血管阻力、大动脉的弹性和体循环血容量与血管系统容量的比。一般情况下，收缩压的高低受每搏量和大血管弹性影响较大，而舒张压的高低受心率、外周血管阻力的影响较大。大血管弹性减弱，脉压增大。在临床工作中，动脉血压可通过无创和有创性监测的方法进行测定。无创血压测量在临床上应用广泛，大家都甚为熟悉，在此仅作简单介绍。相比无创性血压监测而言，有创血压监测可为临床提供更多的信息。

1.动脉血压的无创性间接测量法

临床上常用方法有袖带测压法和超声波测量血压法。

（1）袖带测压法常用的有以下 4 种方法。①搏动显示法：使用弹簧血压表观察指针摆动最大点称为收缩指数，显示的收缩压略高于听诊法。袖套充气后，压迫动脉，受压动脉近端的微小搏动，传向弹簧血压表，使指针摆动。而当袖套内压力降低到收缩压时，脉搏波由远端动脉传导，摆动幅度突然停止再增大，收缩压多数情况下接近直接读数，而舒张压则很难由搏动显示法精确定点。显然，真正的舒张压应在最大摆动点和袖套压力波动明显下降点之间，实际上最大摆动点可能就是平均动脉压。临床上常用此法测定收缩压，而舒张压只能是粗略估计。②听诊法：是临床最常应用的方法，是利用柯氏音原理进行血压测量的方法。柯氏音是血压计袖套放气后在其远端听到的声音，其第一相为清晰响亮的强音；第二相为柔和的连续低杂音；第三相低杂音消失，出现类似第一相的强音；第四相音调突变为减弱的闷浊音；第五相全部声音消失。将听诊器头放置于肘窝动脉搏动处，将袖带充气，使血压高于动脉收缩压，阻断动脉回流，然后慢慢放气，当初次听到血流通过声音（即柯氏音第一相）时，此时的压力即为收缩压；声音变调（柯氏音第四相）时，此时的压力读数为舒张压。③触诊法：袖带充气后，缓慢放气至动脉搏动出现时的压力读数即为收缩压；放气至动脉搏动呈水冲性质，以后突然转为正常时的压力读数为舒张压。此法所测血压值较听诊法低，一般不常用，但在低血压、休克患者和低温麻醉中听诊有困难时,可用触诊法。④电子血压计:动脉搏动的震荡波经换能器转化,以数字显示收缩压、舒张压和平均动脉压。此法使用方便,可自动充气、放气,还能记录波形和数据,可用于各种情况,但所测数值易受外界因素干扰,所以在临床中应仔细鉴别。

使用袖带测压法时,为能得到准确数据,应注意以下事项。①袖套宽度一般应为上臂周径的 1/2。小儿袖套应覆盖上臂长度的 2/3。袖套过宽,读数值相对过低,袖套过窄,读数值偏高。②放气速度应为 2~3 mmHg/s。放气过快,灵敏度差;放气过慢,易出现听诊间歇,所测值偏低。③听血压时,在动脉音初出现的压力水平以下 10~40 mmHg 出现一个无音阶段,即为听诊间歇。可误将听诊间歇以后出现的动脉音误认为柯氏音第一相。听诊间歇多见于高血压动脉硬化性心脏病、主动脉瓣狭窄等。④肥胖患者即使使用标准宽度袖带,血压读数仍偏高,此与部分压力作用于脂肪组织有关。

(2)超声波测量血压法:是将超声探头放置于动脉搏动处,传递动脉壁搏动并经换能器转换,从而间接测量血压的一种方法。此法适用于婴儿麻醉,在临床中应用并不广泛。

间接血压监测的正常值随年龄、性别、精神状态、体位和活动情况而变化。临床中间接血压测量的动脉血压组成如下。①收缩压:主要代表心脏收缩力和心排血量;②舒张压:主要与冠状动脉血流有关,因为冠状动脉灌注压=舒张压=肺毛细血管楔压;③脉压:为收缩压与舒张压的差,正常值为 4.0~5.3 kPa(30~40 mmHg),代表每搏量和血容量;④平均动脉压:是心动周期的平均血压。

(3)自动连续无创血压计:过去连续测压主要依赖动脉置管的直接测压,近年来在无创法中突起了一支新军,它可以使用无创法自动、连续地测量动脉血压。目前主要有 3 项技术:①Penaz 测定法;②动脉张力测量法;③动脉波推迟检出法。

2.有创直接动脉测压法

(1)适应证:①严重创伤和多脏器功能衰竭,以及其他血流动力学不稳定患者的手术;②大量出血患者手术,如巨大脑膜瘤切除和海绵窦瘘修复术;③各类休克患者的手术,严重高血压、危重患者手术;④术中需进行血液稀释、控制性降压的患者;⑤低温麻醉的患者;⑥需反复抽取动脉血做血气分析等检查的患者。

(2)禁忌证:①艾伦试验阳性者禁行同侧桡动脉穿刺;②局部皮肤感染者更换测压部位;③凝血功能障碍者为其相对禁忌证。

(3)置管部位:虽然动脉压随血管分支而逐渐降低,但在大血管内的压力下降极小,所以理论上任何一支管径大于 3 mm 的动脉血管都可作为监测部位,如桡动脉、尺动脉、肱动脉、腋动脉、股动脉、足背动脉、颞动脉等。

(4)桡动脉穿刺:桡动脉穿刺途径常选用左侧桡动脉。在腕部桡侧腕屈肌腱的外侧可清楚地摸到桡动脉搏动。由于此动脉位置浅表、相对固定,因此穿刺插管比较容易。桡动脉穿刺测压前需常规进行艾伦试验,以判断尺动脉掌浅弓的血流是否足够。

桡动脉穿刺用品工具如下。①聚四氟乙烯套管针:成人选用 18~20 G,小儿选用 22~24 G;②固定前臂用的托手架及垫高腕部用的垫子或纱布卷;③消毒用棉球、碘酒、乙醇;④冲洗装置:包括接压力换能器的圆盖(DOM)、三通开关、延伸连接管、输液器和加压袋等,用每毫升含肝素 2~4 U 的生理盐水冲洗,以便保持测压系统通畅;⑤电子测压系统。

操作方法如下。①患者仰卧,左上肢外展于托手架上,腕部垫一纱布卷,使腕背伸,拇指保持外展。常规消毒铺巾,清醒患者在腕横线桡动脉搏动的表面用少量局部麻醉药做浸润麻醉,直达血管两侧,以预防穿刺时发生动脉痉挛。②定位:在桡侧屈肌腱和桡骨下端之间纵沟中,桡骨茎突上下均可摸到搏动;术者扪及桡动脉搏动,示指在远端轻轻牵拉,穿刺点在搏动最明显处的远端 0.5 cm。③套管针与皮肤呈 45°,对准中指摸到的桡动脉搏动方向,当针尖接近动脉表面时刺入动脉,直至针尾有鲜红的血流溢出为止;然后将穿刺针尾压低至 10°左右,向前推动穿刺针 1~2 mm,使穿刺针尖完全进入动脉管腔;将套管送入动脉,抽出针芯,即穿刺成功。④如无血流出,将套管压低呈 30°进针,并将导管缓缓后退,直至尾端有血畅流为止,然后将导管沿动脉平行方向推进。⑤排尽测压管道通路中的空气,边冲边接上连接管,装上压力换能器和监测仪,调整好零点,加压袋压力保持 26.6 kPa(200 mmHg)。⑥将穿刺针用胶布固定于腕部,以防针滑出。去除腕下垫子,用肝素盐水冲洗 1 次,保持导管畅通,或以每分钟 2~4 滴的速度连续冲洗管道。

动脉压波形的变化及意义:在不同的动脉段记录血压时,可以看到从主动脉到外周小动脉,收缩压逐渐增高而舒张压逐渐降低,平均压也逐渐降低。这是由于动脉波动沿动脉管壁传导过程中,在动脉分支处发生折返,与后来的动脉波发生叠加的结果。另外,通过动脉波形可以粗略估计循环状态。在心室快速射血期,动脉血压迅速上升,管壁被扩张,形成动脉波形的上升支。上升支的斜率和幅度受心排血速度、心排血量和大血管弹性的影响。心排血速度快、心排血量大,则上升支的斜率和幅度增大;大动脉硬化时其弹性贮器作用减弱,上升支的斜率和幅度也增大。在心室射血后期,射血速度减慢,进入大动脉的血量少于流至外周的血量,大动脉开始回缩,动脉血压也逐渐降低,形成动脉波形的前段。随后心室舒张,动脉血压继续下降,形成下降支的其余部分。在舒张期,由于主动脉瓣的关闭,在下降支中形成一个切迹。动脉波形下降支的形态可大致反映外周阻力的大小。外周阻力大时,下降支下降速度较慢,切迹位置较高;而外周阻力小时,下降支的下降速度较快,切迹位置较低。在主动脉瓣关闭不全时,动脉波形的上升支和下降支速度均增快,切迹不明显或消失。

影响直接动脉压测定准确性的因素如下。①动脉留置针的位置不当或堵塞。当留置针针尖端贴壁或管腔内血栓形成导致管腔部分堵塞时,动脉波形的收缩压明显下降,平均压变化较小,波形变得平坦。如管腔完全堵塞,波形消失,此时由于肝素冲洗液袋中的压力作用于压力传感器,使其显示的压力逐渐增高。因此,在压力监测时,观察压力数据的同时,应观察压力波的形态,出现波形形态异常时应及时查找原因,并予以及时排除。②压力传递和转换系统:动脉压力波是由不同频率的压力波组成的复合波,其频率范围一般为 1~30 Hz,大部分波的频率在 10 Hz 以内。如何真实和准确地将这些波传递至传感器并将其全部有效地转换成电信号,有赖于压力传递和转换系统的材料和组成。任何一个物体都有其固有频率,当压力测定系统的固有频率在动脉压力波的频率范围内时,由于共振作用可使测得的压力增高。压力套装内充填的液体对压力波动有消减作用,其指标用 ξ 表示。ξ 的最佳值为 0.4~0.6,ξ 值过小,使测得的收缩压偏高(大于 2 kPa);而 ξ 值过大,可过低估计收缩压和过高估计舒张压。平均动脉压对固有频率的变化相对不敏感。在临床实践中,可通过快速充压试验来测定测压系统的固有频率。一般临床所用压力套装的液压为 0.2~0.4 kPa,固有频率为 20~40 Hz。坚硬的管壁、最小体积的预充液体、尽可能少的三通连接和尽可能短的动脉延长管均可提高测定的准确性。管道内的气泡可降低系统的固有频率。目前的大多数厂家都使用高频波滤过技术以排除高频电信号的干扰。③传感器和仪器故障:在测定过程中,有时会由于传感器和仪器故障使压力突然发生改变而导致临床上的慌乱,此时首先应结合其他指标,快速评估患者临床状态,同时观察传感器的平面和快速重新调整零点,判断传感器和仪器工作状态,最终作出判断,切勿因盲目处理而导致意外。

临床并发症:置管远端动脉栓塞是最主要的并发症,定时用肝素盐水冲洗管道或采用连续冲洗压力套装可减少这一并发症的发生。另外,血管周围的神经损伤也是操作并发症之一。

(二)中心静脉压监测

中心静脉压(CVP)是位于胸腔内的上、下腔静脉或右心房内的压力。CVP 监测在临床上应用广泛,是评估血容量、右心前负荷及右心功能的重要指标。

1.适应证

主要包括:①休克、脱水、失血、血容量不足等危重患者的手术麻醉;②颅内较大、较复杂的手术;③术中需要大量输血、血液稀释的患者;④麻醉手术中需施行控制性降压、低温的患者;⑤心血管代偿功能不全或手术本身可引起血流动力学显著变化的患者,如施行脑膜瘤、脑动脉瘤、脑室和脑干肿瘤手术的患者;⑥脑血管舒缩功能障碍的患者。

2.禁忌证

主要包括:①凝血功能严重障碍者避免进行锁骨下静脉穿刺;②局部皮肤感染者应另选穿刺部位;③血气胸患者避免行颈内及锁骨下静脉穿刺。

3.置管部位

围手术期监测 CVP 最常用的部位是右侧颈内静脉,因为其解剖位置较固定,操作成功率高,并发症少。左侧颈内静脉为第二选择,因为其置管到位率低,并发症多,如胸导管损伤、左胸膜顶穿破等。在缺血性脑血管病,疑有颈动脉狭窄和施颈动脉内膜剥脱术的患者,宜选用锁骨下静脉或股静脉穿刺插管。

4.操作方法

(1)颈内静脉穿刺插管。

解剖特点:颈内静脉从颅底颈静脉孔内穿出,在胸锁关节处与锁骨下静脉汇合成无名静脉入上腔静脉。在颈部颈内静脉全程由胸锁乳突肌覆盖。上段颈内静脉位于颈内动脉后侧、胸锁乳突肌胸骨头内侧;中段位于颈内与颈总动脉前外侧下行、胸锁乳突肌锁骨头前缘的下面;下段位于胸锁乳突肌胸骨头与锁骨头构成的颈动脉三角内。右侧胸膜圆顶较左侧低,右侧颈内静脉的穿刺点到乳头的连线几乎与颈内静脉的走行平行。另外,右侧颈内静脉比左侧粗,容易穿刺,且不会有穿破胸膜和胸导管的危险,故临床上多选右侧颈内静脉穿刺插管。

穿刺工具:18 G 穿刺针,16 G(成人用)单腔套管针(长约 15 cm),J 型导引钢丝(长为 30～45 cm),中心静脉导管。

穿刺入路:依据颈内静脉与胸锁乳突肌之间的相互关系,可分别在胸锁乳突肌的前、中、后3 个方向进针。临床中以中间入路较为常用。

操作技术:患者取去枕平卧位,头后仰并转向穿刺对侧。常规消毒、铺巾,清醒患者施以局部麻醉后穿刺。①中间入路:穿刺点定位于胸锁乳突肌下端胸骨头和锁骨头与锁骨上缘构成三角的顶点、环状软骨水平处。此点位置高,偏离颈动脉,较为安全。左手示指定点,右手持针,进针方向与胸锁乳突肌锁骨头内缘平行,针尖对准乳头,指向骶尾外侧,针轴与额平面呈45°~60°,进针深度与患者颈部长短和胖瘦有关,瘦小、短颈和小儿患者较表浅,一般为2.5~3.5 cm,针尖不宜超过锁骨,边进针边抽回血,抽到静脉血后,减小穿刺针与额平面角度(为30°)。当血液顺利回抽且注入通畅时,固定穿刺针,将套管针外套管插入颈内静脉或插入导引钢丝,经钢丝置入导管。一般成人从穿刺点到上腔静脉右心房开口处约10 cm,回抽血液通畅,用肝素生理盐水冲洗,接上中心静脉测压装置测压或输液,用导管固定夹固定好,覆盖敷料。此法穿刺易成功,可经导管快速输液、输血或给药;并发症少,相对较安全,并可经导管鞘插入肺动脉漂浮导管。②前入路:穿刺点定位于胸锁乳突肌中点,针干与额平面呈30°~45°,针尖指向乳头,在胸锁乳突肌中段后面进入颈内静脉。此路进针基本上可避免发生气胸,但易误伤颈总动脉,故在穿刺时操作者应用左手中、示指在中线旁开约3 cm处(胸锁乳突肌前缘)向内推开颈总动脉,可减少误伤发生。③后入路:穿刺点定于胸锁乳突肌的外侧中、下1/3交点或锁骨上2~3横指处。穿刺时肩部垫高,头尽量转向对侧,针干一般保持水平位,进针方向在胸锁乳突肌的后面指向胸骨柄上窝。此法进针不宜过深,否则易损伤颈总动脉。

(2)锁骨下静脉穿刺插管。

锁骨下静脉的解剖特点:锁骨下静脉是腋静脉的延续,起于第一肋骨的外侧缘,成人长3~4 cm,直径为1~2 cm。其前面为锁骨内侧缘,后面为前斜角肌,下面是第一肋骨上缘。锁骨下静脉越过第一肋上表面,然后向内、向下和轻度向前跨越前斜角肌,与颈内静脉汇合。静脉最高点在锁骨中点略向内侧,此处静脉上缘可高出锁骨上缘。左侧位时锁骨下静脉位于锁骨下动脉的前方略向下,其间有厚0.5~1.0 cm的前斜角肌分开,从而使穿刺时损伤锁骨下动脉的机会减少。

进针入路:文献报道经锁骨上或锁骨下有7种径路可用于锁骨下静脉穿刺。临床中较常采用锁骨下入路。

锁骨下入路穿刺方法:患者取仰卧位,去枕头低15°。穿刺点位于锁骨中、内1/3交界处下方1 cm,右手持针保持注射器和穿刺针与额面平行,左手示指放在胸骨上凹处定向,穿刺针指向内侧稍上方,紧贴在锁骨后,对准胸骨柄上切迹进针。进针深度一般为3~5 cm,穿刺针进入静脉后即可抽到回血。旋转针头使斜面朝向尾侧,以便导管顺利转弯,通过头臂静脉进入上腔静脉。此法优点为可长时间留置导管,导管容易固定和护理,颈部活动不受限制等。其缺点为并发症多,容易穿破胸膜,发生出血和血肿时不易压迫止血。

锁骨上入路穿刺方法:患者仰卧,垫高肩部,头转向对侧,尽量挺露出锁骨上窝。穿刺点位于胸锁乳突肌锁骨头外侧缘、锁骨上约1 cm处,针干与锁骨呈45°,针干保持水平或略向前偏15°指向胸锁关节进针,通常进针1.5~2.0 cm即可进入静脉。此法进针方向偏离锁骨下动脉与胸膜,因而安全性好,穿刺成功率较颈内静脉高,而且可长时间留置导管,导管容易固定和护理,颈部活动不受限制。

5.CVP压力波形的组成

CVP基本反映右心房内压的变化,一般由a、c、x、v、y 5个波组成。

(1)a波:位于 ECG 的 P 波之后,反映右心房收缩功能,其作用是在右心室舒张末期向右心室排血。

(2)c波:位于 QRS 波之后,是由于右心室收缩,三尖瓣关闭并向右心房突入而导致右心房压一过性增高。

(3)x波:在 c 波之后,随着右心室的继续收缩,右心房开始舒张,使右心房压快速下降所致。

(4)v波:位于 x 波之后,是由于右心房舒张,快速充盈的结果。

(5)y波:位于 v 波之后,是由三尖瓣开放,右心房血快速排空所致。

6.CVP 压力波形变化的临床意义

(1)在窦性心动过速时,a、c 波融合;心房纤颤时 a 波消失。

(2)在右心房排空受阻,如三尖瓣狭窄、右心室肥厚、急性肺损伤、慢性阻塞性肺疾病、肺动脉高压时,a 波增大;三尖瓣反流时 v 波增大。

(3)右心室顺应性下降时 a、v 波增大。

(4)在急性心脏压塞时 x 波变陡峭,而 y 波变平坦。

7.临床并发症

误穿动脉导致血肿。一般误穿动脉时,拔出针头压迫 5～10 分钟可减少血肿的发生。左侧颈内静脉穿刺时易误伤颈动脉窦、胸导管和胸膜顶。另外,如操作不熟练还可损伤臂丛神经、膈神经和颈段脊髓。在置管过程中,如导引钢丝或导管放置过深,进入右心房或右心室,可导致心律失常。操作不当或长时间留置导管可导致导管周围局部或全身感染。

四、肺循环监测

(一)肺动脉漂浮导管的放置

肺循环监测一般通过放置肺动脉漂浮导管来完成。漂浮导管一般通过颈内静脉或锁骨下静脉在压力波形的指导下放入。

(二)通过漂浮导管可获得的临床信息

1.直接获得的信息

直接获得的信息包括肺动脉收缩压、舒张压、平均压、肺毛细血管楔压、右心房内压、右心室内压、心排血量。在一些特殊的漂浮导管,还可连续测定混合静脉血氧饱和度。

2.间接获得的信息

间接获得的信息包括心指数,体、肺循环阻力,左、右心室做功指数,每搏指数,混合静脉血气,全身氧供、氧耗及氧摄取率,肺内或心内分流等。

(三)如何判断导管的正确位置

导管尖端进入肺动脉后,在压力显示屏上可出现典型的肺动脉压力波形,导管继续进入可出现嵌顿波(随呼吸波动,类似中心静脉波),放开气囊后出现典型的肺动脉波。此时缓慢向气囊充气,同时观察压力波形改变,当充气至给定体积时(一般成人漂浮导管为 1.5 mL,小儿漂浮导管为 0.5～1.0 mL),应正好出现嵌顿波,否则应调整位置。

除导管深度外,导管尖端在肺内的位置对测定结果影响也较大。导管通过血流冲击而到达肺动脉远端,因此其常位于血流丰富的肺区域,只有导管尖端所在的肺血管内压较少受肺泡内压影响时,所测结果才比较准确。在临床上如果发现下列情况,表明导管尖端不在最佳肺区域:①肺动脉嵌顿压大于肺动脉舒张末压;②肺动脉嵌顿压曲线为一直线;③在使用 PEEP 时,肺动脉嵌顿压增加大于 50% 的 PEEP 值;④当导管嵌顿时,从尖端的孔内不能回抽出血液;⑤在侧位胸部 X 线摄片上导管尖端应位于左心房水平以下。

(四)并发症和注意事项

临床调查表明,在使用漂浮导管监测时可发生许多并发症,现在将其归为穿刺并发症、置管和拔管并发症和使用中的并发症 3 类。

1.穿刺并发症

使用漂浮导管监测时穿刺并发症与 CVP 监测相似。

2.置管和拔管并发症

在置管和拔管过程中,漂浮导管要通过右心房、三尖瓣、右心室、肺动脉瓣和肺动脉,在其行进过程中可损伤上述结构,导致心律失常,传导阻滞、瓣膜、心肌和肺动脉穿孔,甚至导管在心腔内打结。而上述并发症是难以预计和避免的,临床应用中应高度警惕。

3.使用中的并发症

在使用过程中,最严重的并发症是肺动脉破裂和出血,这一般是导管插入过深和气囊过度充气所造成的。临床应在压力波形监测下指导充气,且充气持续时间一般不应长于 30 秒,心功能不全和肺动脉高压的患者应尽量缩短充气时间。另外,导管壁血栓形成、肺栓塞、感染、心内膜炎可见于长期留置导管的患者。

漂浮导管在使用上的局限性和较高的并发症发生率,使其临床使用价值越来越小,已逐渐被 TEE 等其他技术所取代。

五、混合静脉血氧饱和度监测

混合静脉血氧饱和度($S\bar{v}O_2$)可以反映组织氧摄取情况,可通过计算动-静脉氧分压差来估计心排血量(CO)。20 世纪 80 年代初,曾在漂浮导管的基础上加上光纤部分做 $S\bar{v}O_2$ 测定,现已与连续心排血量测定(CCO)同时进行。

(一)$S\bar{v}O_2$ 的生理和病理生理

氧运输量决定于动脉血的氧含量(CaO_2)与 CO,而 CaO_2 的变化一般不会太大,因此 CO 是氧运输的主要决定因素。机体的耗氧量(VO_2)可以通过 CaO_2 减去静脉血的氧含量(CvO_2)估算。由于血中氧溶解量很少,故氧含量主要是血红蛋白(Hb)结合的氧量。影响 VO_2 的因素有 3 种:血红蛋白量、动脉血氧饱和度(SaO_2)及 CO。机体的代偿机制有两个,一个是增加 CO;另一个是从毛细血管中摄取更多的氧。正常的 SaO_2 为 97%,动静脉血氧饱和度差为 22%,而心功能有很大的代偿潜力。正常人在活动时可以通过增加 CO 来供氧,同时组织摄取氧量也有所增加,所以运动时 $S\bar{v}O_2$ 可以下降至 31%,动静脉血氧饱和度差可以从 22% 增加到 66%。血红蛋白量下降也是影响 VO_2 的一个因素,贫血患者常常通过增加 CO 来代偿。如 SaO_2 下降至 38%,VO_2 仍能通过代偿而维持正常。所以在慢性肺部疾患中,虽然 PaO_2 及 SaO_2 较低,也可能不发生乳酸酸中毒。

(二)$S\bar{v}O_2$ 监测技术

在肺动脉漂浮导管内安装光导纤维即成为能够持续监测 $S\bar{v}O_2$ 的光纤肺动脉导管。早期监测仪采用两个波长的光束（660 nm 和 805 nm），测出的结果呈两条弧形曲线，经过计算机处理才使其成为一条平滑的曲线，但其值常较标准值高。目前连续心排血量加 $S\bar{v}O_2$ 测定的导管仍采用两个光束，并改用丙烯酸系纤维，不吸水，不会引起漂移。同时在曲线拟合方法上采用分段法，其精确度有所提高。

（三）影响 $S\bar{v}O_2$ 的因素

$S\bar{v}O_2$ 的变化主要取决于 4 个因素：CO、SaO_2、血红蛋白和全身耗氧的变化，凡是影响此 4 种因素的各种原因均能引起 $S\bar{v}O_2$ 的明显改变（表 3-3）。

表 3-3　引起 $S\bar{v}O_2$ 改变的常见原因

$S\bar{v}O_2$ 的改变	产生机制	原因
增高（80%～90%）	氧供增加	心排血量增加。吸入氧浓度提高
	氧耗减少	低温、脓毒血症、麻醉状态、应用肌肉松弛药
减少（<60%）	氧供减少	贫血、心排血量降低（低血容量、心源性休克）、低氧血症（通气不足、窒息、通气血流比例失调、肺内分流、心内右向左分流、肺水肿）
	氧耗增加	发热、寒战、抽搐、疼痛、活动增多

（四）麻醉中连续监测 $S\bar{v}O_2$ 的意义

1.连续反映 CO 的变化

影响 $S\bar{v}O_2$ 的 4 个因素中，全身耗氧量、SaO_2 和血红蛋白（Hb）在短时间内一般是相对恒定的。所以，短时间内 $S\bar{v}O_2$ 的变化一般直接反映了 CO 的变化。

2.反映全身供氧和耗氧之间的平衡

正常的 $S\bar{v}O_2$ 值（60%～80%）正好在血红蛋白氧解离曲线的陡直段。因此，决定 $S\bar{v}O_2$ 4 个因素中任一因素的微小变化能在 $S\bar{v}O_2$ 值上明显地反映出来，所以连续监测 $S\bar{v}O_2$ 有助于麻醉医师有效地防治组织缺氧。

3.确定输血指征

手术中和手术后，在 CO、体温和 SaO_2 相对稳定时，$S\bar{v}O_2$ 反映了 Hb 浓度是否能满足血液向组织供氧，从而帮助医护人员确定输血的必要性。现在欧美国家输血指征一般为 $S\bar{v}O_2$<50%，Hb<70 g/L。

六、组织循环的监测

早期发现和预防组织缺血、缺氧是循环监测的主要目的之一，但目前还没有一种理想的早期发现组织缺血、缺氧的方法。静脉血气、血乳酸测定虽然在一定程度上可反映组织缺血、缺氧情况，但还不够及时和准确。$S\bar{v}O_2$ 虽然能连续、实时地反映组织氧的摄取情况，但不能直接反映组织是否缺血、缺氧。远红外分光光度法可实时、连续地观察组织氧的供应，但仅限于被观察的局部。目前临床比较可靠的早期观察组织缺血、缺氧的方法是氧供－氧耗法（DO_2I-VO_2I）和胃肠张力计法。

（一）氧供－氧耗法

$$氧供（DO_2I）＝CI×（Hb×13.4×SaO_2＋0.003×PaO_2）$$

氧耗$(VO_2I)=CI\times[Hb\times13.4\times(SaO_2-S\bar{v}O_2)+0.003\times(PaO_2-PvO_2)]$

DO_2I 正常值为 $400\sim600$ mL/$(min\cdot m^2)$。VO_2I 正常值为 $150\sim220$ mL/$(min\cdot m^2)$。

在正常状态下，人体 DO_2I 与 VO_2I 存在一定的关系，当 DO_2I 在一定范围变动时，机体通过增加氧摄取率以保持 VO_2I 恒定，机体无缺氧。当 DO_2I 降至一定值（氧供临界值）时，机体 VO_2I 随 DO_2I 的下降而下降，缺氧敏感组织出现缺氧，机体存在氧债，此期被称为氧供依赖期。临床通过增加 DO_2I 观察 VO_2I 的改变来早期发现患者是否有氧债。在患者代谢率或氧需求相对稳定的情况下，通过治疗增加 DO_2I 后，患者的 VO_2I 随之增加，表明患者在治疗前存在组织缺氧。如增加 DO_2I 后，患者的 VO_2I 维持不变，说明患者不存在组织缺氧，不需要增加 DO_2I。

(二)胃肠张力计法

胃肠道血管网的解剖学特点使其成为对全身缺血、缺氧最敏感的器官。当人体发生缺血、缺氧时（如各种休克），胃肠道血管首先收缩和动静脉短路开放，以保证重要脏器的血液供应，其结果导致胃肠道黏膜缺血、缺氧，无氧代谢增加，其生成的乳酸与 HCO_3^- 中和，形成大量 CO_2。同时由于胃肠道血流减少，生成的 CO_2 不能快速通过血流带走，其黏膜内 CO_2 浓度增加并向胃肠道内扩散，使其腔内 CO_2 增加。基于这一原理，Fiddian Green 建立了胃张力计法监测胃黏膜缺血。其利用一特制带硅胶囊的导管，将其放入胃腔，从导管向囊内注入 $2\sim3$ mL 的生理盐水，待平衡 $60\sim90$ 分钟后抽取盐水测其 CO_2 浓度，用 Henderson-Hasselbalch 方程 $[pH=6.1+\lg(HCO_3^-)/(PiCO_2\times0.03)$，式中 HCO_3^- 为动脉血碳酸氢根浓度，$PiCO_2$ 为胃内 CO_2 浓度]求出胃黏膜内的 pH，以此值预计胃黏膜应激性溃疡的发生。以后此方法被越来越多用于监测临床早期组织缺氧，并指导治疗和判断预后。胃黏膜内 pH>7.35 者无明显组织缺血、缺氧，预后明显好于胃黏膜内 pH<7.35 者。但此方法平衡时间长，且有时动脉血 HCO_3^- 并不能代替胃黏膜内 HCO_3^-，所以在一些临床状态下不能准确反映机体的真实改变。

第二节　呼吸功能监测

一、呼吸频率、呼吸运动和呼吸音

(一)呼吸频率

正常成人静息状态下呼吸为 $16\sim18$ 次/分，新生儿约 44 次/分，随着年龄增长而逐渐减慢。

1.呼吸过速

呼吸过速指呼吸频率超过 24 次/分，见于发热、疼痛、贫血、甲状腺功能亢进症（简称甲亢）及心力衰竭等。一般体温升高 1 ℃，呼吸增加 4 次/分。

2.呼吸过缓

呼吸过缓指呼吸频率低于 12 次/分，呼吸浅慢多见于麻醉药或镇静剂过量和颅内压增高等。

3.呼吸深度变化

呼吸浅快见于呼吸肌麻痹、肺部疾病、腹压增高等；呼吸深快见于剧烈运动时，可引起呼吸性碱中毒;严重代谢性碱中毒时可出现深而慢的呼吸,见于酮症酸中毒及尿毒症酸中毒等,称为库斯莫尔呼吸。

4.潮式呼吸和间停呼吸

由呼吸中枢兴奋性降低引起,见于中枢系统疾病,如脑炎、颅内压增高、巴比妥类药物中毒等。

(二)呼吸运动

呼吸运动是通过膈肌和肋间肌的收缩和松弛来完成的。正常情况下,吸气为主动运动,呼气为被动运动。男性和儿童以腹式呼吸为主,女性以胸式呼吸为主。实际上该两种呼吸运动均不同程度同时存在。肺、胸膜或胸壁疾病可使胸式呼吸减弱而腹式呼吸增强;腹膜炎、大量腹腔积液、妊娠晚期时,腹式呼吸减弱,胸式呼吸增强。

1.呼吸困难

患者主观感觉为通气不足,表现为呼吸费力,严重时鼻翼煽动,张口呼吸,甚至辅助呼吸肌亦参与运动。上呼吸道梗阻时,吸气时出现胸骨上窝、锁骨上窝及肋间隙向内凹陷,称为"三凹征"。因吸气时间延长,又称吸气性呼吸困难。下呼吸道梗阻患者,因气流呼出不畅,呼气用力,呼气时间延长,称为呼气性呼吸困难。心源性呼吸困难,表现为端坐呼吸并伴有呼吸音的变化。

2.咳嗽、咳痰

咳嗽、咳痰是一种保护性反射,借咳嗽反射将呼吸道内的分泌物或异物排出体外。麻醉过程中发生咳嗽、咳痰时,应分析发生的原因,除患者呼吸系统病变外,还与麻醉过浅、吸入药物刺激、误吸、呼吸道出血等有关。急性肺水肿时,咳粉红色泡沫痰。

(三)呼吸音

听诊的顺序从肺尖开始,自上而下分别检查前胸部和背部,而且要在上下、左右对称的部位进行比较。必要时可嘱患者进行较深的呼吸或咳嗽数声后听诊。

呼吸音的监测在于监听呼吸音的强度、音调、时相、性质的改变,鉴别正常与病理性呼吸音及其部位,如哮鸣音、水泡音、捻发音、胸膜摩擦音等。患者与麻醉机接通时,可经气管导管、螺纹管、呼吸囊进行监听,判断其呼吸有无异常及有无痰液等。

二、肺容量和通气量

(一)肺容量

肺的总气量可分为 4 个基础容积:潮气量(VT)、补吸气量(IRV)、补呼气量(ERV)和残气量(RV)。由两个或两个以上基础容积之和组成另外 4 种容量:深吸气量(IC)、功能残气量(FRC)、肺活量(VC)与肺总量(TLC)。静息状态下,上述 8 项的测定不受时间限制。

1.潮气量(VT)

在平静呼吸时,每次吸入或呼出的气量,成人约 500 mL。潮气量与呼吸频率决定每分通气量,潮气量小则要求较快的呼吸频率才能保证足够的通气量。

2.补吸气量(IRV)

在平静吸气后,再用力吸气所能吸入的最大气量,反映肺胸的弹性和吸气肌的力量。成年男性约 2 100 mL,女性约 1 500 mL。

3.补呼气量(ERV)

在平静呼气后,再用力呼气所呼出的最大气量,反映肺胸的弹性和胸腹肌的力量。立位时大于卧位。成年男性约 900 mL,女性约 600 mL。

4.残气量(RV)

补呼气后肺内不能呼出的残留气量。

5.深吸气量(IC)

平静呼气后能吸入的最大气量。IC＝VT＋IRV。IC 与吸气肌的力量大小、肺弹性和气道通畅度都有关系,是最大通气量的主要来源。成年男性约 2 600 mL,女性约 2 000 mL。

6.功能残气量(FRC)

平静呼气后肺内存留的气量,FRC ＝ ERV ＋ RV。正常男性约 2 300 mL,女性约 1 600 mL。

7.肺活量(VC)

最大吸气后能呼出的最大气量,VC＝IC＋ERV。分为吸气肺活量、呼气肺活量和分期肺活量,正常此三者均相等。阻塞性肺疾病患者吸气肺活量大于呼气肺活量,分期肺活量大于一次肺活量。VC 因年龄、性别、身高而异,可有 20％的波动,同一人前后测定误差为±5％。

8.肺总量(TLC)

深吸气后肺内含有的总气量,TLC＝VC＋RV。

肺量计测定方法:测定前首先向受试者说明试验的目的和方法,以取得合作,让受试者安静休息15 分钟。测定时受试者取坐位或仰卧位,但需注明,以便复查时采取相同的体位。受试者含上口器、夹上鼻夹,注意防止漏气。肺量计最初从低速开始运转,待受试者逐渐适应。当潮气曲线稳定并可看到呼气末基线成为一直线时,让受试者深吸气,从而得出深吸气量;恢复平静呼吸,当基线平稳后,从平静呼气做最深呼气,得出补呼气量。上述试验可重复测定,以求得最高值。最后让受试者做深吸气后继而做最大呼气,最大呼气动作约需 5 秒完成,以保证得到最大测定值,即为肺活量。

(二)肺通气量

肺通气包括肺泡通气和无效腔通气。肺泡通气指吸入肺泡内并与血液进行气体交换的气量。无效腔通气包括解剖无效腔和肺泡无效腔(又称生理无效腔)。解剖无效腔量指从口腔到呼吸性细支气管以上部分。肺泡无效腔量是指通气良好而血液灌注不良,不能进行充分气体交换的肺泡部分。正常人肺泡无效腔量极小,可忽略不计。因此生理无效腔量基本等于解剖无效腔量。解剖无效腔量一般变化不大(支气管扩张除外),故生理无效腔量变化主要反映肺泡无效腔量变化。

生理无效腔量的增大见于各种原因引起的肺血管床减少、肺血流量减少或肺血管栓塞。肺泡通气量减少见于肺通气量减少和(或)生理无效腔增大。

1.每分通气量(MV 或 VE)

潮气量与呼吸频率的乘积。正常值 6～8 L/min,MV＞10 L/min 为通气过度,$PaCO_2$ 降低;MV＜3 L/min为通气不足,$PaCO_2$ 上升。

2.肺泡通气量(VA)

VA 指在吸气时进入肺泡的有效通气量。VA＝(VT－VD)×F(呼吸频率),VD 为无效腔量。深而慢的呼吸显然较浅而快的呼吸对 VA 更有利。

3.用力肺活量(FVC)

FVC即以最快的速度所做的呼气肺活量。正常人 FVC≈VC,男性约 3 900 mL,女性约 2 700 mL。若 FVC<VC,表明有气道阻塞。

4.用力肺活量占预计值百分比(FVC%)

FVC%超过 80%为正常,同一人前后误差<5%,正常 FVC 在 3 秒内呼出 98%以上,阻塞性通气功能障碍呼出时间延长,限制性通气功能障碍呼出时间缩短。

5.第一秒用力呼气量(FEV_1)

FVC 测定中第一秒内用力呼出的气量。男性约 3 200 mL,女性约 2 600 mL。FEV_1<1 200 mL说明有阻塞性通气功能障碍。

6.一秒率(FEV_1/FVC)

第一秒用力呼气量(FEV_1)占 FVC 的百分比。正常 FEV_1/FVC>76%、FEV_2/FVC>89%、FEV_3/FVC>92%。FEV_1/FVC<60%为阻塞性通气功能障碍。

7.最大呼气中期流量(MMEF)

FVC 测定中提取从 25%~75%的那一段中容量变化的流速,使用单位是 L/s。平均值男性约 3.37 L/s,女性约 2.89 L/s。MMEF 能反映小气道通气状况,为测定气道阻塞的敏感指标。

8.最大通气量(MVV)

MVV 指每分钟用力呼出和吸入的最大气量。一般以测定 15 秒的最大通气量乘以 4 得出,平均值男性约 104 L,女性约 82.5 L。主要用于估计通气储备功能。MVV 实测值占预计值 80%以上为正常。阻塞性通气功能障碍 MVV 明显下降,限制性通气功能障碍 MVV 可稍下降。

9.通气储量百分比(MVV%)

MVV%=(MVV−MV)/MVV×100,正常 MVV%≥93%。低于 86%为通气功能不佳,胸部手术需慎重;低于 70%为通气功能严重受损,为胸部手术禁忌。身体虚弱或有严重心肺疾患者不宜进行这项检查。

(三)肺功能的简易测定

1.屏气试验

先令患者深呼吸数次,深吸一口气屏住呼吸,正常人可持续 30 秒以上。呼吸、循环功能差者,屏气时间可小于 30 秒。

2.吹气试验

患者深吸气后,将手掌心对准患者的口,让患者尽快将其呼出,如果感觉吹出气体有力,流速快,且能在大约 3 秒内呼尽,则肺功能正常。常用以下方法。

(1)火柴试验:将点燃的火柴置于患者口前一定距离,让患者用力将火柴吹灭。如不能在 15 cm 距离将火柴吹灭,则可估计 FEV_1/FVC<60%,FEV_1<1.6 L,MVV<50 L。

(2)蜡烛试验:与火柴试验相似,患者如能将 90 cm 以外点燃的蜡烛吹灭,估计呼吸功能正常。

(3)呼吸时间测定:置听诊器于患者的胸骨上窝,令患者尽力呼气,然后测定呼吸时间。如果超过 7 秒,估计 FEV_1/FVC<60%,FEV_1<1.6 L,MVV<50 L。

三、呼吸力学

(一)顺应性

顺应性(C)反映肺与胸廓弹性特征,定义为"单位压力改变时的容积改变",单位为 L/cmH_2O,据所测部位及方法不同分类如下。

1.胸廓顺应性(C_{cw})

单位跨胸壁压引起的胸廓容积的变化。在潮气量范围内测定正常值是 $0.2\ L/cmH_2O$。食管内压力可反映胸膜腔内压力的变化,故可用食管内压力代替胸膜腔压力测定 C_{cw}。

2.肺顺应性(C_l)

呼吸运动时,在外力作用下肺的可扩张性,等于肺泡与胸膜腔压力差所引起的肺容量改变。正常值为 $0.2\ L/cmH_2O$。

3.呼吸系统顺应性(C_{rs})

又称总顺应性,是肺与胸廓整体的顺应性。$1/C_{rs}=1/C_{cw}+1/C_l$,正常值为 $0.1\ L/cmH_2O$。

4.静态顺应性(C_{st})

在压力与容量改变静止的瞬间所测得的两者之间关系,完全反映了肺与胸廓的弹性回缩特征。在不同的肺容量水平测定其值不同。

5.动态顺应性(C_{dyn})

在呼吸周期中连续、动态地测量压力与容量变化之间关系所得的结果,除了反映肺与胸廓的弹性回缩特征,还受气流产生阻力等因素的影响。正常肺的 C_{dyn} 与 C_{st} 几乎相同,但肺疾病患者气道阻力增加或肺顺应性下降时,其 $C_{dyn}<C_{st}$。

6.比顺应性

某肺容积下的顺应性与该肺容积的比值,同一肺的比顺应性始终不变。胸廓或肺组织病变致扩张受限,则顺应性和比顺应性降低。

(二)最大吸气力(IF 或 MIP)和最大呼气力(EF 或 MEP)

最大吸气力或最大呼气力即最大吸气或呼气时的气道内压力。IF 为负值,EF 为正值,用于估计呼吸肌的肌力。

(三)呼吸功(WOBP)

呼吸功即呼吸时所做的机械功。呼吸功等于胸腔内压力差与肺容量的乘积。通过积分测得压力—容量环内的面积也可表示。静息状态下,呼吸功正常值为 $0.246(kg\cdot m)/min$ 或 $0.3\sim0.6\ J/L$。任何使肺弹性或通气阻力增加者,均可导致呼吸功增加。

(四)肺动力功能监测

1.肺顺应性

在机械通气患者中,气道峰压是呼吸器克服气道阻力和肺、胸廓顺应性的反应。当气道阻力增加或肺顺应性下降时,峰压上升。此外,吸气流速、型式、潮气量、气管导管内径大小也有影响。将呼吸器停止在吸气末,则得到平台压,这个压力用于克服肺与胸廓的弹性回缩力。用潮气量除以峰压与 PEEP 之差即为肺的动态顺应性。潮气量除以平台压与 PEEP 之差即为肺的静态顺应性,正常值为 $60\sim100\ mL/cmH_2O$。有肺浸润性病变、肺水肿、肺不张、气胸、支气管内插管或任何引起胸廓顺应性减少的患者,其静态顺应性下降。

2.肺活量(VC)和最大吸气力(IF)

在 ICU 患者中,当 VC 达到 10 mL/kg,IF<-1.96 kPa(-20 cmH$_2$O)时,患者可以脱机。

3.自发性 PEEP

自发性 PEEP 又称内生性 PEEP(PEEPi)。由于气体滞留肺内,致肺叶过度膨胀,多因呼气时间相对不足或动态气流受限所致。PEEPi 过高可引起肺的气压伤,影响静脉回流,增加自主呼吸患者呼吸做功。

4.气道压力波形

机械通气时可得到吸入及呼出气流图、压力容积环、流速容积环等直观的波形图。参考这些图形变化,可调节机械通气参数至最佳状态,以减少气道阻力,避免不必要的 PEEP 及降低呼吸功等。

5.呼吸功(WOBP)

通过测定气道内气流量和食管内压力变化计算或根据压力容积环面积估计。

四、无创脉搏—血氧饱和度

脉搏式氧饱和度仪除可测定指端、耳垂外周循环的血氧饱和度(SpO$_2$)外,同时可得出血管容量曲线,从而测出脉率。

(一)原理

根据 Beer 定律,血红蛋白吸收光线的能力与其含氧浓度相关,氧和血红蛋白吸收 660 nm 波长的可见红光,而还原血红蛋白吸收 940 nm 波长的红外线。用发光二极管发射出上述两种波长光线,通过动脉床,随着动脉波动吸收不同光量,从而可用来监测 SpO$_2$ 及脉搏。

(二)影响测定结果的因素

1.SpO$_2$

多数情况下,SpO$_2$ 读数是正确的,但有些情况下会出现误差,如严重低氧。当 SpO$_2$<70%时,其测定数据可能不准;肢体活动接触不良时发生误读;异常血红蛋白血症,如碳氧血红蛋白或正铁血红蛋白异常增多;某些色素,如藏青、蓝色、洋红等,皮肤颜色太黑或黄疸,以及涂有黑、绿、蓝的指甲油等会影响SpO$_2$ 读数;严重贫血(血红蛋白<50 g/L)及末梢灌注差(如低血压、低温)时,由于信号较弱,亦可出现误读。在临床上应仔细辨别,尽量减小误差。

2.Pleth 脉搏

氧饱和度仪监测心率是通过每分钟指脉搏容积图波峰数而得出的,若波峰信号太低,往往影响计数。常见于室温或体温下降、血压下降,以及各种原因引起的外周血管收缩等;若使用大小不合适的探头,或探头固定不当,以及探头位置移动等,均可影响脉率的准确性。

五、呼气末二氧化碳

呼气末二氧化碳浓度(FetCO$_2$)或呼气末二氧化碳分压(PetCO$_2$)属无创监测,不仅可监测通气,还可反映循环功能和肺血流情况。

(一)FetCO$_2$ 监测原理

肺泡 CO$_2$ 浓度受 CO$_2$ 的产量、肺泡通气量和肺血流灌注量的共同影响。呼出气依次为机械无效腔气和解剖无效腔气,最后才是肺泡气。CO$_2$ 的弥散能力强,肺泡和动脉血 CO$_2$ 很快完全平衡,故正常人 $PetCO_2$ 基本等于 $PaCO_2$,但在病理状态下,受肺泡通气与肺血流(V/Q)及分流(QS/QT)变化的影响, $PetCO_2$ 就不能代表 $PaCO_2$ 。

CO_2 监测仪分为旁流型和主流型,利用红外线传感器测定呼出气红外线衰竭程度,从而测出 CO_2 波形及 $FetCO_2$ 或 $PetCO_2$ 。质谱仪可用于测定 $PetCO_2$ 及其他呼出气成分和含量,如挥发性麻醉药浓度,能连续反映呼出气中各种气体的浓度变化,所需气体样本量也小,可惜价格偏高。

(二)影响因素

1.影响 $PetCO_2$ 的因素

影响 $PetCO_2$ 的因素见表 3-4。

表 3-4　影响 $PetCO_2$ 的因素

$PetCO_2$ 值变化	CO_2 产量	肺换气	肺血流灌注	机械故障
升高	高代谢危象	肺换气不足	心排血量增加	CO_2 吸收剂耗竭
	恶性高热	支气管插管	血压急剧升高	新鲜气流不足
	甲亢危象	部分气道阻塞		通气回路故障
	败血症	再吸入		活瓣失灵
	静脉注射碳酸氢钠			
	放松止血带			
	静脉 CO_2 栓塞			
降低或缺如	低温	过度换气	心排血量降低	吸收回路脱落
		呼吸停止	低血压	导管漏气
		气道严重阻塞	循环血量减少	通气回路失灵
		气道导管误入食管	肺动脉栓塞	
			心搏骤停	

2.影响 $P(a-et)CO_2$ 的因素

心肺功能正常的患者 $P(a-et)CO_2$ 约为 0.1 kPa,VD/VT 改变、V/Q 比例失调和 QS/QT 增大均可影响 $P(a-et)CO_2$ 。VT 越大, $P(a-et)CO_2$ 越小,但右向左分流的心脏病患者 $P(a-et)CO_2$ 不受 VT 影响。导致 $P(a-et)CO_2$ 增加的原因有以下几点。

(1)呼吸系统:致 VD/VT 或 QS/QT 增加的因素均可致 $P(a-et)CO_2$ 增加,此时 $PetCO_2$ 不能反映 $PaCO_2$ 。常见因素有:肺部疾病,如肺不张、肺实变、急性呼吸窘迫综合征(ARDS)、肺水肿和气胸等;手术体位如侧卧位开胸手术、俯卧位等;呼吸频率过快;机械通气气道压过高、高频通气(>60 次/分)等;呼吸机机械故障或回路新鲜气流不足造成 CO_2 重复吸入。

(2)循环系统:肺血流减少,肺血流分布不均或肺血管阻塞时,V/Q 比例失调, $PetCO_2$ 降低, $P(a-et)CO_2$ 增大。见于心搏骤停、肺栓塞、严重低心排患者等。

(3)年龄:随着年龄增大,肺泡无效腔量增多, $PetCO_2$ 降低, $P(a-et)CO_2$ 增大。

(4)碳酸酐酶抑制剂:如乙酰唑胺等抑制碳酸酐酶,肺泡上皮和血液中 HCO_3^- 不能转变为 CO_2 ,致 $PetCO_2$ 降低, $PaCO_2$ 升高, $P(a-et)CO_2$ 增大。

(三)临床意义

1.监测通气功能

无明显心肺疾病患者,PetCO2在一定程度上可反映PaCO2,正常FetCO2为5%,而1%约为1 kPa(7.5 mmHg),因此PetCO2约为5 kPa(38 mmHg)。通气功能改变时,P(a−et)CO2即可发生变化。

2.维持正常通气

全身麻醉期间或呼吸功能不全使用呼吸机时,可根据PetCO2来调节通气量,避免因发生通气不足或过度而造成高或低碳酸血症。

3.确定气管导管的位置

肯定看到导管在声门内、有PetCO2的波形、有正常的顺应性环(PV环)为确定气管导管内的公认准则。

4.及时发现呼吸机的机械故障

如接头脱落、回路漏气、导管扭曲、气道阻塞、活瓣失灵等。

5.调节呼吸机参数和指导呼吸机的撤除

如调节通气量;选择最佳PEEP;当自主呼吸时SpO2和PetCO2保持正常,即可撤机。

6.监测体内CO2产量

体温升高、静脉注射大量NaHCO3、松止血带及恶性高热可使CO2产量增多,PetCO2增大。

7.了解肺血流变化

CO2波形上升呈斜形或P(a−et)CO2增大,提示肺泡无效腔量增加或肺血流量减少。

8.监测循环功能

休克、心搏骤停时,血流减少或停止,CO2浓度迅速降至零,CO2波形消失。PetCO2>1.3 kPa(10 mmHg),表示肺已有较好血流,提示胸外按压有效,复苏成功。

第三节 麻醉气体浓度检测

一、氧气与二氧化碳浓度监测

(一)氧浓度监测

1.极谱电极法

基于氧能接受一个电子的特性,在一个塑料硬管的探测端用复合透气塑料膜与外界隔开,管内安置一个铂丝阴极和一个银阳极,电极浸入电解液中。使用时将探测端插入气路内,在两极上加以极化电压(630~640 mV)。氧透过塑料膜进入电解液中,氧在阴极接受电子被还原(阴极:$O_2+4H^++4e^-\rightarrow2H_2O$),银在阳极放出电子被氧化(阳极:$4Ag+4Cl^-\rightarrow4AgCl+4e^-$),这种电子传递形成外回路电流,电流大小与氧分压成正比。电流信号经电子系统处理后显示氧浓度,并设上下限报警。反应较快,在高湿度环境(如呼吸道)也很准确,不受CO2和N2O影响,受机械通气时的正压影响极小。缺点是需要每3年换1次电极,每年换1次膜,每3~5个月换1次电解液。

2.化学电池法

基于氧能接受一个电子的特性,用透气塑料膜使一个化学电池与外界隔开,氧透入后在金阳极接受电子被还原(阳极缺少电子)同时在铅阴极被氧化(阴极有多余的正电子),产生电位差,所形成的氧化电流与氧分压成正比。优点为非常简便、稳定,无须外界电源和预热,不受湿度和麻醉气体影响,校正容易,反应时间 6 秒。缺点是凡在有氧的环境中电池持续工作,其寿命取决于氧浓度和暴露时间的乘积。随着电池电量衰减,反应时间延长,至逐渐耗竭,需每年更换 1 个。

3.顺磁反应法

与其他气体相比,氧分子有强烈的顺磁反应性,当其与磁场的磁性相同时,氧体积收缩,磁性相反时,氧体积膨胀。将气样与参比气(空气)两条管道引入迅速通断的强磁场缝隙,由于磁场对氧分子的作用力,两管之间产生交替的压差,用灵敏的压差传感器探测,转换成直流电压信号,后者与氧和参比气的分压差成正比。经电子系统处理,以数字和波形显示。反应快,小于 470 毫秒。其优点是稳定,不受麻醉气干扰,无须经常保养,耐用、价格低。缺点是需耗气样约 150 mL/min,不适于紧闭麻醉。

(二)二氧化碳浓度监测

1943 年 Luft 创用红外线测量 CO_2 浓度。基于 CO_2 能吸收特定波长(430 nm)红外线的特性,将气样送入一个透明的样品室,一侧用红外线照射,另一侧用光电换能元件探测红外线的衰减程度,后者与CO_2浓度成正比。所测信号和一个参比气(空气或氮气)信号比较,经电子系统放大处理后,用表针或数字、图形显示 CO_2 浓度。气样的采取有两种形式,一种称旁气流式,即用细长管从气道抽取气样送入测试室,不同的仪器采气量不同,50～500 mL/min。另一种称主气流式,将测试室串入气道内,不消耗气样,但增加气道无效腔,需在气管插管下使用。两种形式反应都很快,能测每次呼吸的 CO_2 浓度。气样均须除湿,旁气流式用过滤器,主气流式需加温至 40 ℃。

二、吸入麻醉药浓度监测

(一)吸入麻醉药监测技术

1.多道质谱仪

通过采集患者的呼吸气体进入质谱仪分析。质谱仪可接收分析各种气体分子,测定吸入和呼出气中氧化亚氮、二氧化碳、氧、氮、氟烷、安氟醚以及异氟醚的浓度。

2.红外线吸收

采用红外线吸收法测定吸入麻醉药的浓度较为常用,根据所测定的不同药物选择不同的波长,通常可测定氟烷、安氟醚、异氟醚、氧化亚氮、二氧化碳等。新的吸入麻醉药地氟烷和其他吸入麻醉药具有相似的红外吸收的特点,可用红外分析仪进行测定。N_2O 所用红外线波长为 390 nm,卤素麻醉药为 330 nm。一次只能用一种卤素麻醉药,否则结果不准确。

3.Raman 散射原理

利用物质分子对光散射的原理,该仪器可应用于激光散射测定呼吸和麻醉气体。入射光通过气体分子时,根据物质的分子特点可产生特定的散射光频率偏移。Raman 分析仪可分析各种质谱仪能测定的气体。

4.其他方法

包括快速气相色谱仪、紫外光吸收等。

5.吸入气体监测以及呼气末气体监测

在低流量或循环紧闭麻醉时,监测吸入气体的浓度可以及时了解进入患者体内的药物状况。而测定呼气末吸入药的浓度,可以更为准确地了解患者脑部的药物浓度。分析吸入和呼出气药物的浓度变化趋势,可了解麻醉药在体内的摄取和分布情况,对临床麻醉医师调控理想的麻醉深度十分有益。

(二)吸入全身麻醉的新趋势及对最低肺泡有效浓度的争议

多年来,人们一直采用最低肺泡有效浓度(MAC)来评估吸入全身麻醉的深度,然而林重远教授等对吸入全身麻醉的作用机制、药物在体内摄取过程提出了新的看法,认为:①吸入麻醉药的体内摄入过程是在一定吸入浓度之下,体内摄入量不会因时间的延长而改变很多;②吸入麻醉药透过肺泡的体内摄取过程是依照 Fick 的原理,也就是说体内摄取量取决于吸入浓度;③过去所用的 MAC 观念不能代表麻醉深度,因为 MAC 无法代表动脉血中浓度和脑内浓度;④MAC 定义内并未包含任何时间的观念,如要肺泡浓度、动脉血浓度、脑部浓度都达到一个相同点时,一定不能忽略时间因素;⑤研究显示,吸入药物的肺泡浓度与动脉血浓度并不完全等同,其次,血中浓度与脑部浓度达到平衡需要较长的时间。鉴于上述的论点,林重远提倡以新的观念"有效血液浓度"来代替既往的 MAC。

林重远提出:利用 Fick 原理,可以采用一个不采血即可得到混合静脉血的方法,把肺简单化之后体内的摄取率在口部可以算是 CI—CE,即吸入与呼出浓度之差。在肺泡膜的水平体内摄取率是利用 Fick 的原理,膜的透过率是:DAK/X×(CI—CB)。CI 和 CB 分别代表吸入气和混合静脉血中麻醉药浓度。把 DAK/X 当作膜系数 M 时,可改写成 M×(CI—CB)。因为前面两个方程式代表体内的摄取率在不同水平的关系,连结之后成为:(CI—CE)=M(CI—CB)。换算为:M=(CI—CE)/(CI—CB)。

当功能残气量(FRC)吸入过程完成时,CB 可视为"0",M=1—CE/CI。

混合静脉血中浓度应为:

$$CB=[CI(M-1)+CE]/M$$

也就是在麻醉的任何时间点,可以由吸入呼出浓度差得到混合静脉血中浓度。通常,膜的系数虽然随着不同的吸入麻醉剂而改变,但同一吸入麻醉药物的膜系数是固定的,如异氟醚、安氟醚是 0.4,氟烷是 0.5,地氟烷为 0.2。如此,吸入麻醉药所需深度就与静脉醉药一样可以用有效血液浓度来表示。

第四节　神经肌肉传递功能监测

在现代全身麻醉中,几乎不可避免地需要使用肌肉松弛药,除此以外,临床麻醉中应用的不少静脉与吸入全身麻醉药、局部麻醉药和其他药物,如抗生素、抗癫痫药、钙通道阻滞药等,均可对神经肌肉传递功能(NMT)造成多部位、多环节的影响。采用各种手段对此影响的性质与程度进行评估,即为神经肌肉传递功能监测。若将监测方法仅限于评价肌肉松弛药的神经肌肉阻滞性质与效能,则称为肌松效应监测。事实上,当今临床麻醉中应用的 NMT 监测方法,是以判断肌肉松弛药的神经肌肉阻滞性质与程度而设计的,监测的是神经肌肉兴奋传递的最终结果,而不是其中间环节。应用肌肉松弛药时,通过 NMT 监测,能为合理用药提供科学依据,术毕有助于判断肌肉松弛药作用有无残留、指导使用拮抗药、区别中枢性与周围性呼吸抑制延长和确定神经肌肉阻滞的类型等。本节对常用的 NMT 监测方法的使用、临床意义及优缺点进行阐述。

一、NMT 监测的原理

神经肌肉兴奋传递自运动神经产生冲动开始,经递质释放,形成终板电位与去极化,电-钙离子耦联及钙离子-收缩耦联,最终激发肌肉收缩。NMT 监测是根据此兴奋-收缩耦联过程,人为用神经刺激器刺激运动神经,使其产生冲动,检测效应部位——肌纤维反应。肌纤维的反应主要分为两类:①肌肉机械收缩力反应;②肌肉的反应性复合动作电位。检测肌肉机械收缩力反应是通过各种换能器,将收缩力转变为电信号,经微电脑放大、数字化处理后显示在荧光屏上或打印记录。若检测肌肉反应复合动作电位,则直接经前置放大器将信号放大,其他步骤与检测肌肉收缩力相同。目前临床使用的 NMT 监测仪,无论如何更新改型,均为检测上述两种肌纤维反应。其他 NMT 监测虽可监测神经肌肉兴奋传递的其他过程,但设备昂贵、操作复杂,不能用于临床。

理想的 NMT 监测仪器应设备精巧,操作简便、灵活,实用性强,精确度与敏感性高;同时可将其所致的不舒适感减轻到最小程度。根据现代电子计算机的发展趋势,达到此目标虽属易事,如提高精确度与敏感性只需适度增加刺激电流、延长刺激时间或适量加快刺激频率,但所致的疼痛与不舒适感也随之加重。因此,目前 NMT 监测的改进重点是神经刺激方法与刺激参数,以减轻疼痛与不适。

二、神经刺激器与电刺激参数

(一)神经刺激器

神经刺激器是临床常规应用的肌肉松弛药作用监测装置,能输出不同强度和不同频率的电刺激。为确保刺激电流能安全地作用于人体,又能提高监测效果,神经刺激器发出的电刺激脉冲需预先设置参数。刺激电流、电压呈恒速线性输出,不受其他电器干扰。为安全起见,神经刺激器最好能以电池作为电源,输出线路与电极有极性标志,并设有警报系统。另外,要求手提轻便,操作简单,控制钮易调节,能安全固定在输液架或麻醉机上。

(二)电刺激参数

1.刺激电流和电压强度

神经刺激器输出的电压应限制在 300~400 mV,常用 100~150 mV。当皮肤阻抗为 0~2.5 kΩ 时,输出的最大刺激电流为 60~80 mA,一般常用 20~50 mA。但末梢较冷或油脂类物质多时,皮肤阻抗增大,当≥2.5 kΩ 时,则输出电流减少,对刺激的反应降低。为克服上述缺点,神经刺激器应有电流水平指示及低电流报警,以避免判断错误。

根据神经刺激器输出刺激电流的大小,分为超强和亚强刺激电流两类。超强刺激电流的确定应在使用肌肉松弛药前进行,一般从 2~10 mA 开始,其后按 2~5 mA 递增,直到诱发的肌肉收缩或肌电反应连续3次接近前一次刺激的反应值,3次差值均在 10% 以内,此时所需输出的刺激电流值即为超强刺激。意味着凡能去极化的神经、肌肉单元均已被激活,其反应已达最高的饱和状态,如继续增大刺激电流,诱发反应亦不会再增加。

临床监测中,为减少误差,一般在自动校准所需刺激电流基础上再增加 $10\%\sim20\%$,而且其后的监测便以此值为准,不宜随便更换。应用肌肉松弛药前超强刺激所致的肌肉收缩力或肌电反应值便设定为术前的参照值。应用肌肉松弛药后,肌肉麻痹或收缩减弱,如超强刺激程度不变,则所测得的肌肉收缩力或肌电反应强弱就能表示神经肌肉阻滞的程度。肌松监测中常用的超强刺激电流为 $40\sim60$ mA。超强刺激可引起患者明显的不适感,尤其是清醒或麻醉后苏醒及 ICU 患者。为减少或避免超强刺激所引起的不适感,监测非去极化阻滞可用亚强刺激电流。亚强刺激是指刺激电流低于超强刺激且不引起神经肌肉的最大反应。非去极化阻滞时,应用四个成串刺激(TOF)和双重爆发刺激(DBS)。判断肌松性质与程度的主要指标为 TOF 中第 4 次颤搐反应高度与第 1 次之比(T_4/T_1,TR)和 DBS 中第 2 个短强直刺激反应高度与第 1 组的比值(D_2/D_1)的大小。欲获得 TR、D_2/D_1 值,不需在应用肌肉松弛药前获得 100% 参照值,只要在非去极化阻滞与恢复期计算 TR 和 D_2/D_1 即可,故超强刺激并非必需。非去极化阻滞期间,在亚强刺激下,于较大电流范围内均可引出 TR、D_2/D_1 衰减。但最佳亚强刺激电流水平一般为 $20\sim30$ mA。低于 10 mA 则无法测出 TR 和 D_2/D_1,高于 35 mA 则不适感明显。

2.刺激电流输出的方式

刺激电流输出方式分为两种,即经自动校准输出与人为手控校准输出。经自动校准输出的刺激电流一般为超强刺激。由于肌肉机械收缩力型肌松监测仪的稳定性不如肌电图型,超强刺激开始后的 $8\sim12$ 分钟,肌肉的收缩力对超强刺激的反应增强,100% 的参照值波动范围很大。因此,在临床监测中,为获得稳定可靠的数据,应以超强刺激开始后 $8\sim12$ 分钟内所测得的神经肌肉反应作为参照值。人为手控输出刺激电流时,为减轻清醒患者的恐惧和不适感,可加大增益、增加刺激脉冲时间、减小刺激电流,以求获得 100% 参照值。

3.刺激频率

NMT 监测所应用的刺激频率通常用赫兹(Hz)表示,常用刺激频率为 $0.1\sim100.0$ Hz。0.1 Hz 表示每 10 秒出现 1 次刺激;10 Hz 表示每秒 10 次刺激。根据不同的刺激频率及刺激脉冲数量与间隔时间,可组成各种不同的 NMT 监测方法。

当刺激电流确定后,在 $0.1\sim50.0$ Hz 的频率范围内,刺激频率愈快,接头前膜释放的乙酰胆碱愈多,肌肉收缩程度愈大,而所致的肌肉疼痛愈重。另外,高频刺激能加快肌肉疲劳和增加局部血流,使肌肉松弛药更快地到达被刺激的肌肉。

4.刺激脉冲波形与宽度

神经刺激器发出的刺激脉冲波形应是单矩形波(即方波)。双相波形则可反复激发运动神经,引起爆发性动作电位,增强了刺激反应,能低估神经肌肉阻滞的程度,所以一般不用。刺激脉冲波形宽度,即刺激脉冲持续时间,常用 $0.2\sim0.3$ 毫秒。刺激脉冲持续时间与神经肌肉的反应强度成正比,即持续时间越长,刺激神经肌肉的反应越强。但不能超过 0.5 毫秒,如果超过 0.5 毫秒,可诱发出第二个动作电位,引起类似双相刺激波形的作用,使运动神经出现爆发性动作电位。

刺激脉冲的持续时间可自动校准确定或人为手控。在应用肌肉松弛药前进行对照值校准时,如不能达 100% 对照值,可将刺激持续时间由 0.2 毫秒延长至 0.3 毫秒。

5.刺激脉冲的间隔时间

每次或每几次刺激脉冲间应有一定的时间间隔,以便使神经肌肉接头的功能恢复至正常稳定状态。刺激电流确定后,间隔时间的长短视刺激频率的快慢而定。刺激频率相对较慢时,间隔时间可相应缩短;反之,则可相应延长。如每次或几次刺激脉冲间无时间间隔,刺激时神经肌肉接头前膜所消耗的乙酰胆碱尚未补充至正常,可人为造成肌肉收缩衰减,导致对 NMT 或肌松程度与性质的错误判断。

6.增益的确定

增益即可控放大倍数,功能齐全的肌松自动监测仪应可进行自动校准与人工手控确定刺激参数。应用肌肉松弛药前行 100% 对照值自动校准时,增益也随之确定。如用手控调校 100% 对照值,可适当减小刺激电流,增大增益,以减轻患者的不适感。

三、神经刺激的部位和电极

(一)神经刺激的部位

从原则上讲,位于体表的运动神经均可作为刺激部位。但在临床麻醉中,腕部、肘部尺神经最为常用,其次为腕部正中神经、胫后神经、腓神经、面部运动神经。测试电极或加速、压电传感器放在上述运动神经所支配的肢端或肌肉上。刺激电极放置在运动神经走向的皮肤上,电极间最适合的距离应为 2 cm,短于此距离,电极间易相互干扰;若超过 3 cm,不易获得超强刺激电流或 100% 参照值。

刺激部位应远离术野,如果采用目测法或触感法评估诱发反应的强弱,刺激部位必须靠近麻醉医师。采用上肢或腿部肌肉时,不应将血压计袖带放置在同一肢体。在上运动神经元损伤患者,不能采用患侧肢体进行监测。下面就常用监测部位的优缺点及注意事项进行介绍。

1.尺神经

因为尺神经在许多手术中最易接近,另外,其支配肌肉有其解剖学特点,所以是最常用的肌松监测部位。尺神经支配拇内收肌、小指内收肌和第一掌间背侧肌。最常监测拇内收肌的收缩力,容易进行观察、测量和定量。因为该肌肉位于刺激部位的对侧,所以对肌肉几乎无直接刺激作用,可低估神经肌肉阻滞的程度。在使用肌电图监测时,宜选用其他肌肉。

(1)可在腕部或肘部进行尺神经刺激。在腕部刺激可引起拇指内收和其余 4 个手指的屈曲。在肘部刺激尺神经能致手内收,并有可能将手指活动错误理解为神经－肌肉反应。采用机械收缩力法或肌电图法测定诱发反应时,刺激电极应靠近腕部,以限制手部活动。对于小儿,为避免直接刺激肌肉所致的干扰,宜选用肘部电极。

(2)在腕部,两电极通常放置在前臂远端尺侧,远端电极放在距近端腕横纹 1 cm 的尺侧屈腕肌桡侧,近端电极置于远端电极近侧 2～3 cm 处。在肘部,电极应放置在肱骨上髁内侧的切迹上。需特别注意防止电极引起的直接尺神经压迫。

(3)采用非肌电图性监测时,将诱发反应监测局限于拇内收活动极为重要。如果观察其他手指,不能保证完全性间接反应,可低估神经肌肉阻滞的程度。

(4)使用肌电图监测时,记录电极可放置在小指内收肌(小鱼际)、拇内收肌(大鱼际)或第一掌间背侧肌表面。掌侧皮肤出汗时,其电阻可发生变化;对于体力劳动患者,因其皮肤角化可导致电阻增加。在出汗和皮肤角化情况下,对手背侧电阻的影响轻于掌侧,宜选用掌间背侧肌进行监测。为记录掌间背侧肌的反应,应将记录电极阳极放置在示指和拇指间的指蹼,参照电极放置在示指根部。表面电极固定简单,保持位置容易,且很少受手部运动的干扰。

(5)监测小鱼际肌电图时,两电极放置于掌侧小鱼际隆起部,或者将记录电极阳极放置在小鱼际隆起部,参照电极放置在环指第二节底部或小指指根部。应用小鱼际肌的优点是无须牢固的手部固定,因为其很少受运动干扰。另外,小鱼际隆起部内腔宽大、表浅,记录电极和肌肉之间的组织量少,降低了测定干扰的可能性。但潜伏期短,可产生刺激干扰。

(6)如果监测大鱼际肌电图,记录电极放置在鱼际隆起部和中指或示指的远端指骨表面或者是拇指指根侧面。存在问题包括:正中神经刺激所致的干扰大鱼际肌较小鱼际肌明显,持续性拇指内收可使肌肉更加靠近皮肤,导致活动性降低。

2. 正中神经

正中神经较尺神经粗大,但不如尺神经表浅,可在腕部对其进行刺激。电极放置在尺神经刺激部位的内侧,能诱发拇指内收和监测鱼际肌的肌电图信号。

3. 胫后神经

刺激胫后神经时,电极放置在胫骨内踝后部和跟腱前部。刺激产生拇趾跖屈。如果监测肌电图,记录电极放置在足底面的趾短屈肌或跖骨间肌表面,参照电极放置于拇趾。虽然此部位不常用,但有许多优点,尤其在小儿患者及某些患者上肢需行其他监测或创伤性穿刺、手部不易接近或因其他原因(如手离断、烧伤和感染)不能使用时。外周血管疾病、代谢性神经病变或足畸形患者,诱发反应的质量降低。

4. 腓神经

刺激腓神经时,电极放置在腘窝附近靠近腓骨颈的部位。刺激产生足部背屈活动。

5. 面神经

当上肢和下肢不易接近时,可用面神经监测神经肌肉阻滞。但是,面神经与膈肌一样,对肌肉松弛药相当耐受。用面神经刺激监测处理神经肌肉阻滞时,在相同反应下,其肌松强度大于肢体神经刺激监测。因此,用面神经刺激评估神经肌肉阻滞恢复时应特别注意,虽刺激反应已完全恢复,但仍可有明显的神经肌肉阻滞作用存在。刺激面神经有助于确定肌肉松弛药在颌部、喉部肌肉和膈肌的起效时间。刺激面神经时,电极放置方法有3种。

(1)阴极放置在耳垂下部的前面,另一电极放置于耳垂后面或下面。刺激此部位时,肌肉收缩是刺激神经的结果,而非直接肌肉刺激。

(2)阴极放置在耳垂前面,阳极放置在对侧眉毛侧沿,此种电极放置方式,在对侧为直接肌肉刺激,同侧为间接肌肉刺激。

(3)一电极放置在眼外眦侧下方,另一电极可放置在耳垂前部或外眦外侧 2 cm 或外眦上方 2 cm 处,此种电极放置方式产生直接肌肉刺激。

(二)神经刺激电极

常用电极有表面电极和针形电极两类。表面电极用于经皮电刺激;针形电极用于皮内电刺激。一些简单神经刺激器直接连接有球型或片状金属电极,两电极相距约 3 cm,虽然使用方便,但与患者皮肤接触效果差,有致烧伤的可能。

1.表面电极

可为重复使用的导电橡胶电极或一次性预涂导电膏型氯化银电极,后者使用最广泛。表面电极多为粘贴型,使用方便、操作简单、无创伤,患者舒适且乐于接受。

表面电极的实际导电面直径一般为 7~8 mm。橡胶电极随着使用时间延长,阻抗愈来愈大。因此,老化电极应及时更换。粘贴部位的皮肤用有碾磨作用的细砂轮或其他脱脂清洁剂与用具(如乙醇、细纱布)清理干净,以减少皮肤的阻抗。当应用表面电极无法获得超强刺激或100%对照值时,应及时更换针形电极。

当电极导电面积增大时,电极皮肤阻抗降低,可引起皮肤烧伤和疼痛。另外,也可使获得超强刺激更为困难。所以,不同年龄的患者应使用不同型号的电极。外周神经刺激专用电极不仅在厚度上有别于心电图电极,而且电极上涂有维持皮肤表面 pH 的化学缓冲剂,所以两种电极不能互换使用。

2.针形电极

虽然市售有神经刺激器的专用针形电极,但也能用短细的不锈钢注射针头或针灸针代替。专用针形电极表面附有特殊涂料,以减少组织反应。针形电极仅需插至皮下,不能直接接触神经干。插入过深可导致直接肌肉刺激和(或)神经损伤。针形电极刺入皮下的角度应与神经干平行,以防机械性刺激和(或)损伤。电极插入皮下后,用胶布将其固定,因电极头端移动可影响监测结果。

针形电极能明显降低电极皮肤阻抗,尤其适宜在皮肤增厚、末梢较冷和水肿的情况下使用,如肥胖、甲状腺功能低下和肾衰竭的患者。

针形电极的缺点包括:①使用不当可出现断针、感染和神经损伤;②在清醒患者放置可出现不适感;③电流过高可致烧伤。

四、电刺激的类型和方式

(一)单次颤搐刺激

1.基本技术

应用单次超强刺激,频率 0.1~1.0 Hz,刺激时间 0.2 毫秒。一般每隔 10~20 秒刺激 1 次,以便使神经肌肉终板功能恢复至稳定状态。电刺激的频率越快,肌肉收缩幅度降低越明显,贮存的乙酰胆碱消耗也越快,衰减与频率呈正比,频率达 1 Hz 时,超强刺激的时间可缩短。所以在较快频率刺激下,因为肌颤幅度的衰减,可过高估计神经肌肉阻滞的程度。

2.临床意义

单次颤搐刺激监测的临床意义包括:①用于粗略判断程度较深的神经肌肉阻滞,包括去极化与去极化阻滞程度,帮助确定第一次给药后的效果是否满意,应否再追加药物及多次给药的时机;②用于判断呼吸抑制的原因是中枢性还是外周性。

3.单次颤搐刺激的优缺点

单次颤搐刺激需要在用肌肉松弛药前测定反应对照值,用药后测定值以对照值的百分比来表示神经肌肉功能的阻滞程度(表 3-5)。其优点是简单及可用于清醒患者,并能做反复测试。缺点是敏感性较差,终板胆碱能受体有 75%~80% 被阻滞时,颤搐反应才开始降低;90%

受体被阻滞时,颤搐反应才完全消失。因此,即使单次颤搐刺激恢复到对照水平,仍有可能存在非去极化肌肉松弛药的残余作用。另外,单次颤搐刺激只能监测神经肌肉阻滞的程度,不能辨别神经肌肉阻滞性质属去极化阻滞或非去极化阻滞。

表 3-5　颤搐高度与肌松程度之间的关系

与对照值比较(%)	肌松程度
100	无肌松现象
50	轻度肌松,VT 和 Vr 减少
40	轻度肌松,可施行不需充分肌松的手术
25	中度肌松,腹肌松弛,可行腹部手术
5	横膈无活动,下颌及咽肌松弛,可施行气管插管
0	横膈活动完全消失,呼吸停止

(二)四个成串刺激

1.基本技术和特征

连续给予 4 次为 1 组的超强刺激,频率为 2 Hz,矩形波。每个刺激脉冲宽度为 $0.2\sim0.3$ 毫秒。两组刺激间隔为 $10\sim30$ 秒,以免影响 4 次颤搐刺激的幅度。常用自动肌松监护仪的 TOF 刺激间隔为 12 秒,这种频率足可以使神经肌肉接头处的乙酰胆碱排空,且可防止易化现象。应用中,在给予肌肉松弛药前先测定对照值,4 次反应颤搐幅度相同,即 TOF 比率(T_4/T_1 比率)$=100\%$。

2.临床意义

(1)鉴别神经肌肉阻滞的性质:应用去极化神经肌肉阻滞药物后,4 次刺激反应高度同等降低,无衰减现象。应用非去极化肌肉松弛药时,出现颤搐幅度降低,第 4 次颤搐反应首先发生衰减,第 1 次颤搐反应(T_1)最后发生衰减。

(2)观测去极化阻滞向脱敏感阻滞(Ⅱ相阻滞)转变:应用去极化肌肉松弛药中,T_4/T_1 比率大于 0.9 或接近 1.0。如 T_4/T_1 比率小于 0.7,提示已发生脱敏感阻滞;当 T_4/T_1 比率在 0.5 以下并有强直后增强时,肯定已发展为脱敏感阻滞。

(3)根据 TOF 比率和对 TOF 刺激的反应次数,可以判断非去极化阻滞的深度和恢复。随非去极化阻滞程度逐渐加深,4 次刺激反应可按 4、3、2、1 的顺序消失。T_4 消失相当于单次刺激时肌颤搐抑制的 75%;T_3 消失相当于 $80\%\sim90\%$ 抑制;T_2 消失相当于 90% 以上的抑制;$T_1\sim T_4$ 的 4 次反应全部消失则为 100% 抑制。

在深度非去极化肌肉松弛药阻滞的恢复中,四个次成串刺激的反应则按 1、2、3、4 的顺序出现,TOF 比率恢复至 0.6 以下,有明显的肌肉收缩无力,由此所致的通气指标、气道保护功能不能满足机体的基本需要。TOF 比率恢复至 0.7 时,通气指标可接近或达到正常值,能满足机体的基本需要,但咳嗽、吞咽等气道保护功能仍有不同程度的减弱,尤其是老年、儿童及体质衰弱者。TOF 比率恢复至 0.9 时,虽通气功能和气道保护功能均已基本恢复正常,但仍可有部分患者主诉眼睑下垂、视物模糊等。TOF 比值恢复与临床征象的关系见表 3-6。

表 3-6　TOF 比值恢复与临床征象的关系

TOF 比值(%)	临床征象
25	T_4 出现,肌松作用开始恢复,可以用拮抗药
40	不能抬头和举臂
50	开始睁眼、伸舌
60	能咳嗽、抬头和举臂 3 秒,肺活量及用力吸气负压仍低于正常
70~75	能咳嗽、完全睁眼和伸舌,抬头和举臂 5 秒
80	肺活量、用力吸气负压及呼气流速基本正常,神经肌肉功能恢复正常

在临床麻醉中,可根据不同部位的肌松要求,掌握用药剂量。一般情况下,阻滞深度至少要使 T_4 消失;对于腹部手术给药剂量应达 T_3 或 T_2 不再出现;需要深层暴露、肌肉极度松弛或控制呼吸的患者,必要时应增量至 T_1 仅有微弱反应(<5%)。若 T_1 也不出现,说明神经肌肉接头已全部阻滞,通常没有必要达此深度。

术毕多以 TOF 比率大于 0.7 作为 NMT 恢复的指标或全身麻醉后拔除气管导管的指征。主要是因为此时的通气功能可维持机体在静息条件下的生理需要,并非 NMT 的完全恢复。一般认为,神经肌肉接头处只需 25%～30% 的乙酰胆碱受体即可维持正常的传递功能,而肌肉松弛药只有占据 70% 以上的受体才能表现出肌肉松弛作用,所以,即使 TOF 比率恢复至 1.0,仍可存在药物的残余作用。

3.TOF 刺激监测的优缺点

(1)优点:①对残余的神经肌肉阻滞较单次颤搐刺激敏感;②无须与术前对照值比较,深度阻滞时还可免去计算的麻烦;③能对神经肌肉阻滞进行准确的动态性定量监测,且可反复进行。

(2)缺点:①不适于监测深度神经肌肉阻滞,当 T_4 消失或 T_1 低于对照值的 10%～20% 时,TOF 比率则无法计算,即等于零;较此水平更深的非去极化阻滞或琥珀胆碱引起的脱敏感阻滞,则不能进一步用数字监测表示;同样,去极化阻滞的程度大于零的水平时,也不能定量表示;②监测神经肌肉阻滞后恢复过程的敏感性较强直刺激低,即神经肌肉接头处的受体被药物占据 70% 时,TOF 比值即可≥70%;③TOF 的超强刺激能引起清醒患者不适和恐惧感;④用目测法或感触法不能准确评估衰减的程度,TOF 恢复至 0.4～0.7 时,目测法或感触法几乎辨别不出衰减。

(三)强直刺激

1.基本技术和特征

当刺激频率增加时,肌肉可以发生强直收缩。强直刺激频率一般为 30 Hz、50 Hz、100 Hz 或 200 Hz。目前临床上常采用 50 Hz 持续 5 秒的强直刺激,因为以 50 Hz 的频率进行强直刺激诱发的肌肉收缩力相当于人类自主用最大力所能达到的肌肉收缩程度。超过 50 Hz 时,肌肉不能迅速作出反应,故临床不常用。超强刺激时的超强刺激电流为 50～60 mA。

在 NMT 正常情况下进行强直刺激时,开始因运动神经末梢释放大量乙酰胆碱,故强直刺激反应能力较强直刺激前增强。此后因为可动员的乙酰胆碱的补充速度慢于可立即释放乙酰胆碱的释放速度,其释放量开始减少,所以强直刺激反应程度较开始时略低,但仍可很好地维持在较高水平或高于刺激前,不发生衰减。

2.临床意义

强直刺激是测定肌肉松弛药有无残留较为敏感的方法。与单次刺激联用,按照单次刺激—强直刺激—再单次刺激的顺序给予刺激,可鉴别非去极化与去极化阻滞。

(1)非去极化阻滞:非去极化阻滞及琥珀胆碱引起Ⅱ相阻滞时,强直刺激开始,神经末梢释放大量乙酰胆碱,神经肌肉功能阻滞被部分拮抗,肌肉收缩反应增强。然后,乙酰胆碱释放量下降,肌松作用增强,出现衰减现象。

持续的强直刺激,正常人也可能出现肌张力或颤搐幅度递减,这属于生理性疲劳现象,不应视为异常。非去极化阻滞出现的递减现象应发生在强直刺激后的0.5秒内才有诊断意义。

强直刺激时有相当数量的乙酰胆碱被动员出来,蓄积在神经末梢。若再给予单次刺激,则蓄积的乙酰胆碱立即释放至神经肌肉接头处发挥作用,使颤搐幅度显著增加,称为强直后易化现象。未给肌肉松弛药的患者强直刺激后再给单次刺激也往往有肌收缩力增强的现象,称为强直后增强。需注意,只有肌颤搐幅度增强1倍以上才能认为是FTF。FTF的持续时间取决于神经肌肉阻滞的深度,一般60秒消失。非去极化阻滞时,抗胆碱酯酶药,如新斯的明、依酚氯铵能对抗其作用,使肌肉收缩和肌电振幅增加。

(2)去极化阻滞:在去极化阻滞下进行强直刺激时,尽管乙酰胆碱因大量释放而减少,但接头前膜乙酰胆碱释放的正反馈效应不能被常用量的去极化肌肉松弛药所阻断或影响很小,所以乙酰胆碱的动员、补充速度能显著增快,致使可立即释放的乙酰胆碱量能得到及时补充,故强直刺激反应可维持而不出现衰减。临床上利用神经肌肉对强直刺激反应有无衰减及强直后易化现象,监测神经肌肉阻滞性质,判断其属于去极化阻滞或非去极化阻滞。抗胆碱酯酶药能加强去极化肌肉松弛药的肌松作用。长时间、大剂量、重复应用去极化肌肉松弛药如琥珀胆碱,可转变为脱敏感阻滞,则出现非去极化阻滞的特征。临床上可静脉注射依酚氯铵5 mg进行鉴别。

3.影响因素

(1)刺激频率:对强直刺激的反应可受刺激频率的影响,频率越高,持续时间越长,强直刺激越敏感。100～200 Hz的强直刺激,甚至很少量的肌肉松弛药,在其他神经肌肉接头功能检查均正常的情况下,也能显示出肌收缩力衰减的现象。而用较低频率,如30 Hz,则不出现。但频率过高反而会发生强直后抑制,不再出现易化现象。200 Hz的强直刺激已接近神经肌肉传导的不应期,故频率应以此为限。一般认为,临床应用宜在100 Hz以下。频率过高,能过高估计神经肌肉阻滞的程度。

(2)刺激持续时间:强直刺激的持续时间极为重要,因为刺激持续时间越长,颤搐衰减越明显,一般不应超过5秒。在非去极化阻滞下,仅需1～2秒的强直刺激即可出现衰减。

(3)其他:在较强的吸入麻醉药作用下,即使未用肌肉松弛药,在如此高频率刺激时也会出现衰减。因此,在测试肌肉松弛药残余作用时,应对其结果进行全面分析,才能得出正确结论。

4.强直刺激的优缺点

(1)优点:①能区别两类不同性质的神经肌肉阻滞;②敏感性高,如在单次颤搐刺激下,需要占据75％的受体才可测出颤搐衰减;在50 Hz强直刺激下,占据60％以上的受体即可出现衰减;在100 Hz的强直刺激下,50％以上的受体被占据即可发生衰减;③用目测法或感触法能较准确辨别其反应能否维持及有无衰减。

(2)缺点:①强直刺激可致较难忍受的疼痛,清醒或麻醉后苏醒的患者不愿接受;②在神经肌肉阻滞后恢复的中晚期,强直刺激可拮抗药物所致的神经肌肉阻滞,混淆掩盖恢复的速度;③强直刺激后,NMT需一段时间才能恢复正常,因此每次强直刺激至少需间隔6分钟,故此法不宜做连续动态监测,也不宜用于中、短效肌肉松弛药的恢复监测;④与其他刺激方法联合应用,易影响其监测结果。

(四)强直刺激后计数

1.基本技术

在外周神经肌肉深度非去极化阻滞时,经单次颤搐刺激和TOF刺激监测为零,在此无反应期,先给1 Hz单次颤搐刺激1分钟,然后用50 Hz强直刺激5秒,3秒后再用1 Hz单次刺激共16次,记录强直刺激后单次颤搐反应的次数,称PTC。每隔6分钟进行1次。PTC与T_1开始出现时间之间的相关性很好,可以预计神经肌肉收缩功能开始恢复的时间。PTC数目越小,表示阻滞程度越深,一般PTC少于10次时TOF刺激反应消失。

2.临床意义

(1)主要在深度非去极化阻滞下对单次颤搐刺激与TOF刺激无反应时用于监测阻滞深度。强直刺激可影响去极化神经肌肉阻滞的恢复过程,故应用去极化肌肉松弛药致深度神经肌肉阻滞不能进行监测。

(2)PTC为5~10,可视为深度神经肌肉阻滞。

(3)通过观察PTC与强直刺激后颤搐高度及TOF刺激反应出现时间之间的关系,可以判断神经肌肉阻滞后开始恢复的时间。

3.强直后单爆发刺激(PTB)

(1)刺激方法:该方法于1995年由Saitoh等设计。具体方法:用50 Hz的强直刺激持续5秒,超强刺激电流为50 mA;3秒后给予单短爆发刺激,刺激频率为50 Hz,超强刺激电流为50 mA;由3个刺激脉冲组成,每个刺激脉冲宽度0.2毫秒,脉冲间隔20毫秒。

(2)临床意义:主要用于监测PTC不能测出的深度非去极化阻滞。如在应用大剂量非去极化肌肉松弛药后,虽经PTC监测无反应,为防止深部手术刺激出现体动反应,即可行PTB检测。

4.PTC的优缺点

(1)优点:主要优点是可定量监测TOF、单次颤搐刺激不能检测的深度神经肌肉阻滞。

(2)缺点:①由于每次PTC间至少需间隔6分钟,所以不能连续观察深度神经肌肉阻滞的动态过程,尤其是单次静脉注射中、短效非去极化肌肉松弛药时,应用PTC监测的时间较短,往往仅1次;②仅能用于深度非去极化阻滞的监测,而不能用于去极化肌肉松弛药所致的深度神经肌肉阻滞;③与强直刺激一样,不宜用于清醒患者或麻醉后苏醒的患者,因为其可导致较强的疼痛和不适感。

(五)双重爆发刺激

1.基本技术和方法

双重爆发刺激(DBS)由两组短暂的强直刺激组成,两组间的间隔时间为750毫秒,各组中脉冲间隔时间为 20 毫秒,刺激脉冲宽度 0.2 毫秒,超强刺激电流 50 mA,亚强刺激电流为 20～30 mA。正常情况下,肌肉对 DBS 中两组短强直刺激反应强度相等。神经肌肉存在非去极化阻滞时,第二组短暂强直刺激反应出现衰减,依据衰减程度判断残余阻滞。

根据两组短暂强直刺激所含刺激脉冲数不同,分为不同的 DBS。如两组各含 4 个刺激脉冲,称为 DBS 4.4,各含 3 个刺激脉冲,称为 DBS 3.3;第一组含 3 个刺激脉冲,第二组含 2 个者为 DBS 3.2;相应的脉冲数为 4 个与 3 个,则称为 DBS 4.3。经临床研究证明,DBS 3.3 与 TOF 比率的相关性最好;DBS 3.2 检测残余神经肌肉阻滞的能力最强。临床多用 DBS 3.3,其次为 DBS 3.2。

2.临床意义

主要用于监测残余非去极化阻滞。在非去极化肌肉松弛药的恢复期,当 TOF 刺激已不能检测出衰减时,可应用 DBS 做进一步测定。由于 DBS 中两组短暂强直刺激所致的肌肉收缩反应能清晰分开,即使用目测法或触感法,也能辨别第二次收缩反应是否存在衰减,且敏感性较 TOF 刺激高。如当 TOF 比率恢复至 0.4～0.7 时,采用 DBS 目测法或触感法,仍有 72％～83％的比例能判断出存在衰减。

采用 DBS 自动检测法时,可计算 DBS 中第二组强直刺激反应高度(D_2)与第一组(D_1)的比值,即 D_2/D_1。如小于 1,则说明存在衰减,主要用于 TOF 比率恢复至 1.0 后继续监测残余肌松作用。

DBS 监测也能用于术中肌松监测。在超强和亚强刺激电流下,TOF 比率和 D_2/D_1 比率之间具有高度相关性。

3.优缺点

(1)优点:①采用目测或感触法时,DBS 检出残余肌松的敏感性较 TOF 刺激敏感;②DBS 后,NMT 恢复正常所需时间较强直刺激短,两次 DBS 之间只需间隔 15～20 秒即可,所以能对非去极化肌肉松弛药的恢复过程进行连续动态观察;③在 20～30 mA 的亚强刺激电流下,DBS 能较超强刺激具有更高的残余肌松检出率,从而减轻了患者的不适感;④能用目测或感触法敏感辨别第二次收缩反应是否存在衰减,只需一神经刺激器即可,具有简便、实用的特点。

(2)缺点:主要为对清醒患者的不适感强于 TOF 刺激。

五、神经肌肉阻滞的临床估测法

(一)意识清醒的患者

可观察有无自主动作的能力。常采用的试验有以下几种。

1.抬头试验

抬头试验是最常用的试验方法,一般以患者抬头离开枕头持续 5 秒作为神经肌肉阻滞的恢复指标,此法被认为是临床估测法中最敏感的指标。抬头能持续 5 秒,TOF 比率在 0.7～0.8 以上,最大通气负压超过 -3.3 kPa(-25 cmH$_2$O),肺活量达对照值的 83％以上,潮气量大于 7 mL/kg。

2.握力试验

与患者握手,观察其握力是否恢复到一定程度。此法需凭医师的主观感觉,缺乏客观指标。必要时令患者握气球或水球,经过压力传感器记录握力的大小,但应有对照值,故操作复杂。

3.下肢抬高试验

抬高下肢,离开手术台面或床面持续 5 秒以上,临床意义同抬头试验。

4.抬下颌试验

嘱患者自主抬起下颌,判断颌面肌张力是否恢复。

5.观察眼肌张力

检测眼睑是否下垂,能否自行睁眼,观察抬举眼睑的力量和两眼球的协调动作。因非去极化肌肉松弛药首先作用于眼部和头面部小肌肉,恢复时则在最后,故眼肌张力是观察肌松作用是否消失的一个较为灵敏的指标。

6.吸气负压试验

闭合口鼻后,令患者用力吸气,测定呼吸道内所产生的负压,吸气力应至少达 60 cmH$_2$O。

(二)意识尚未恢复的患者

观察胸式和腹式呼吸是否恢复正常,应特别注意胸廓扩张的幅度和肋间肌的牵拉力量。肌松作用尚有残留时呼吸浅而弱,胸廓扩张无力,可能伴有气管拖拉或叹息状呼吸。此与呼吸道梗阻有显著不同,后者辅助呼吸肌也同时参加运动,显示出呼吸困难状;而前者呼吸甚为平静,但有时不易与中枢性呼吸抑制相区别。

判断呼吸肌肌力强弱的一个简单方法是用吸痰管通过气管导管刺激气管和隆嵴区,观察患者的咳嗽动作。如果咳嗽有力,肋间肌能明显地牵拉肋骨,而且能连续咳嗽数次,则表示肌力已基本恢复。

在观察呼吸肌肌力恢复的方法中,较为客观且有数字指示者是用仪器测定通气量。将通气量计与密闭口罩、麻醉机或气管导管相连,便能直接读出数值。潮气量和每分钟通气量应达到或接近正常水平。意识清醒患者,有条件时尚可测定吸气与呼气流速、肺活量和时间肺活量。

如果以上各项试验基本满意,还可采取撤离麻醉机试验,以进一步观察和确认。麻醉结束后,令患者呼吸空气 15 分钟,注意有无发绀和二氧化碳潴留的表现。然后拔去气管导管,继续观察 15 分钟,必要时测定血气或给皮肤以疼痛刺激,注意呼吸能否立即加深加快。若观察30 分钟无异常,便可返回病房。

六、诱发反应的评估方法

(一)目测

目测是最简单的诱发反应评估方法。主要优点是携带放置方便,无须测电极与回路。在神经刺激下,通过目测可确定 TOF 刺激的反应次数、TOF 或 DBS 刺激有无衰减、强直刺激后有无易化现象以及强直后计数等。为改善目测结果的准确性,可使用增强肌肉对神经刺激反应的装置,如肌缩观测仪。该装置通过牵拉被刺激的肌肉能增强其对神经刺激的反应,使不易观察的微弱颤搐反应增强,从而有益于目测评估。但研究发现,通过目测准确评估 TOF 比率或将单刺激高度与其对照值相比较十分困难。

虽然在较低电流刺激下,可更准确地目测 TOF 刺激的衰减程度,但仍与实际肌松程度存在差别。另外,目测结果与使用者的技术熟练程度也有明显关系,且可掺杂过多的人为主观因素。因此,目测法仅可作为较粗糙的监测手段选用。

(二)感触法

感触法要求观察者将手指放在被刺激的肌肉上,给予微小前负荷并感知肌肉收缩强度。当用 TOF 刺激评估神经肌肉阻滞时,此法较目测法更敏感。在 TOF、DBS 和强直刺激下,感触法能用于判断反应的出现和消失以及有无衰减,也能用于测定强直后计数。如果对 TOF 刺激仅有 1 次反应,能估计 TOF 比率。但是在 TOF 比率超过 40% 以后,即使熟练的观察者用此法判断颤搐衰减也十分困难。另外,此法也不能准确测定单颤搐抑制的程度。

(三)肌机械图(MMG)

用神经刺激器刺激运动神经,诱发其支配的肌肉收缩,肢端运动产生力量。力-传感器固定在被测肢端如前臂,使拇指运动所产生的力量始终较精确地对着力-传感器长轴,收缩力作用于力-传感器内的应变元件,其电阻值随力的大小发生相应的改变。利用收缩力引起应变元件电阻值的变化,调制电路的输出,从而得到与收缩力变化相应的信号,经肌松自动监测仪内的模数转换器将电信号转换成数字信号,再经微电脑进一步处理,将所测收缩力的大小以数字或图的形式显示和打印出来。

值得注意的是,此种监测方法不能受肢体移位与自主运动的干扰,一旦改变受检肢端与力-传感器长轴的关系,使力-传感器受力方向发生成角改变,则会严重影响监测结果的准确性。因此,应用此法监测时需将受检肢体做良好的固定。为提高力-传感器型肌松自动监测仪的精确度,减少受检肢端移位对检测结果的影响,常可加用方位传感器。此种传感器为一种变感抗型或变容抗型换能器,以力-传感器的长轴为基点,将受检肢端的偏移多少转变为电信号的大小,与力-传感器的信号一起传给微电脑进行综合、滤过和处理。

为使测量准确,重复性好,肌肉的收缩必须是等长的,因而需给被测肢端加上一定的前负荷(50～300 g)。如拇指一般加 200～300 g,可以使肌肉在收缩前处于等长状态,前负荷较低或无前负荷均可使肌肉产生的收缩力降低,影响测定的准确性。另外,还应注意在开始刺激的12分钟内,肌肉对超强刺激反应增加,所以需在稳定后才做对照测定。

(四)加速度仪

加速度仪是近年来开始应用的一类新型 NMT 监测仪。其主要改变系加速度传感器,实质上是力-传感器的改良,可间接反映肌肉收缩力。基本原理是根据牛顿第二定律,即力等于质量和加速度的乘积。因质量不变,力的变化与加速度成正比,即加速度可以反映力的变化。

测定时,用电刺激运动神经,受检部位肌肉不仅产生收缩力,而且产生加速度,肌肉收缩力与加速度成正比。加速度传感器内有一压电陶瓷晶片,晶片的两侧为电极,如固定在拇指指端腹侧,拇指的运动移位产生加速度,作用于压电陶瓷晶片,传感器产生电压变化。拇指的加速度与传感器的电压变化成比例,由此将加速度转变为电压性电信号,经微电脑处理,转换为数字显示并打印。

加速度换能器的体积为 11 mm×26 mm×25 mm,使用尺神经、拇内收肌单位监测时,除用胶布将换能器牢固粘贴在拇指指端腹侧外,还需将其他 4 指和前臂用弹性绷带固定在木板上,另用两个橡胶电极置于尺神经表面。刺激方法与神经刺激器相同,技术要求恒流(60 mA),阻抗<5 kΩ,脉冲时间4.2～4.3毫秒,重复刺激无危险。

用加速度仪监测 NMT 的精确度与肌机械图测定相似,而且换能器不易受外界影响,无须预置前负荷,操作简单,固定方便。但须注意,用加速度仪测定的 TOF 对照值往往较力移位换能器高。在研究小剂量非去极化肌肉松弛药产生的轻度神经肌肉功能阻滞时,不能与力移位换能器直接进行比较。另外,临床应用表明,用加速度仪所测数据的稳定性不如肌电图型监测仪。

(五)肌电图

刺激运动神经时,除非存在一定程度的神经肌肉阻滞,否则所支配的肌细胞产生双相动作电位,在所刺激的肌肉表面放置电极能测得众多动作电位的总和,即复合动作电位。此可用于评定相应肌肉的电反应。

肌电图(EMG)测定时,电极可放置在许多部位,如手部、腕部、前额或足底,但以刺激手部尺神经为主。测定时,沿神经通路放置两个刺激电极进行神经刺激,刺激条件类似于其他监测方法。为记录肌电反应,需放置另 3 个电极,其中 2 个为接受电极(感受和记录电极),1 个为接地电极。将主动接受电极放置在肌肉运动区,将无关电极或参考电极放置在肌腱或肌肉附着部位能获得最佳信号。接地电极的作用是减轻刺激干扰,应放置在刺激电极和接地电极之间。为获得较好结果,校正前电极至少应与皮肤接触 15 分钟,简单固定肢体和持续拉紧记录的肌肉能减少运动干扰。

诱发的肌电图信号经滤过、整流和放大,然后以极慢速率显示和(或)记录数字和图形。肌电图型 NMT 监测仪能自动设定超强刺激和确定对照反应。按预设间隔进行神经刺激,能自动测定反应强度并将其与对照值相比较。另外,大部分肌电图型 NMT 监护仪能自动调节增益。

当单一脉冲反应超过预定值和打印机进行持续记录时,监护仪有报警信号提示。许多肌电图型 NMT 监护仪设置有安全系统,能对监护仪的功能失常、脱连接、皮肤电阻增加、超强刺激消失等进行报警。

在非去极化神经肌肉阻滞下,动作电位的幅度降低。用 TOF 刺激诱发连续反应,动作电位幅度出现衰减。恢复中,TOF 比率能大约达 100%,但动作电位幅度不能完全恢复至对照值。虽然肌电图型肌松监护仪的准确性高,但仍不及肌机械图。需注意,在非去极化阻滞下,肌电图和肌机械图型肌松监护仪的结果具有相关性,在去极化阻滞下,两者之间的关系极为复杂,甚至呈矛盾结果。

与肌机械图监测相比,肌电图监测具有以下优点:①在被监测的肌肉附近无须安装大量设备,无传感器定位所致的问题;②刺激电极能在患者进入手术室前安装;③测定肌电图的部位多,能安装在不适宜使用肌机械图监测的部位,如胫后神经和面神经,刺激部位不需靠近麻醉医师;④可用于婴幼儿;⑤可用于监测深度神经肌肉阻滞,如在对 TOF 刺激的反应低于测定阈值时。

肌电图型肌松监护仪的缺点:①对电干扰敏感;②在不同部位诱发的肌肉反应各异;③仪器结构复杂,操作技术要求高,需特别保养。

七、NMT 监测在围手术期的应用和注意事项

(一)NMT 监测的临床合理应用

1.监测前的准备工作

(1)麻醉诱导前应将表面电极放置在选定的神经表面,并将其与神经刺激器相连接。如果

应用肌电图监测,接受电极至少应在麻醉诱导前 15 分钟放置。

（2）电极放置部位应干燥,必要时需进行局部备皮处理。电极不能放置在瘢痕组织、病变组织或皮肤红斑区。合适的皮肤处理能降低其阻抗,如果皮肤表面附有一层具有绝缘作用的坏死细胞和油脂,即使最好的电极也不能达到满意刺激。可用脱脂剂,如乙醇、丙酮或乙醚擦拭皮肤,干燥后用纱布轻轻摩擦皮肤表面,直至局部皮肤稍红。

（3）应保证电极导电膏湿润。放置电极中,防止导电膏外溢和电极板相互重叠十分重要。电极间导电膏相互桥接可发生短路,引起刺激能力下降,参照值校准失真或无法校准。固定电极板后,用胶带压迫电极中心部位,以保证导电膏与皮肤有良好接触。导线与电极扣连接后,将导线在局部打圈,折成一环状祥,并用胶带固定,以防其移位。

（4）应用机械图型与加速度型肌松自动监测仪时,受检部位需良好固定,既不易移位,又松紧合适。尤其是采用机械图型监测时,若固定不当,所检测数据波动过大,使检测者难以置信。例如,加速度传感器或力传感器所需的指环应连接在拇指上,其余四指需妥善固定并与拇指分开一定距离,以免影响拇指的运动速度或收缩力,但其余四指又不能拉扯过紧,过紧也影响拇指运动。

2.监测仪的调整和对照值的确定

麻醉诱导后和应用肌肉松弛药前,打开神经刺激器,观察刺激的颤搐反应,以对 NMT 监测系统功能的完整性做最后检查。应用 0.1 Hz 的单次颤搐刺激,调整神经刺激器达超强刺激。逐渐增加神经刺激器的电流输出,直至颤搐反应不再随刺激电流增加而增加。如果电流输出增加至 50～70 mA 仍未达到最大刺激,应检查电极位置和极性是否正确以及电极是否干燥。检查导线连接。如果仍未达到最大刺激,应换用针形电极。达最大刺激后,应再增加刺激电流 10%～20%。

通过观察诱导反应波形（近似正弦波）的质量,调整肌电图电极于正确位置。调整增益,使波形占据整个范围。对照值的校准宜在全身麻醉诱导后静脉注射肌肉松弛药前进行。若将对照值校准时机选在全身麻醉诱导前,患者处于清醒状态下,所需刺激电流和增益小,术中维持既定肌松程度所需肌肉松弛药因此而减少。术毕并无肌肉松弛药的残余作用,但因全身麻醉药或意识状态的影响,常使颤搐反应高度不能恢复至麻醉前对照值。如在全身麻醉诱导及意识消失后静脉注射肌肉松弛药前校准参照值,要将已下降的颤搐高度提高至 100%,所需刺激电流与增益较诱导前清醒状态下大,术中维持既定肌松程度所需肌肉松弛药增多,术毕颤搐反应不能恢复至麻醉前对照值的发生率下降。

3.监测部位和神经肌肉阻滞强度

神经肌肉阻滞在膈肌和面部、喉部以及下颌部肌肉的起效较手部快,与四肢肌肉相比,膈肌、声带和面部肌肉对肌肉松弛药更为耐受。另外,咬肌对肌肉松弛药较手部肌肉敏感。

与外周肌肉监测相比,监测面部肌肉反应更能确切反映气道肌群神经肌肉阻滞效应的起效和程度。外周肌肉监测可低估神经肌肉阻滞在气道肌群的起效速率和过高估计其肌松程度,从而使应用的肌肉松弛药剂量虽足以消除肢体肌肉反应,但不能完全阻滞声带和膈肌活动。

无论刺激何种部位神经,插管中一般主张采用 0.1 Hz 的单颤搐刺激监测,应在颤搐反应消失后才开始置喉镜和插管操作。需注意插管反应不仅取决于神经肌肉阻滞程度,还取决于麻醉深度。如在满意麻醉深度下,即使未达完全性肌松,也可顺利完成插管。

应用足量肌肉松弛药后,神经刺激反应消失,反应消失的持续时间与所使用的肌肉松弛药种类和剂量有关。一般来讲,剂量越大,非去极化肌肉松弛药的作用时间越长。然后刺激反应出现并逐渐增强,直至完全恢复。在首次剂量肌肉松弛药的作用出现一定程度恢复后,如颤搐高度恢复至 5%～10% 时,才可以确认患者对所用肌肉松弛药无异常反应。

4.术中肌松监测

手术中监测的目的是维持满意的肌松程度和保证麻醉后的理想恢复。术中所需的神经肌肉阻滞程度取决于多种因素,包括手术类型、麻醉方法和麻醉深度。术中患者的保暖措施十分重要,尤其是监测神经肌肉反应的外周区。温度降低可影响神经传导功能和增加皮肤电阻。

在麻醉维持中,将患者的神经刺激反应与临床肌松情况相比较十分必要。因为外周肌肉和腹部肌肉的肌松程度可能存在差别。如果手术医师认为肌松程度不满意,麻醉医师应检查麻醉深度是否满意和神经刺激器工作状态是否正常。必要时,可将电极放置在使用者前臂,用低电流刺激以检查其工作状态。如果上述检查结果均满意,可逐渐增量肌肉松弛药,直至达手术所需的良好肌松作用,并将此时的神经刺激反应程度作为维持手术肌松的参照指标。

TOF 刺激是麻醉维持中监测神经肌肉阻滞最常用的方式。应用非去极化肌肉松弛药时,对 TOF 刺激的反应出现衰减,随阻滞程度加深,第 4 次反应首先消失,然后为 3、2、1 次反应。当 TOF 刺激监测的是外周神经时,保持腹部肌肉松弛至少需维持 1 次颤搐反应;如果无颤搐反应出现,无须追加肌肉松弛药;在平衡麻醉下,出现第 2 次反应能保持满意腹部肌松。在吸入麻醉下,即使出现第 3 次反应,腹部肌松也可处于满意状态。在上腹部或胸部手术中以及术中需要膈肌麻痹时,要维持较深程度的神经肌肉阻滞。

在麻醉开始的数分钟内,即使未用肌肉松弛药,也会出现肌电图波的幅度降低和潜伏期缩短。在以麻醉性镇痛药为主的平衡麻醉中和吸入麻醉中,均可出现此种现象。所以监测单次颤搐抑制可引起结果失真。

肌肉松弛药常在一些不需肌松的手术中应用,如眼部手术或声带激光手术,其目的是防止患者出现肌肉活动和保证术野安静。为达到膈肌完全性麻痹,神经肌肉阻滞程度应达到对眦无反应的深度。具体方法:在强直刺激后有反应出现时,单次追加短效肌肉松弛药。

5.肌松监测和术毕的残余肌松拮抗

一旦不再需要肌松时即停药。随着肌力的恢复,对 TOF 刺激的反应逐渐出现。如手术结束时存在残留神经肌肉阻滞作用且术后无维持肌松的必要,应使用抗胆碱酯酶药进行拮抗。转复非去极化神经肌肉阻滞的速度与转复时神经肌肉阻滞的程度呈负相关。当 TOF 刺激颤搐反应已恢复至 1 次或 1 次以上时,转复多能迅速完成。在深度神经肌肉阻滞下,如对 TOF 刺激无反应,即使应用大剂量拮抗药,完全转复也很困难。

大量资料证实,在肢体肌肉应用机械力图监测下,TOF 比率大于 0.7 示神经肌肉阻滞的满意恢复。睁眼无力、视物模糊和吞咽困难消失则需更高的 TOF 比率。遗憾的是,应用目测法或触感法仅能准确测定小于 0.4 的 TOF 比率。DBS 测定残余肌松的衰减较敏感,可酌情选用。另外,采用机械力图型肌松监测时,用 100 Hz 的强直刺激 5 秒,无衰减示 TOF

比率已超过 0.75。

单次颤搐刺激不能用于观察肌肉松弛药的恢复,因为其颤搐反应达 100% 恢复时,其他试验方法仍能检测出残余神经肌肉阻滞。对 50 Hz 的强直刺激无衰减同样也不是神经肌肉阻滞满意恢复的最佳指标。不宜采用面部肌肉检测神经肌肉阻滞的满意恢复,因为面部肌肉颤搐反应满意恢复时,肢体肌肉的 TOF 比率仍明显低下,且有呼吸功能障碍。应用肌电图监测时,由于残余麻醉药的影响,T_1 值通常不能恢复至麻醉前对照水平,但应保证 TOF 比率恢复至 0.9 以上。

采用目测法或感触法时,若 TOF 刺激的 4 次反应相等,宜采用 50 Hz 的强直刺激。对强直刺激无衰减且无强直后增强现象,虽能说明无明显残余肌松作用,但需注意目前仍没有一种神经刺激方式能通过目测或感触反应评估法准确排除残余神经肌肉阻滞的存在与否。必要时,可联合使用多种临床评估方法。

总之,无论采用何种评估方法,对于应用肌肉松弛药的患者,麻醉医师应保证其术后肌张力能恢复至足够程度,以保证上呼吸道通畅和通气满意。

6.术后期监测

假如术中未用神经刺激器,术后期监测极具诊断价值。TOF 比率小于 0.7 和(或)强直刺激时,发生衰减或出现强直后增强现象均示存在残余肌松作用,需酌情进行处理。如果术后患者已清醒,宜选用亚强刺激法,不仅能减轻神经刺激所致的不适感,而且可改善目测评估法的准确性。

(二)各种刺激方式间的相互影响

为准确判断神经肌肉阻滞程度及充分逆转肌肉松弛药的残余作用,单一刺激方式常不能达此目的,需联合应用多种刺激方式。但应注意鉴别,以进一步提高检测的准确性。

1.强直刺激与单次刺激

在肌肉松弛药的恢复过程中,50 Hz 与 100 Hz 的强直刺激能增加单次刺激颤搐反应的高度,其影响时间持续 11 分钟左右,个别甚至长达 30 分钟,造成恢复或完全恢复的假象。即加快单次颤搐刺激反应高度 25%～75% 的恢复速度,实乃强直刺激后易化作用所致,在临床监测中应予以注意。

2.强直刺激与 TOF、DBS

50 Hz 与 100 Hz 的强直刺激后 2 分钟再行 TOF、DBS,分别使 T_1 增高 38% 和 50%,TOF 比率增高 83% 和 107%,D_2/D_1 比率增高 176% 和 275%。说明强直刺激频率越快,对 TOF、DBS 的影响越大。但强直刺激对 TOF 和 DBS 影响的持续时间较单次颤搐刺激短,一般在 6 分钟内,故强直刺激后至少应间隔 6 分钟方能施以 TOF 或 DBS,以减少前者对后者的影响。

3.强直刺激之间

50 Hz 与 100 Hz 的强直刺激之间,即使仅间隔 1 分钟,相互之间的影响也很小,基本无临床意义。

4.DBS 与 DBS 和 DBS 与 TOF 之间

两次 DBS 之间如间隔 15～20 秒,相互之间基本无影响;DBS 后 15～20 秒再行 TOF 刺激,相互之间影响较小,无重要临床意义。

（三）NMT 监测的并发症和不良影响

1.烧伤

据报道,在使用带球形金属电极和能产生极大输出电流的神经刺激器时,以及在强直刺激中,可发生皮肤烧伤。而应用表面电极则无皮肤烧伤的可能,但电极放置部位可出现红斑。皮肤烧伤的可能原因有:①电极相互重叠,导电膏在两电极间扩散,使两电极形成短路;②使用针形电极时刺激电流过高。

2.感觉异常

在应用机械性 NMT 监测方法的患者中,已有发生拇指感觉异常的报道。所以,监测中应避免压迫神经。

3.针形电极所致的并发症

包括针形电极刺伤神经、动脉和其他组织以及局部感染、出血、疼痛等。

4.疼痛

在清醒患者中,神经刺激器产生的超强刺激电流和强直刺激能导致较难忍受的疼痛,所以在麻醉诱导前或麻醉后苏醒期,应使用较低刺激电流和避免使用强直刺激。

第五节　血气分析

呼吸和代谢紊乱是外科患者常见的生理功能紊乱。血气分析结果不仅对这些生理功能紊乱的诊断具有决定性意义,而且能为这些患者的治疗提供客观依据。

一、血气分析仪简介

血液的气体张力和酸碱度等各项参数是通过血气分析仪测定的。最早的血气分析仪是根据Astrup的酸碱平衡基本理论设计的。该种血气分析仪 pH 是用电极直接测定,而二氧化碳分压($PaCO_2$)是将血液同 4％和 8％ CO_2 平衡后测定 pH,然后从 pH-$logPCO_2$ 图上查得PCO_2,因而称为 Astrup 血液平衡仪。以后经过不断地研究,生产出了三电极血气分析仪,到20 世纪 70 年代生产出了全自动血气分析仪。

血气分析仪直接测定的指标只有 pH、PCO_2 和 PO_2,再加上用比色法测定的血红蛋白,其余参数都是通过计算得来。pH 的测定原理是电位差法,用平面型玻璃电极,以甘汞电极为参比电极,氯化钾为盐掺消除界面的电位差,使玻璃电极上的敏感玻璃两侧的氢离子电位差反映全血的 pH。PCO_2 测定原理是一个 pH 电极和外面一个电极套构成 CO_2 电极,电极套的顶端有一层可更换、以聚四氟乙烯为材料的 CO_2 透气膜。在电极套和 pH 电极之间有以碳酸氢钠为主的电解质溶液,在血气分析时,血液内的 CO_2 可穿过透气膜,溶解在碳酸氢钠溶液中,导致溶液的 pH 发生改变,这一改变可由 pH 电极测得,由于它和 $logPCO_2$ 成函数关系,故可求得 $PaCO_2$。测定 PO_2 的氧电极采用极化电极法,氧电极以封闭在玻璃中的铂丝作为阴极,阳极为银/氯化银电极,玻璃柱有一有机玻璃外套,一端是以聚丙烯为材料的 O_2 透气膜,有机玻璃套与玻璃柱之间有缓冲液,电极膜在测量室内和血液接触后,O_2 和 CO_2 可透过该膜进入缓冲液中,CO_2 即为其缓冲。铂阴极上有外加极化电压,O_2 即在铂阴极表面被还原,同时在阳极产生电子。这一电极电流的大小同溶液中 PO_2 高低有关,因此,根据电流大小就可计算出 PO_2。电极测出 pH 值、PCO_2 和 PO_2,以及比色法测出的血红蛋白值,经计算机计算而获得一系列酸碱平衡参数。因此,血气分析仪的主要构成包括电极、测量室、电化学转换系统、电极定标的有关装置以及程序控制板。程序控制板是血气分析仪的心脏,它控制血样本从样本进口进入仪器后的一系列严格的程序,使血气分析全部自动化完成。再加上显示屏、打印机和恒温装置,大体构成了血气分析仪的主要部分。

二、血液标本的采集和保存

在血气分析中,血液标本的采集和保存是否恰当对测定结果有较大影响。除了有特殊的需要或在特殊的情况下,血气分析都是采动脉血作为标本。

(一)采血部位的选择

理论上从全身任何动脉采集的动脉血都能用于血气分析,但在临床实践中,多采用外周浅表易于扪及、大小合适、针头易于进入的动脉血管。动脉供血区域侧支循环丰富,如果发生动脉痉挛或栓塞,不至于造成组织缺血。桡动脉最符合以上条件,因此也是临床上用于采血做血气分析的最常见部位。如果桡动脉无法穿刺,足背动脉、胫后动脉、颞浅动脉(主要用于婴儿)、肱动脉和股动脉都能用于穿刺采血。但在凝血功能异常的患者,肱动脉和股动脉穿刺应为禁忌,因为这些血管位置较深,穿刺后不能有效地压迫止血,容易造成出血、血肿等并发症,另外,任何经外科手术重建的血管,都不应用于动脉穿刺。

(二)经桡动脉穿刺采血的操作要点及注意事项

(1)患者掌心向上,手腕稍微过伸位,扪及桡动脉。需注意手腕过度伸展则有可能使桡动脉搏动减弱,甚至消失。

(2)穿刺部位的皮肤消毒。

(3)用 1% 利多卡因浸润穿刺点,以减轻穿刺时患者的疼痛。如不做局部麻醉,穿刺时患者可能因疼痛和紧张出现过度通气或屏气,这将影响 PCO_2 的测定值,进而影响其他结果。

(4)采血最好用 5 mL 玻璃空针。因为若使用塑料空针,由于 O_2 能透过塑料弥散,可能使 PaO_2 的测定值假性降低,尤其是当 PaO_2 分压高或标本保存时间长时,O_2 的丢失更多。

(5)由于血气分析使用的是全血,抽出的血必须抗凝。肝素钠是血气分析唯一可用的抗凝剂,其他如草酸盐、乙二胺四乙酸和枸橼酸盐等抗凝剂均不适用。将肝素钠用生理盐水配制成 $1\,000 \times 10^3$ U/L 的溶液,采血前先抽取少量肝素钠液至针管内,然后弃去针管内多余的肝素钠溶液。

(6)用 22 号针头,取同血管纵轴约 30° 穿刺动脉,这个穿刺角度能最大限度地减少不经意伤及下面骨膜引起疼痛的次数。

(7)只要进入动脉,血液在压力作用下将自动进入空针,注意不要用负压去抽取血液,取血量至少 2 mL。

(8)获得血标本后,立即排出空针内的小气泡,取掉针头,用橡皮帽封住针管,以确保血标本闭气。

(9)轻轻转动标本 5~15 秒,以使肝素钠同血液充分混合。对穿刺部位加压 5 分钟,如穿刺在肱动脉进行,加压时应以不能扪及桡动脉为有效。

（10）血标本应立即放入含有氯化钠冰水的容器中，使标本迅速冷至 4 ℃以下，立即送检。在临床实践中，考虑到仪器的误差和临床对血气分析的要求，一般而言，从采集标本到完成测定时间不超过 30 分钟，大体上不会对临床诊断造成太大影响。

（11）在血气分析的送检单上应注明抽血时间、抽血时的情况，如 FiO_2、通气参数、患者的体位等，以供分析结果时参考。

（三）影响测定结果准确性的因素

（1）使用塑料空针，在 PO_2 高时，氧能透过塑料弥散进入大气。另外，空针内的小气泡常难以排尽。由于塑料空针的针芯不能平滑地移动，采血时常需主动抽吸，这样就有可能采到静脉血。

（2）如采血时，用负压抽吸，血液内的气体就有可能溢出成为气泡，如排除这些气泡，测定的血气张力就可能出现假性降低。

（3）血液被肝素液稀释不影响 pH 的测定结果，但能降低测定的 PCO_2，以及计算的碳酸氢钠值。影响程度直接同稀释程度相关。

（4）如果血液标本不在取后 1 分钟内测定或不立即降温至 4 ℃以下，测得的 PO_2 和 pH 将降低，而 PCO_2 升高，这是由于氧被白细胞、血小板和网织红细胞所利用。在白细胞增多症或血小板增多症患者中，这种影响将较为明显。

（5）血标本中混入气泡会引起血中的 CO_2 逸出，进入气泡（大气中 PCO_2 接近于 0），而 PO_2 趋向于 20 kPa［在一个大气压下 PO_2 接近 20 kPa(150 mmHg)］。因此，血标本中出现气泡肯定要影响最终的结果分析。在采集血样本时，针管内绝对避免出现气泡是很难做到的，所以采血后要及时排出气泡并采取闭气措施。

（6）温度的影响：温度会影响 pH、PCO_2 和 PO_2 的测定值。患者体温高于 37 ℃时，每增加 1 ℃，PaO_2 将增加 7.2%，$PaCO_2$ 增加 4.4%，pH 降低 0.015；体温低于 37 ℃时，对 pH 和 $PaCO_2$ 影响不明显，而对 PaO_2 影响较显著。体温每降低 1 ℃，PaO_2 降低 7.2%。因此，如患者体温有变化，必须在化验单上注明患者的实际体温，实验室测定时即可应用仪器中的"温度校正"按钮校正到患者的实际温度，这样测定结果才会准确，如果送检时不注明患者的体温，则这一校正需要由医师自己进行。

三、血气分析常用指标的正常值及意义

（一）血液酸碱度（血 pH）

血液酸碱度指血浆中 H^+ 浓度的负对数值，是反映人体酸碱状况的重要指标。血液的 pH 受酸碱平衡中的呼吸成分和代谢成分的双重影响，是一个综合指标。动脉血 pH 的正常值为 7.35～7.45，pH 小于 7.35 属酸中毒，pH 大于 7.45 属碱中毒。

（二）动脉血二氧化碳分压（$PaCO_2$）

动脉血二氧化碳分压（$PaCO_2$）是动脉血中物理溶解的 CO_2 产生的压力。正常值为 4.7～6.0 kPa (35～45 mmHg)，平均值为 5.3 kPa(40 mmHg)。机体 CO_2 产量、肺通气或肺换气发生改变都有可能引起 $PaCO_2$ 的变化。$PaCO_2$ 升高超过 6.0 kPa(45 mmHg)，说明有 CO_2 潴留。其原因有：①CO_2 生成增加，如在发烧等高代谢状况下；②肺每分钟通气量降低，如麻醉药和肌肉松弛药对呼吸的抑制，机械通气时，通气量不足；③肺部气体交换障碍，如无效腔通气量增加。$PaCO_2$ 降低小于 4.7 kPa(35 mmHg)，说明通气过度而使 CO_2 排出过多或 CO_2 生成

减少。CO_2 生成减少最常见的原因是低温，低温情况下机体代谢率降低，CO_2 生成减少。另外，代谢性酸中毒或碱中毒引起的生理性代偿也可能导致肺通气量增加或减少，分别引起低碳酸血症或高碳酸血症。

（三）动脉血氧分压（PaO_2）

动脉血氧分压（PaO_2）是动脉血中物理溶解的 O_2 产生的压力。正常值为 10.6～13.3 kPa（80～100 mmHg），在正常人，PaO_2 随年龄的增加而进行性降低，见表 3-7。

PaO_2 是反映机体氧供的重要指标，血液向组织供氧并不直接取决于血氧饱和度的高低，而是直接同 PaO_2 的高低有关。因为氧从毛细血管中向组织弥散的推动力就是血液和组织间的氧分压差，当 $PaO_2<2.67$ kPa（20 mmHg）时，血液和组织间的氧分压差消失，组织就失去了从血液中摄取氧的能力。

表 3-7　各年龄组 PaO_2 的正常值范围[kPa(mmHg)]

年龄（岁）	正常值范围	均数
20～29	11.2～13.9(84～104)	12.5(94)
30～39	10.8～13.4(81～101)	12.1(91)
40～49	10.4～13.1(78～98)	11.7(88)
50～59	9.9～12.5(74～94)	11.2(84)
60～69	9.5～12.1(71～91)	10.8(81)

PaO_2 的高低主要同 FiO_2、肺部通气血流比例和气体弥散的有效性有关。在 FiO_2 降低（如在高原条件下）、肺部通气血流比例明显失调（如肺不张与肺萎缩）或气体经过肺的弥散发生障碍（如 ARDS、肺水肿）等情况下，均可引起 PaO_2 降低。在正常人，通气量的变化对 PaO_2 的影响不明显，也不可能因通气量的不足而造成低氧血症。但在临床麻醉中，静脉给予麻醉性镇痛药和镇静药后，可能引起患者的每分通气量发生迅速、明显的变化，由于人体内氧的贮备很低，通气的突然抑制常导致严重的低氧血症，通气不足是麻醉中发生低氧血症的重要原因。

（四）标准碳酸氢盐（SB）和实际碳酸氢盐（AB）

SB 或 AB 是反映代谢性酸碱失衡的指标。SB 是指在标准条件[全血在 37 ℃，血红蛋白完全氧合及 $PCO_2=5.33$ kPa（40 mmHg）]下所测得的血浆 HCO_3^- 含量，排除了呼吸因素的影响，正常值为 22～26 mmol/L。AB 为患者血中直接测得的实际存在的 HCO_3^-，与 SB 的不同在于可受呼吸因素的影响。正常人两者无差异，两者的差值可反映呼吸对血浆 HCO_3^- 影响的程度。SB>AB，表示 CO_2 排出增加；AB>SB，表示有 CO_2 潴留。SB>27 mmol/L 提示存在代谢性碱中毒的可能，SB<22 mmol/L 提示代谢性酸中毒的可能，但必须和 BE 联系起来分析。

（五）碱剩余（BE）和标准碱剩余（SBE）

BE 是指在 $PaCO_2=5.33$ kPa（40 mmHg）、37 ℃ 条件下，全血用强酸或强碱滴定，使血样本的 pH 达到 7.4 所需要的酸或碱的量。正常值为（0±3）mmol/L。BE 是酸碱平衡中代谢成分的指标，不受呼吸因素的影响。后来有人发现在 PCO_2 为 9.3 kPa（70 mmHg）时，体外试验证实，由于 HCO_3^- 向细胞间液转移，故实际上的 BE 会低于计算值，故提出了以整个细胞外液

（包括血液）计算 BE 更为合理。这大致相当于血液中血红蛋白 50 g/L 时的 BE 值。这就是 SBE 的由来。在有的血气分析报道中，SBE 表示为 BEecf（细胞外液 BE），而 BE 表示为 BE-B（全血 BE）。SBE 的参考范围为 $-2.3\sim+2.3$ mmoL/L。SBE>2.3 mmol/L 为代谢性碱中毒，SBE<2.3 mmol/L 为代谢性酸中毒。

（六）血浆 CO_2 总量（$T-CO_2$）

$T-CO_2$ 是指存在于血浆中一切形式的二氧化碳的总和，包括 HCO_3^-、CO_2（血中溶解的部分）、氨甲酰 CO_2、H_2CO_3 这 4 个主要成分。由于后两部分含量很少，可以忽略不计，因此，它主要还是反映了碳酸盐缓冲系统。与 HCO_3^- 相同，它也受 PCO_2 和氧饱和度的影响，其参考值为 $24\sim32$ mmol/L。

（七）缓冲碱（BB）

BB 是指血液中具有缓冲作用的阴离子总和，包括血中 HCO_3^-、血红蛋白（Hb）、血浆蛋白和 $H_2PO_4^-$。全血 BB 正常值为 $45\sim55$ mmol/L，平均为 50 mmol/L。它较全面地反映了体内碱储备的总量，但受血浆蛋白和 Hb 及呼吸因素的影响。代谢性酸中毒时，BB 减少；代谢性碱中毒时，BB 增加。

（八）氧总量（$C-O_2$）

$C-O_2$ 指血液中所含氧量的总和，即除了溶解于血液中的氧量外，还包括与血红蛋白相结合的氧量，其计算公式如下：

$C-O_2=(1.34\times Hb\times SaO_2)+0.003\,15\,PO_2$。式中 1.34 代表每克血红蛋白 100% 饱和时所能结合的氧量，0.00315 是氧的溶解常数，$PO_2\times0.003\,15$ 即为物理溶解的氧量。在一定范围内，$C-O_2$ 同 PO_2 成正比关系，即随着 PO_2 增高，$C-O_2$ 也增加，但当血氧分压超过 13.3 kPa（100 mmHg）以后，与血红蛋白相结合的氧量并不随着氧分压的增高而继续增加，此时全血含氧量的增加主要靠血浆内物理溶解氧量的增加。

（九）血氧饱和度（SaO_2）

SaO_2 是指动脉血中血红蛋白被氧饱和的程度，其值等于血红蛋白的氧含量与氧容量之比乘以 100%。

$$SaO_2=\frac{Hb\ 氧含量}{Hb\ 氧容量}\times100\%$$

成年人 SaO_2 的正常值为 92%～99%。血红蛋白和氧的结合与氧分压的高低直接相关，二者的关系构成特殊的"S"形曲线。在曲线上段的平坦部分，PaO_2 从 13.3 kPa（100 mmHg）降至 9.33 kPa（70 mmHg），SaO_2 仅减少 5%，这一特性使各种原因造成 PaO_2 轻度下降时，SaO_2 不至于明显下降，从而可维持全身组织的氧供。在曲线陡直部分，PaO_2 从 5.33 kPa（40 mmHg）降至 4.0 kPa（30 mmHg），SaO_2 降低达 15%～20%，说明在低 PaO_2 情况下，PaO_2 稍有降低即有大量氧自血红蛋白释出，这对组织氧的供应十分有利。从监测角度看，尽管 PaO_2 对缺氧的判断更为敏感，但在氧分压降至可能导致机体缺氧的范围内，SaO_2 变化非常剧烈，因此，SaO_2 作为机体氧合功能的监测指标，仍有其特殊的价值。

血红蛋白同氧的亲和力受多种因素影响。血红蛋白同氧的亲和力增高时，氧解离曲线左移，血红蛋白易结合氧，但不易释放氧，此时，尽管 SaO_2 较高，同样可能造成组织缺氧；血红蛋白同氧的亲和力下降时,氧解离曲线右移,血红蛋白易释放氧,有利于组织的供氧。影响血红蛋白同氧的亲和力的因素见表3-8。

表 3-8　影响血红蛋白同氧的亲和力的因素

亲和力增加	亲和力降低
碱中毒	酸中毒
低碳酸血症	高碳酸血症
温度降低	温度升高
2,3-DPG 减少	2,3-DPG 增加

(十)肺泡—动脉氧分压差[$P_{(A-a)}O_2$]

$P_{(A-a)}O_2$ 表示肺泡内氧与动脉内氧分压的梯度,是判断肺换气功能是否正常的一项重要指标。$P_{(A-a)}O_2$ 对判断患者有无缺氧及估计缺氧的原因比 PaO_2 更有意义。

(十一)阴离子隙(AG)

AG 是指血浆中非常规测定的阴离子量,包括各种有机酸,如乳酸、β-羟丁酸、丙酮酸、乙酰乙酸及无机酸和蛋白。是由血浆中可测定的主要阳离子(Na^+)与可测定的主要阴离子(HCO_3^-、Cl^-)的相差数计算而来:$AG=(Na^++K^+)-(HCO_3^-+Cl^-)$。正常值 8~16 mmol/L,平均 12 mmol/L。计算 AG 对鉴别代谢性酸中毒的类型、识别混合性酸碱失衡,特别是三重酸碱失衡有重要的临床意义。在不少血 pH、HCO_3^-"正常"的危重患者中,AG 明显升高成了诊断代谢性酸中毒的唯一依据。AG 升高的代谢性酸中毒,是由于血浆中非常规测定的阴离子产生增多所致,故又称"获酸性代酸"。AG 正常,可以是正常酸碱状态,也可以是"失碱性代酸",是由于机体 HCO_3^- 丢失过多所致。AG 缩小可见于低蛋白血症、电解质测定误差等。

四、酸碱失衡的诊断

酸碱失衡是临床上常见的继发于各种疾病的病理生理过程,能否正确判断和及时处理,对整个病程的转归至关重要。酸碱失衡的诊断除了依靠病史、临床表现外,动脉血气分析对于确定酸碱平衡是否紊乱、是何种类型、有无代偿及代偿的程度等都有重要的作用。单纯性酸碱失衡,尤其是改变典型时判断比较容易。如已发生完全代偿,继发性改变和原发性改变就易混淆。已代偿的代谢性酸中毒与代偿的呼吸性碱中毒单从血气结果难以区别,在遇混合型酸碱失衡时则更加复杂,以下简介用血气分析结果判断酸碱失衡的原则和方法。

(一)判断酸碱失衡应掌握的原则

1.酸碱失衡原发因素的分析

应结合病史,根据呼吸性指标($PaCO_2$)和代谢性指标(HCO_3^-)与血液 pH 的关系进行判断。如病史中有胃肠液丢失、胰液丢失或严重腹泻,当 HCO_3^- 的变化与 pH 改变方向一致时,如 HCO_3^- 降低、pH降低或 HCO_3^- 升高、pH 升高,提示原发性酸碱失衡为代谢性酸中毒或碱中毒,此时呼吸性指标的变化为代偿性的。如怀疑患者有通气功能障碍,$PaCO_2$ 的变化与血 pH 的变化方向不一致,如 $PaCO_2$ 升高、pH 降低或 $PaCO_2$ 降低、pH 升高,则提示原发性酸碱失衡为呼吸性酸中毒或碱中毒,此时代谢性指标(HCO_3^-)的变化为代偿性改变所致。原发因素的确定常需结合 $PaCO_2$ 和 HCO_3^- 变化的幅度,pH 的变动及是否符合代偿规律和代偿限度来判断。

2.血 pH 正常不能排除酸碱失衡的存在

由于在酸碱失衡时,机体要发生代偿,或者是发生的酸碱失衡是混合性的,这些都可使 pH 保持在正常范围内。pH 正常有 3 种可能的情况:正常酸碱平衡、代偿性酸或碱中毒或混合性酸碱中毒。

3.急性或慢性酸、碱失衡的判断

必须根据病史、动态血气监测以及相应酸碱失衡的代偿时限才能得出正确的结论。当病程短,反映原发性因素的指标($PaCO_2$、HCO_3^-)明显异常,而反映代偿性变化的指标改变轻微,血 pH 改变明显时,提示急性酸碱失衡;若病程长,超过相应的酸碱失衡代偿时限,反映原发性因素及代偿变化的指标均明显异常,但 pH 变化不大,则提示为慢性酸碱失衡。

4.混合性酸碱平衡紊乱的判断

混合性酸碱失衡是指同一患者有两种或两种以上的单纯型酸碱平衡紊乱同时存在。由于在同一患者身上不可能同时有 CO_2 过多和过少,因此除呼吸性酸中毒和呼吸性碱中毒不能同时存在外,其余任何两种单纯型酸碱平衡紊乱均可分别组合成混合性酸碱平衡紊乱。在临床上,混合性酸碱平衡紊乱并不少见,并且易与单纯性酸碱平衡紊乱相混淆,此时除结合临床分析外,更重要的是动态观察血气的变化,才能作出正确的诊断。一般是根据单纯型酸碱平衡紊乱判断规则,结合相应的代偿预计公式或诊断图进行诊断,如酸碱失衡已达代偿时限,但另一指标未发生代偿性变化或变化程度达不到代偿能力的最低水平,或超过代偿能力的最高水平,均属于混合性酸碱失衡。

5.结合其他实验室检查,并考虑到治疗因素的影响

酸碱平衡紊乱与电解质紊乱是互为因果的关系,在测定血气分析的同时,必须测定电解质,才能正确地判断酸碱紊乱的原因和类型。治疗因素也可能使酸碱失衡发生变化,例如,慢性呼吸性酸中毒时,体内 CO_2 潴留,HCO_3^- 代偿性增高,当用呼吸机辅助通气时,由于 CO_2 的排出而使 $PaCO_2$ 迅速下降,而肾代偿性排泄 HCO_3^- 较缓慢,使血浆 HCO_3^- 与 $PaCO_2$ 比值增高,从而合并代谢性碱中毒。

(二)判断酸碱失衡类型的常用方法

1.采用酸碱失衡代偿预计公式

单纯性酸碱失衡的代偿预计公式及代偿时限是鉴别单纯性酸碱失衡的类型、判断有无混合性酸碱失衡的数字化依据。酸碱失衡代偿预计公式及代偿时限在酸碱失衡的床旁诊断中有很大的临床实用价值。

2.酸碱图

酸碱图是根据不同类型的酸碱平衡紊乱时动脉血 pH、HCO_3^- 及 $PaCO_2$ 3 个变量的变化关系绘制成的坐标图。

3.AG 测定

对于可能合并 AG 增大型代谢性酸中毒的混合型酸碱平衡紊乱,也可通过测定 AG 进行诊断。若有 AG 增大,则合并代谢性酸中毒。对于 AG 正常型代谢性酸中毒,AG 测定则无诊断意义。

五、血气分析的临床应用

(一)低氧血症的诊断

迄今为止,血气分析仍是判断患者氧合是否充分的最重要并具有决定性意义的方法。PaO_2 是决定血氧饱和度的重要因素,反映血氧合状态较敏感。临床上低氧血症的诊断及严重程度的判断也是根据 PaO_2 的高低并参考 SaO_2 的值作出的,见表 3-9。

表 3-9 低氧血症的分级

分级	$PaCO_2$[kPa(mmHg)]	SaO_2(%)
轻度	6.7~10.7(50~80)	>80
中度	4.0~6.7(30~50)	60~80
重度	<4.0(<30)	<60

PaO_2 降低可导致组织缺氧,但在耗氧量增加或一些危重患者组织对氧的摄取或利用发生障碍时,即使 PaO_2 正常,组织同样也可能发生缺氧。因此,对于危重患者,常用动-静脉氧分压差[$P_{(a-v)}O_2$]来反映组织对氧的摄取利用情况。在无明显动静脉分流的情况下,$P_{(a-v)}O_2$ 增加,说明组织摄氧增加,而差值减小,则说明组织摄氧受阻。因此,静脉血氧分压及因此得来的 $P_{(a-v)}O_2$ 可以作为组织缺氧程度的一个指标。

(二)了解肺通气和肺换气情况

在麻醉和手术过程中,血气分析是准确判断患者肺通气和换气情况的最有效方法。除患者原有肺部疾患外,各种麻醉方法和麻醉药物、手术体位以及手术操作均会影响患者的呼吸功能。虽然有脉搏血氧饱和度(SpO_2)、呼气末二氧化碳分压($PetCO_2$)等无创性方法可用于患者的持续监测,但由于方法学本身的一些限制,如易受各种因素干扰、不能测定血氧分压等,使其在呼吸监测中的作用有限。血气分析由于能准确了解患者的氧合和 CO_2 排出情况,并且有助于分析通气异常的原因,故其在呼吸监测中的作用仍是不可替代的。

$PaCO_2$ 是反映肺通气情况的有效指标,在通气量不足或无效腔量过大的情况下,常导致 CO_2 排出障碍,$PaCO_2$ 升高。而在每分钟通气量过大时,常导致 $PaCO_2$ 过低,长时间低碳酸血症可引起神经肌肉兴奋性升高,导致肌强直、脑血管收缩、脑血流量减少、中枢神经系统功能障碍;还可导致血乳酸增加和低钾血症,有导致严重心律失常的危险。因此,不能忽视低碳酸血症的不利影响。测定 $PaCO_2$ 能准确地了解肺通气是否恰当,并可指导进行相应的处理。

根据肺泡气体公式计算出肺泡氧分压(PAO_2),然后计算肺泡-动脉氧分压差[$P_{(A-a)}O_2$],是了解肺换气功能的简单和较为准确的方法。在存在解剖性右向左分流、严重的通气血流比例失调和肺弥散功能障碍时,$P_{(A-a)}O_2$ 增加,临床上常表现出低氧血症。因此,测定 $P_{(A-a)}O_2$ 常能帮助鉴别低氧血症的原因。由于 PaO_2 和 PAO_2 值均受 FiO_2 的影响,使不同 FiO_2 时测得的 $P_{(A-a)}O_2$ 比率值有所不同,现有学者主张采用 PaO_2/PAO_2 比率反映肺换气功能。健康人在任何 FiO_2 时 PaO_2/PAO_2 均大于 0.7,在麻醉情况下略有降低。如 PaO_2/PAO_2 明显降低,说明存在肺换气功能障碍。

全身麻醉结束后能否拔出患者的气管内导管,虽然必须根据多方面的因素来决定,如患者清醒、自主呼吸恢复且交换量充足、反射恢复、咽喉反射活跃、循环功能稳定等,但最重要且具有决定意义的条件仍是血气分析的结果。一般认为患者吸入空气时 $PaO_2>9.33$ kPa(70 mmHg)，$PaCO_2<6$ kPa(45 mmHg)，才能拔出气管内导管。若血气值达不到上述要求，应暂缓拔管并作辅助或控制呼吸。对有肺部疾患，术前检查证实已有肺功能损害的患者，在血气分析指导下拔管，对确保患者的安全有重要意义。

(三)指导机械通气

机械通气患者，特别是有肺功能异常的患者，血气分析是确定通气是否恰当的必不可少的重要方法。在机械通气过程中，潮气量、通气频率、吸/呼比率、通气方式以及 FiO_2 的选择和调整，都应以血气分析的结果为依据，才能使患者处于一个恰当的通气状态。虽然在通气过程中可以应用 SpO_2、$PetCO_2$ 等监测，但这些都不能完全取代血气分析，其结果应与血气分析结果进行比较。

长期机械通气支持的患者在撤离机械通气的过程中，一般采用不断降低间歇指令通气的频率、降低呼气末正压和 FiO_2 的方法逐渐脱机。在每次调整通气参数前后，都应做血气分析以了解患者对降低通气支持的反应，一般要求 FiO_2 在 0.4 或更低时，PaO_2 应大于 9.33 kPa(70 mmHg)才能进一步降低通气支持，直至患者完全脱离呼吸机。所以，血气分析对于患者平稳、安全地脱离呼吸机是必不可少的重要措施。

(四)术前肺功能评估

对于患有慢性肺部疾病的患者，在开胸手术前应进行肺功能检查。如检查表明肺功能中度以上损害，还应做动脉血气分析以帮助肺功能评估。如在静息、呼吸空气的情况下，$PaO_2<6.67$ kPa(50 mmHg)，说明患者肺功能已无力承担开胸手术(除非手术治疗能改善患者的通气功能)；如 $PaCO_2>6.0$ kPa(45 mmHg)，表明患者肺功能损害严重或有肺部进展性疾病，肺的通气储备功能很低，术后并发症的发生率及出现呼吸衰竭的可能性大大增加，无论何种手术，均为手术的相对禁忌证。

对全肺切除的患者，术前应常规进行总肺功能及动脉血气的测定。当 FEV_1(第一秒用力呼气量)小于 2 L、FEV_1/FVC(第一秒用力呼气量占用力肺活量比值)小于 50%、MV(每分通气量)小于预计值的 50%、$PaCO_2$ 大于 6 kPa(45 mmHg)时，表明全肺切除术后风险较大，一侧肺切除后所余肺组织难以维持机体的正常呼吸功能。

(五)酸碱失衡的诊断

酸碱失衡是外科患者常见的代谢紊乱。特别是一些危重、急诊患者，需要立即手术治疗原发疾病，而这些患者经常有程度不同的酸碱失衡，不可能等待酸碱失衡纠正后才进行麻醉手术。该种情况下，应在麻醉和手术的同时纠正酸碱失衡。虽然可以根据病史和临床表现大致估计患者有酸碱失衡存在，但酸碱失衡的确认、失衡的类型和严重程度只有通过血气分析才能明确诊断。因此，应在麻醉和手术过程中做血气分析，以了解酸碱失衡的类型和严重程度，并进行相应的治疗，从而保证麻醉和手术安全进行。

六、持续动脉血气分析

持续动脉血气分析是将血气分析探头经动脉内导管放入动脉血管内，持续测定血液 pH、PaO_2 和 $PaCO_2$ 的变化。传统的血气分析方法是间歇采集动脉血，在体外做血气分析，在抽取血标本和得到分析结果之间常有不同程度的时间延误，因而不能及早发现病情变化并做出及时处理。持续动脉内血气分析就是为了克服传统血气分析的这一缺陷而发展起来的。现在，越来越多的危重患者都做动脉置管，行持续动脉血压监测，这使得通过动脉导管做持续动脉血气监测变得更为容易。

(一)持续动脉血气监测的原理

1.测定原理

在体内测定动脉血的 pH、PaO_2 和 $PaCO_2$ 的程序同常规血气分析一样，其主要差异是持续动脉血气测定的传感器采用光学原理，而常规血气分析的传感器采用电化学原理，是将血液中的$[H^+]$和气体浓度转化成电信号。因此，常规血气分析的换能器被称为"电极"，而在持续动脉血气分析仪，其换能器被称为"光学传感器"或"Optodes"。二者的工作原理有根本的不同。

光学传感器内有一含指示剂(也称染料)的测定室，指示剂同测定物(此时为 O_2、CO_2 和 H^+)反应后，能够改变穿过测定室光线的波长或强度，光学探测器测得返回光线的变化，就可据此计算出被测定物的浓度。根据对入射光线影响的不同，光学传感器主要采用两种测定技术。

(1)吸收技术：指示剂和被测定物反应后，将吸收入射光线中一些特定波长的光线，吸收程度同被测定物的浓度成比例关系，因而从测定室返回的光线的强度将有所不同。这种光线强度的改变由光学探测器测定，并由电子系统将其转化为电信号，经计算机计算后数字显示测定值。

(2)荧光技术：采用的指示剂为荧光染料，同被测定物反应后，能被入射光线激发，发射一种波长不同于入射光线的光子，这种光子的波长和强度同被测定物的种类和浓度有关，同样经光学探测器测定和电子系统的转化、计算，得出被测定物的浓度。

2.测定传感器

(1)pH 传感器：使用的指示剂染料具有弱的电解性，这使指示剂在溶液中能以酸和碱的形式存在。根据 Henderson-Hasselbalch 公式：$pH = pKa - log[HA]/[A^-]$，$[HA]$和$[A^-]$的相对多少就确定了溶液的 pH。采用吸收技术的传感器，$[HA]$和$[A^-]$同指示剂结合后，分别吸收不同波长的光线，测定返回的光线后就能确定$[HA]$和$[A^-]$的量，从而计算出 pH。采用荧光技术的 pH 传感器，以酸或碱的形式存在的荧光染料指示剂被不同波长的光激发，但激发出的光线以相同的波长返回，通过测定两种返回光线的比率确定 pH。

(2)CO_2 传感器：PCO_2 的测定原理是使用一种对 pH 敏感的染料作为指示剂，测定同血液平衡的碳酸氢溶液中的$[H^+]$改变。传感器用仅能透过 CO_2 的膜与血液隔开。PCO_2 与碳酸氢溶液的 pH 有关：$(CO_2 + H_2O \rightleftharpoons H_2CO_3 \rightleftharpoons H^+ + HCO_3^-)$，通过测定$[H^+]$而确定 PCO_2。荧光和吸收技术都能用于 PCO_2 的测定。

(3)O_2 传感器：测定 PO_2 最成功的技术是荧光技术。染料指示剂相对较稳定。同氧反应将会降低其荧光强度，荧光强度的减弱程度与氧浓度成比例关系。以不同波长反射回，由光学探测器所接收，由此测得 PO_2。

(二)临床持续血气分析仪

目前用于临床的持续血气分析仪有 CDI1000 型持续血气分析仪和较新型的 PB3300 型持

续血气分析仪。一台完整的持续血气分析仪包括测定探头、相关的光学和电子设备、校正装置以及显示和打印设备。测定探头由 3 个独立的光学传感器和 1 个热电偶组成。3 个传感器分别是 pH、CO_2、和 O_2 传感器,热电偶测定血液温度变化,用于测定时的温度校正。持续血气分析仪的温度校正不同于传统血气分析仪,后者的血气测定是在固定的 37 ℃时进行,而持续血气监测仪是在患者实际的血液温度下测定,然后根据计算图表将其校正到 37 ℃时的值。

测定探头的直径小于或等于 620 μm,能通过 20 号动脉内置管放入动脉内,并能保证血管壁和探头之间有足够的间隙,以保证采血和进行准确的持续动脉压监测。仪器的光学设备包括光源、传送光线的光缆和光学探测器。光源能按传感器的需求发射不同波长的光线,以激发传感器中的指示剂染料。传送光线的光缆能将激发光波送到传感器,并将传感器反射回的光线传送到光学探测器。光缆采用光导纤维,由于其良好的光导性,光线能够传送很长距离,在光导纤维弯曲时,光的强度几乎没有损耗,保证了测定的准确性。光学探测器测定返回光线的波长和强度。电子设备包括光电换能器和微处理器等。光电换能器将测得的光学信号转变为电信号;微处理器将接收的电信号计算和校正,得出 pH、PCO_2 和 PO_2 值。另外,还有显示器和打印机,以数字形式显示血气分析结果。

校准装置是气体张力校准仪,能对 3 个光学传感器进行自动校准。校准仪内所含的缓冲溶液经一小管通入已知浓度的 O_2 和 CO_2 混合气体,平衡后将测定探头插入进行校准。校准采用两点法,首先进行低点校准,CO_2 和 O_2 浓度分别是 8.4% 和 14%,校准时间约为 15 分钟。探头插入动脉内后仍可根据使用者的决定进行校准,此时采用的标准为体外血气分析仪测得的数据。

(三)持续动脉血气分析的准确性

判断持续动脉血气分析的准确性对于确定该项技术的价值和能否用于临床患者的诊断和治疗是必需的。作为一项新技术,其准确性的估计从 3 个方面进行。

1.体外试验

将持续动脉血气分析的探头放入人工肺机的动脉端,用 CDI1000 持续血气分析仪测定 pH、$PaCO_2$ 和 PO_2。选用的 CO_2 分压范围为 0~1 000 mmHg。O_2 分压范围为 0~200 mmHg。作为标准的血气分析值,pH 用供研究用的 pH 测定仪测定,其准确度为 ±0.01 pH 单位。PCO_2 和 PO_2 根据血液 CO_2 和 O_2 的浓度及已知的大气压、饱和水蒸气压计算得来,将测定值和标准值做回归分析。结果表明,所有 3 个分析指标均有良好的相关关系,$r > 0.99$。光学传感器的测定值和标准值之差,pH 为 −0.000 4,PCO_2 为 1.096 mmHg,PO_2 为 0.326 mmHg。在 12 小时的测定期间,测定结果都相当稳定,因而证明此项技术用于体外血气测定相当准确和稳定。

2.动物实验

已在多种动物体内进行。通过改变吸入气 O_2 和 CO_2 浓度和通气频率,使动脉血的 PCO_2 和 PO_2 值发生变化,静脉滴入碳酸氢钠或盐酸而改变血液 pH。用传统血气分析方法和光学传感器同时测定血气值,以比较持续动脉血气分析的准确性。一项在狗体内进行的共抽取 663 个血标本的研究表明,传统血气分析测定结果和体内持续测定值的差值平均数:pH 为 −0.02±0.03;PCO_2 是 (1.05±3.80) mmHg;$PO_2 < 150$ mmHg 时为 (3.97±13.00) mmHg,$PO_2 > 150$ mmHg 时差值增加。这可能同传统血气分析采用的 Clark 电极在高氧分压时准确度降低有关。

3.临床人体试验

持续血管内血气分析由于处于临床试验阶段,操作和条件的控制尚无统一规范,故目前的临床试验结果显示出有较大的差异。

一些临床应用结果表明,光导传感器测定值同传统血气分析相比,准确度高,二者的相关性较好。

在临床麻醉患者使用的研究表明,持续血气分析值同传统血气分析测定值的差值平均数:pH 为 -0.032 ± 0.042,PCO_2 为 $(-3.77 \pm 4.65)\,mmHg$,PO_2 为 $(-9.03 \pm 23.2)\,mmHg$,所有 3 个指标都低于传统方法测定值,估计与测定期间从动脉导管持续滴入肝素液,导致局部血液稀释所致。

在手术过程中,1 例明显的空气栓塞和 1 例单肺通气时即将发生的低氧血症均最先由动脉内光学传感器发现,明显先于其他监测指标,如 SpO_2、$PetCO_2$ 和 CVP 监测。因此,虽然持续动脉血气分析的准确度仍有待于提高,但其用于麻醉和危重患者监测的优越性和价值是非常明显的。

而一些结果表明,光导传感器用于体内测定其准确性和可靠性明显降低。分析可能的原因是探头表面有血凝块或纤维蛋白沉积,由于局部代谢耗氧和释放 CO_2,导致测得的 pH、PaO_2 降低,$PaCO_2$ 升高;另外,探头尖端可能接触到血管壁,因而测得的 PO_2 为组织和血液 PO_2 的平均值。对探头进行校准或移动探头位置,常可使测定的准确性提高。这些都表明光学传感器在血管内测定血气的误差是探头位于血管内,探头同血管内环境间的相互作用造成的。因此,目前各生产持续血气分析仪的制造商都在致力于解决这种探头和血管环境间的相互作用问题,以提高测定的准确度和可靠性。

动物实验和临床研究证实,光学传感器在体外测定,其准确度和可靠性完全比得上传统血气分析仪。而在体内应用所碰到的问题多是由于探头和血管局部环境相互作用的结果,而非此项方法原理和技术本身的原因。这些体内干扰的问题解决后,持续血管内血气监测将代表危重患者监测技术水平的巨大进步,能在床旁持续显示患者的血气数据,其时间仅为数秒,必将明显提高危重患者的监测和治疗水平。

第六节　体温监测

人体需要体温恒定,通过体温调节系统使产热及散热保持动态平衡,从而维持中心体温在 $(37 \pm 0.4)\,℃$。麻醉下患者体温随环境温度而改变,可使体温升高或降低。心肺脑复苏和低温体外循环心内直视手术时体温监测的重要性已众所周知,其他手术的围手术期病情变化均可能出现体温的改变。因此,了解正常体温调节及药物诱发的体温变化,加强麻醉期间体温监测,对于预防和处理与体温有关的并发症非常重要。

一、生理基础

体温是重要的生命体征之一。一般来说,身体的产热和散热是动态平衡的,当这一平衡紊乱时,就会出现体温上升或下降,这种体温的变化增加了产生不良生理影响的危险性。

(一)产热和散热

产热是通过细胞代谢的方式进行,影响因素有基础代谢率、肌肉活动、交感神经张力的升高、激素分泌的增多以及接受外来的热量等。散热可表现为 4 个特殊的生理现象。

1.辐射

辐射散热表现为释放红外线。患者大部分(超过 60%)的散热表现为这种机制。辐射散热的量受皮肤血管舒张程度的影响。

2.传导

热量传导到手术台、毛毯或患者接触的其他物体,只占散热的一小部分(小于 3%),因为这些物体的温度很快也上升了,在一个良好静止的环境中,患者传导热量至周围空气的情况也是如此。

3.对流

热的空气移动并以冷的空气代之,再通过传导散热于冷空气中,这是对流散热。在手术室,通过这种方式散出的热量约占人体散热的 12%。

4.蒸发

机体水分蒸发导致散热。皮肤表面和肺的水分蒸发常称为不感失水。1 g 水分蒸发可释放 2.427 kJ(0.58 kcal)热量。在正常室温下,这种方式散出的热量占 25%,湿度低时这种方式散热的比例会增大。假如室温高于体温时,人体就会通过传导和辐射吸收热量,蒸发就成了人体唯一的散热方式。

(二)体温调节

机体内有体温调节系统,很多组织包括下视丘、脊髓、深部中心组织、皮肤均参与体温调节。

体温调节信息的过程分 3 组:温度传入感觉、中枢调节及传出反应。

体温调节控制机制:来自不同组织温度传入的结合即平均体温。当平均体温低于对寒冷反应的阈值时,引起血管收缩、非寒战性产热及寒战;平均体温超过高温阈时,产生血管扩张及出汗;平均体温在此两阈之间(阈间范围)时,无体温调节反应。由于温度输入大部来自深部腹、胸组织,脊髓及脑,因此,没有哪一种组织能称为"标准温度"。但中心组织温差很少超过 0.2 ℃,故可测鼓膜、食管或肺动脉温度而估计。

下视丘对来自皮肤表面、神经轴及深部组织的冷热阈的输入进行综合比较,从而调节温度。当输入温度超过阈值时,即产生反应以维持合适的体温。阈间范围保持在 0.4 ℃,热感受器及脑易于发觉这一范围的温度改变,但在达到一定的阈值前,这种改变并不触发调节反应。体温调节的敏感性以冷反应(血管收缩)和热反应(出汗)之间的距离表示,在此范围内的温度不引起体温调节代偿。麻醉期间冷反应阈降至 34.5 ℃,而热反应阈增至 38.0 ℃。

机体怎样决定温度阈值的机制尚不清楚,但每天阈值有改变,24 小时改变 1 ℃,女性每月改变0.75 ℃。运动、进食、感染、甲状腺功能低下或亢进、麻醉、药物(乙醇、镇静药、烟碱)、冷及热适应均改变温阈,自婴儿起,中枢调节已完整,但老年、危重患者可能受损。

下视丘通过反应机制增加代谢产热或减少散热来调节体温,正常人不论环境温度改变多

71

少,均可使中心温度维持于 37 ℃。当药物使体温调节反应受抑制时,中心温度可受环境温度影响而改变。应用肌肉松弛药抑制寒战,可引起低温;当全部体温调节反应受抑制时,中心温度只有在中性温度环境(指体内耗氧量最小的环境温度,成人 28 ℃,新生儿 32 ℃)中才能维持正常。

行为调节(适当的穿着、环境温度改变、自主运动等)是最重要的效应机制。皮肤血管收缩可通过皮肤表面的对流和辐射减少而使散热减少。

非寒战产热增加代谢产热,由于是通过棕色脂肪氧化产热,故不产生机械功。婴儿非寒战产热增加产热 100%,而成人仅轻度增加。成人寒战增加代谢产热 200%~600%,但因肌肉代谢时增加血流至外周组织,随之散热增加,故寒战产热的净效应要比预期的少。

出汗由交感神经节后胆碱能纤维控制,受训练的运动员出汗可达 2 L/h,是休息时代谢率的 10 倍,环境温度超过中心体温时,只能通过出汗散热。

婴幼儿的体温调节情况很特殊,与成人产热和散热的方式不同。而新生儿在出生后的前几天除非被暴露于非常低的温度下(<15 ℃),否则不会发生寒战。新生儿和婴幼儿通过非寒战产热的方式产热,棕色脂肪存在于肩胛骨及大血管的周围组织,这种组织由交感神经支配,且含有丰富的线粒体。婴幼儿暴露于寒冷环境中,交感递质就会释放,引起这些组织产热,此时流向棕色脂肪的心排血量增加 25%,从而将热量分散到身体的其他部位。体弱者的棕色脂肪较少,缺氧者不能为线粒体充分产热提供足够的氧,故产热不足。

婴幼儿皮下脂肪较少,且每公斤体重的体表面积是成人的 2.0~2.5 倍,由于更少的绝热层和更大比例的体表面积,故更易于通过辐射、传导、对流散热。尽管新生儿单位体表面积的出汗量是成人 6 倍多,但其出汗蒸发散热的比例仅为成人的 1/3。新生儿和婴幼儿保持体温的能力很差,在环境温度低的情况下丢失体热比成人更明显。

调控产热和散热机制的中枢在下丘脑,使下丘脑升温或降温可产生相同的生理反应。麻醉通过两条途径影响体温调节:①直接抑制下丘脑,使该器官自身反馈机制失效;②周围血管舒张增加散热。麻醉能使患者的自身体温调节能力削弱,应积极谨慎地监测体温,避免引起体温有较大的偏差。

二、低体温

低体温是麻醉与手术导致的最常见的体温失调。患者进入手术室时体温正常,但在经过麻醉和手术后可能体温降低。

(一)诱发因素

(1)当室温低于 21 ℃时,患者散热增多。

(2)使用层流通气设备可使对流散热的比例升高到 61%,而蒸发散热为 19%。

(3)冷的静脉输液可引起患者体温下降。

(4)手术过程中患者的内脏暴露时间过长,体腔多次用冷溶液冲洗。

(5)麻醉药和肌肉松弛药直接阻断人体用于维持正常体温的自我调节系统。全身麻醉时,下丘脑处于麻醉状态,全身麻醉及腰麻时周围血管扩张引起相同的皮肤温度升高。尽管硬膜外麻醉者比全身麻醉者有更多的产热,但两者散热却是一样。与单纯用局部麻醉药相比,同时用硬膜外镇痛药可导致更少的寒战和更大程度的体温下降。肌肉松弛药通过消除肌震颤而阻碍产热。小儿和老年患者对麻醉药引起的体温下降尤其敏感。

(二)生理影响

术后低温的并发症多数由于体温过低所引起,但许多额外的危险性则是在患者复温时产生。低温时很多常用的麻醉药效能延长。体温过低时内脏血流减少,肝脏功能降低,依赖于肝脏代谢、排泄的药物,如吗啡的半衰期明显延长;肾血流及肾小球滤过率减少,依赖于血浆清除的药物,如 D-筒箭毒碱的神经肌肉阻滞时间延长。低温时,泮库溴铵的肌肉作用因其代谢(肝)及排泄(肾)的减慢而延长。34.3 ℃的低温可使维库溴铵的时效延长 1 倍多(29～69 分钟),其 4 个成串刺激的恢复时间明显延长(11～23 分钟)。低温时出血时间延长,除了一些凝血活性降低的因素外,与低温时血小板被滞留于肝有很大关系,这种现象在复温后可完全改变。低温时血液黏滞性增高,增加了低灌注的危险,同时氧解离曲线左移,导致更少的氧释放到组织中,由于氧溶解度增加而引起 PaO_2 降低,故低温时需调整血气值。

创伤患者的病死率增高与体温过低有关,术后低温与蛋白质衰竭和负氮平衡及低钾有关。清醒患者通过寒战和增加代谢率维持正常体温,寒战使组织耗氧量增加 400%～500%,且每分通气量需要增加以维持足够的氧供,心排血量也须增加以保证将氧输送到组织中。但是随着患者体温恢复正常,其周围血管由于低温的原因而变得收缩更不明显,从而导致复温休克。复温期间循环系统容量增大,故须补充血容量以防止低血压。

(三)预防

临床上,所有的低温和复温反射都须重视,且对低温的预防比对并发症的处理更为重要。维持正常体温的方法有使用热弧灯、热温毯,保持室温温暖,加热静脉输液液体及使用电暖器、空调等。使用循环紧闭回路是一条维持患者体温的有效途径;"人工鼻"在麻醉回路中通过减少热量丧失而有效地维持体温;湿化器可防止蒸发散热,也是一条有效维持热量的途径。

三、体温过高

麻醉手术期间引起体温升高的因素很多,体温升高后新陈代谢增加,体温每升高 1 ℃,新陈代谢增加 10%,易形成恶性循环,临床上必须保持警惕。

(一)恶性高热

恶性高热是一种以突然性高热和骨骼肌代谢亢进为特点的综合征。国外报道其发生率为1∶20 000,男性多于女性;有家族史者第 19 对染色体长臂有缺陷。若无坦屈洛林治疗,病死率高达 70%,而早期及时用坦屈洛林治疗可使病死率明显下降(10%)。恶性高热多以麻醉药为促发因素,主要是卤烷麻醉药和琥珀胆碱,但没有麻醉药被认为是绝对安全的。

1.鉴别诊断

(1)覆盖过多或环境温度过高。

(2)设备功能差或误用:体温测定不准、加热毯温度超过 40 ℃、气道加热器超过 43 ℃、辐射加热器太靠近患者。

(3)产热增加:甲状腺功能亢进、嗜铬细胞瘤、成骨不全、感染、静脉注射液体污染、输血反应。

(4)中枢神经系统:下视丘损伤(缺氧、水肿、直接损伤),前列腺素 E_1、5-HT 增加。

(5)药物反应:神经安定恶性综合征、单胺氧化酶抑制药、苯丙胺、可卡因、阿托品、氟哌利多、甲氧氯普胺、左旋多巴停用后、氯胺酮、抗抑郁药。

2.临床诊断

(1)早期:呼气末 CO_2 浓度上升、有时肌肉痉挛(包括单独的咬肌痉挛)、心动过速、呼吸急促、不平稳的血压、心律失常、发绀、大汗、急速体温升高。

(2)晚期:骨骼肌痉挛、左心衰竭、肾衰竭、弥散性血管内凝血(DIC)。

(3)实验室检查:呼吸性和代谢性酸中毒、低碳酸血症、高血钾、高血镁,血浆肌红蛋白、肌酸磷酸激酶(CPK)、肌球蛋白增高。

3.监测

ECG、血压、脉搏氧饱和度、尿量、中心体温、$PetCO_2$、动脉血气、静脉血气(中心静脉或肺动脉)、血 K^+、血 Ca^{2+}、乳酸盐、肌酸激酶(CK)、尿肌红蛋白、凝血酶原时间、部分凝血活酶时间。

4.急需用品

静脉用坦屈洛林、碳酸氢钠、冰盐水、呋塞米、甘露醇、普鲁卡因酰胺、常规胰岛素、50%葡萄糖注射液、冰片、冰被、甲状腺素等。

5.处理

(1)立即中止麻醉及手术操作,立即停用所有触发恶性高热的药物。如果手术不能立刻结束,应改用安全的麻醉药继续进行。

(2)予以 100%的高流量氧气过度通气,尽可能快地更换新回路(麻醉机和钠石灰)。

(3)药物。①坦屈洛林:开始剂量为 2.5 mg/kg 静脉注射,一直增加到 20 mg/kg 的总量使征象恢复正常;②碳酸氢钠:根据动脉血 pH 和 PCO_2,立即用 1~2 mmol/kg 静脉注射,碳酸氢钠可使钾进入细胞内而改善高钾血症,用药后做血气分析,必要时追加剂量。

(4)积极降温(如果患者高热):①静脉滴注冰盐水(非林格液)15 mL/kg,每 10 分钟 1 次,共 3 次;②冰盐水灌洗胃、膀胱、直肠、腹腔、胸腔;③体表用冰片及冰被降温;④必要时可用体外循环或热交换机。

(5)维持尿量:静脉注射甘露醇 25 mg/kg,呋塞米 1 mg/kg(每次可增大到 4 倍剂量),尿量每小时大于 2 mL/kg 即可防止肾衰竭并发症。

(6)治疗心律失常:用普鲁卡因酰胺 15 mg/kg 加入 100 mL 氯化钠溶液中,10 分钟内滴完或直至室性异位节律缓解。因为这样的剂量可致癫痫,所以不用盐酸普鲁卡因。

(7)治疗高钾:用 10 U 常规胰岛素加入 50%葡萄糖注射液 50 mL 中静脉注射以控制高血钾,同时监测血糖和血钾浓度。

(8)术后:为防止复发,应连续 3 天持续静脉注射坦屈洛林 1 mg/kg,每 6 小时 1 次;否则有 10%的患者术后 8 小时内可能复发。

(9)必要时 24 小时动态心电图进行追踪观察。

(二)发生恶性高热的潜在因素

术前评估其潜在因素:①明确的家族史;②血浆 CPK 上升;③明确的肌组织活检。一旦有明确的家族史和血浆 CPK 增高,即使不进一步检查也可考虑诊断成立。有明确的家族史但 3 次间断的 CPK 值正常,肌肉组织活检阳性也可诊断;对可疑病例单独测出血浆 CPK 上升也有 70%可信度;如获得组织活检结果则有 90%可信度。用这些标准可以定义出恶性高热的高危人群。

四、监测技术

(一)测量仪器及方法

1.热敏电阻和热敏电偶电子温度计

在目前体温监测中较为常见,其中两种最常用的类型是热敏电阻和热敏电偶。热敏电阻体温测定仪的电阻有随温度变化而迅速改变的功能。热敏电阻的原理是由两种不同的金属构成回路,回路中的电流直接与两个不同金属物的温差成正比,这种原理要求其中一个连接物保持在标准的参考温度,而另一个连接物固定于体温探头。

2.红外传感器

红外线温度探测器外观上像个耳镜,可用来探测鼓膜的温度,由于鼓膜温度与中心体温有较好的相关性,这种探头已普遍使用,尤其是PACU和手术室内的区域麻醉时。其反应时间少于5秒,表面有一层经过处理的塑料膜,减少了患者之间交叉感染的机会。这种探头有2个不利因素:①只做不同时间的测量;②探头需准确放置于鼓膜处,如置于耳道处,其测量值有可能偏小。

3.液晶温度计

液晶温度计是一可贴于患者额头的液晶贴带,从随着温度而变化的液晶色带上读出温度。有人推荐作为术中体温过高和麻醉期连续体温监测。液晶温度计是一项新技术,其可靠性仍在研究中。

(二)测量部位

以往有关麻醉与体温的研究大多使用的是直肠温度,而今推荐使用鼓膜温度作为中心体温的最佳代表,因其接近下丘脑这一体温感觉和调节部位。其他测量部位如前额、腋窝、鼻咽、食管亦可。

各种温度探头测定体温,其准确度和精确度最为重要。准确度指的是测量值与真实值之间的差距,精确度则是测量值与其他有效的测量值相比的变化性。

作为持续中心体温的监测,鼻咽、食管或膀胱体温监测均显示出良好的准确度和精确度。为了避免可能损伤患者的鼓膜,仍推荐选择鼻咽、食管或膀胱作为体温监测部位。舌下或腋窝置体温计测量体温有缺点或不足,但仍不失为在病房作为测试意识清醒患者体温的方法。

(三)围手术期体温监测

测温部位应选择能代表中心温度的部位,通常选用鼻咽、鼓膜、肺动脉、直肠等处;皮肤温度比中心温度低,且它们之间的温差变异大,难以预测,麻醉时不宜选用。前额、颈部皮肤温度与中心温度相关性小。口腔、腋窝温度虽近似中心温度,但麻醉期间少用。

鼻咽温度可反映脑部的温度,临床上常用,但鼻咽温度可受气管及其周围气流的影响,吸入冷而干燥的气体,鼻咽温度可降低;相反,吸入加热的雾化气体,鼻咽温度可升高,必须注意。食管温度与心脏及血液温度接近,由于较冷空气进入气管与支气管,在食管上、中段温差较大,测温探头应插至食管远端1/3处,体外循环期间,血流降温与复温期间食管温度变化快,与其他部位温差大,应与其他部位(鼓膜、直肠)温度作比较。鼓膜温度与脑温相关良好,是测定体温较好的部位,测定鼓膜温度需特制探头,插入外耳道时,动作要轻柔,避免鼓膜损伤。

全身麻醉诱导后即刻的中心温度改变受很多因素的影响,因此,在麻醉最初的30分钟内体温监测意义不大,故手术时间短于30分钟可不做体温监测。气管插管时,一般手术患者以食管远端或直肠测温较适宜,体外循环心内直视手术的患者则需多处连续监测体温的变化。

第四章　心胸外科手术的麻醉

第一节　心脏外科手术的麻醉

一、缩窄性心包炎

(一)病情特点与估计

心包由脏层与壁层纤维浆膜构成,两层浆膜之间的腔隙称心包腔,内含 15～25 mL 浆液。心包可因细菌感染、毒性代谢产物、心肌坏死波及心外膜等原因而发生炎症,偶尔因外伤而引起炎症。①心包感染的主要菌源为结核菌和化脓菌,有的在度过急性感染期后逐渐演变为慢性缩窄性心包炎,其特点是渗出物机化、纤维性变;钙盐沉积于冠状沟、室间沟、右心室和膈面;两层心包黏合成一层坚实盔甲状的纤维膜,逐渐增厚,形成瘢痕和钙化,厚度一般为 0.5 cm,重者可达 1.0～2.0 cm。②由于心脏长时间受坚硬纤维壳束缚和压迫,跳动受限,心肌可出现不同程度萎缩、纤维变性、脂肪浸润和钙化,收缩力减弱,舒张期心室充盈不全、心室压上升而容量减少,导致心排血量下降,脉压缩小,心脏本身和全身供血障碍,心率代偿加快。③左心室受压可影响肺循环,出现肺淤血而通气、换气功能下降;心脏腔静脉回血受阻,尤以腔静脉入口和房室环瘢痕狭窄者,回心血量严重受阻,可致上腔静脉压增高,头、面、上肢、上半身血液淤滞和水肿。④下腔静脉回流严重受阻时,腹腔脏器淤血、肿大,下肢肿胀,胸、腹腔渗液。⑤临床症状因病因不同、发病急缓、心脏受压部位和程度等不同而各异。如结核性缩窄性心包炎往往起病缓慢,但自觉症状进行性加重,同时有低热、食欲缺乏、消瘦等结核病症状,包括劳动时呼吸困难、全身无力、腹胀、下肢水肿,重症者出现腹水,全身情况恶化、消瘦、血浆蛋白减少、贫血、恶病质。⑥体征呈慢性病容或恶病质,面部水肿,黄疸或发绀;吸气时颈静脉怒张,端坐呼吸;腹部膨隆,肝脏肿大、压痛,漏出液性腹腔积液;下肢凹陷性水肿,皮肤粗糙;心音遥远但无杂音,心前区无搏动,脉搏细速,出现奇脉(即脉搏在吸气时明显减弱或消失,是心脏舒张受限的特征),血压偏低,脉压缩小,可测出吸气期血压下降,静脉压升高;叩诊胸部有浊音,漏出液性胸水,呼吸音粗,有啰音。⑦X 线摄片显示心脏大小多无异常,心影外形边缘平直,各弓不显,心包钙化(占 15％～59％),心脏搏动弱或消失,上腔静脉扩张,肺淤血,胸腔积液约 55％。⑧CT 可了解心包增厚程度。⑨超声心动图为非特异性改变,可见心包增厚、心室壁活动受限、下腔静脉及肝静脉增宽等征象。⑩心电图 T 波平坦、电压低或倒置、QRS 低电压,可在多导联中出现;T 波倒置提示心肌受累,倒置越深者心包剥离手术越困难;常见窦性心动过速,也可见心房纤颤。其他检查有心导管、心血管造影、核素心肌灌注显像等检查。

(二)术前准备

缩窄性心包炎为慢性病,全身情况差,术前应针对具体情况进行全面性积极纠正。特殊准备包括:①胸、腹水经药物治疗效果不显时,为保证术后呼吸功能,可在术前 1～2 天尽量抽尽胸水;腹水可在术前1～2天抽吸,但抽出量不宜过多,速度应避免过快,否则容易发生血压下降。术前抽出胸腹水,除改善通气功能外,还有防止心包缩窄一旦解除后,因胸腹水大量回吸入体循环而诱发急性心力衰竭的危险。②对结核性心包炎首先予以抗结核病治疗最好经3～6个月治疗,待体温及红细胞沉降率恢复正常后再手术。若为化脓性心包炎,术前应抗炎治疗,以增强术后抗感染能力。③准备呼吸循环辅助治疗设施,特别对病程长,心肌萎缩,估计术后容易发生心脏急性扩大、心力衰竭者,应备妥机械呼吸机及主动脉球囊反搏(IABP)等设施。术中可能发生严重出血或心室纤颤者,需准备抢救性体外循环设备;备妥术中监测设备,包括无创动脉血压、心电图、脉搏血氧饱和度、呼气末 CO_2 等;必要时准备有创动脉血压、中心静脉压等监测。化验监测包括血气分析、血常规、血浆蛋白、电解质等,对围手术期应用利尿剂者尤其重要,对维持血钾水平、预防心律失常和恢复自主呼吸有利。记录尿量,检验尿液,了解血容量和肾功能。

(三)麻醉方法

缩窄性心包炎患者多数全身虚弱,麻醉前用药以不引起呼吸、循环抑制为准。术前晚及手术当日晨可给予镇静催眠药以保证充分休息。麻醉前 30 分钟一般可用吗啡 0.1 mg/kg 和东莨菪碱0.2～0.3 mg肌内注射。①麻醉诱导对缩窄性心包炎患者是极其重要的环节,由于血压偏低和代偿性心动过速,循环代偿功能已十分脆弱,处理不当可能猝死。因此,必须在严密监测血压、心电图下施行缓慢诱导方法,备妥多巴胺、苯肾上腺素等药,根据当时情况随时修正麻醉用药处理方案。诱导前应尽早予以面罩吸氧;诱导必须掌握影响循环最小、剂量最小、注药速度最慢的原则,避免血压下降和心动过缓,可采用羟丁酸钠、依托咪酯或氯胺酮结合芬太尼诱导;肌肉松弛药以选用影响循环轻微而不减慢心率的药物,如泮库溴铵,借以抵消心动过缓,也可选用影响血压、心率较小的阿曲库铵。②麻醉维持以采用对循环影响轻的芬太尼为主的静吸复合或静脉复合麻醉。对心功能较好的患者可在手术强刺激环节(如切皮、劈开胸骨或撑开肋骨)时,加吸低浓度异氟烷、七氟烷或地氟烷;肌肉松弛用泮库溴铵、哌库溴铵或阿曲库铵等维持。③麻醉期管理首先需严格管理液体入量;在心包完全剥离前执行等量输血原则;待剥离开始至完成期间应及时改为限量输血原则,否则可因心包剥脱、心肌受压解除、腔静脉回心血量骤增而引起心脏扩大,甚至诱发急性心脏扩大、肺水肿、心力衰竭。因此,除严格控制液体入量外,有时还需及时施行洋地黄制剂及利尿药治疗。心包剥离过程中手术刺激可诱发心律失常,应立即暂停手术,静脉注射利多卡因治疗。如果血压偏低,采用微量泵持续输注小量正性肌力药。机械通气的潮气量避免过大,以防进一步阻碍回心血量而引起血压下降。④手术结束后应保留气管插管,在 ICU 继续机械通气,维持正常血气水平,控制输液、输血量,继续强心、利尿,保护心脏功能,防止低钾、低钠,应用止血药,减少术后出血量。

二、先天性心脏病

(一)病情特点

先天性心脏病(简称先心病)是新生儿和儿童期常见病,其发病率仅次于风湿性心脏病及冠心病,居第三位。确切发病原因尚不清楚,与胚胎期发育异常、环境或遗传因素等有关。先心病的分类方法很多。①Shaffer 根据解剖病变和临床症状分类:单纯交通型(在心房、心室、动脉或静脉间直接交通);心脏瓣膜畸形型;血管异常型;心腔位置异常型;心律失常型等10个类型。②根据血流动力学特点和缺氧原因分类:心室压力超负荷;心房、心室容量超负荷;肺血流梗阻性低血氧;共同心腔性低血氧;体、肺循环隔离性低血氧等。③根据有无发绀分类:发绀型和非发绀型先心病。发绀型者心内血流存在右向左分流,或以右向左分流占优势;非发绀型者仅为左向右分流或无分流,这种分类方法较为简单而常用。在非发绀型先心病中,以室间隔缺损、动脉导管未闭和房间隔缺损最为常见;在发绀型先心病中,则以法洛四联症最多见。室间隔缺损占先天性心脏病的 25%～30%;动脉导管未闭占 17%～20%;房间隔缺损占 10%～15%;法洛四联症占 8%～15%;大动脉转位占 8%～10%;主动脉缩窄占 5%～7%;肺动脉狭窄占 5%～7%;主动脉口狭窄占 4%～5%。

1.非发绀型先心病

(1)室间隔缺损:胚胎从第 8 周开始形成室间隔组织,出生后 20%～60% 新生儿的室间隔自行闭合,其余 40% 在婴儿期闭合,多数在 5 岁以内闭合。超过 5 岁自行闭合者很少,即遗留室间隔缺损畸形,有肌型、隔瓣后型及小缺损之分。室间隔缺损时的血流自左向右的分流量大小取决于以下因素。①缺损面积大小与分流量成正比;缺损直径接近或超过主动脉瓣口直径时,血流通过缺损时无阻力,则在整个心动周期各时相都分流。②左、右心室压力差大小与分流量成正比,压差越大,分流量越多。肺循环血流量能反映分流量大小。右心室接受较多血量后,容量增加,压力上升,输入肺动脉的血量随之增多,肺静脉回到左心的血量也增加,此时可见心腔扩大、心肌肥厚,房室压上升,肺动脉压上升,肺小动脉收缩;继而肺小血管壁肌层肥厚,阻力增加,血管内皮退行性变,重者可致部分小动脉闭塞,肺血管床减少,肺动脉压升高。③室间隔缺损的病程发展取决于缺损大小和肺血管阻力状态;病程发展过程中容易并发心内膜炎和肺炎;或并发心功能不全,甚至心力衰竭;或因肺动脉压进行性上升而出现双向分流,甚至右向左分流,即艾森门格综合征,出现发绀、低氧血症及代偿性红细胞增多。

(2)动脉导管未闭:动脉导管是胎儿期生理性的血流通路,出生后一般自行闭锁,有的延至半岁,少数延至 1 年后才闭锁。闭锁的导管中层纤维化形成纤维索条,即为动脉导管韧带。①如果动脉导管未闭(不闭锁),主动脉的血流向肺动脉分流,分流血量多少取决于动脉导管粗细、主肺动脉间压差以及肺血管阻力大小。心脏收缩期或舒张期的压力始终大于肺动脉,因此血液始终是左向右分流,左心室做功增加,容量增大和心肌肥厚。②血液大量分流入肺循环,使肺动脉压增高,肺血管逐渐增厚,阻力增大,后负荷增加,使右心室扩张、肥厚;随病程发展,肺动脉压不断上升,当接近或超过主动脉压时,即出现双向分流或右向左分流,临床可出现发绀,其特征是左上肢发绀比右上肢明显,下半身发绀比上半身明显。

(3)房间隔缺损:可分原发孔及继发孔两型。原发孔因未与心内膜垫融合,常伴有二尖瓣、三尖瓣异常;继发孔为单纯的房间隔缺损,缺损部位有中央型、上腔型、下腔型等。①早期因左心房压高于右心房,血液自左向右分流,分流量大小取决于缺损面积大小、两房间压力差及两心室充盈阻力。因右心房、右心室以及肺血流量增加,使容量增多、心腔扩大及肺动脉扩大,而左心室、主动脉血量减少。②肺血量增多首先引起肺小血管痉挛,血管内膜逐渐增生,中层肥厚,管腔缩窄,肺阻力严重升高,右心房压随之上升,当右心房压超过左心房时,可出现右向左分流,临床表现为发绀。

(4)肺动脉狭窄:狭窄可发生于从瓣膜到肺动脉分支的各个部位,常见者为肺动脉瓣狭窄或漏斗部狭窄。①肺动脉瓣狭窄占 50%～80%,表现瓣膜融合、瓣口狭小、瓣膜增厚。②漏斗部狭窄为纤维肌性局限性狭窄,或为四周肌层广泛肥厚,呈管状狭窄。③狭窄导致右心室排血受阻,室内压增高,心肌肥厚,心肌细胞肥大融合,肌小梁变粗并纤维化,心腔缩小,心排血量减少,全身供血不足,右心劳损,最后出现右心衰竭。

(5)主动脉缩窄:可发生在主动脉的任何部位,多数在主动脉峡部和左锁骨下动脉分支处,占主动脉缩窄的 98%,男性多于女性。①因下半身缺血致侧支循环丰富,包括锁骨下动脉所属的上肋间动脉、肩胛动脉、乳内动脉支,以及降主动脉所属的肋间动脉、腹壁下动脉、椎前动脉等。因肋间动脉显著扩张,可导致肋骨下缘受侵蚀。②主动脉缩窄以上部位的血量增多,血压上升;缩窄以下部位的血量减少,血压减低。可引发左心劳损肥厚,负荷加重,终致心力衰竭。③脑血管长期承受高压,可发展为动脉硬化,严重者可发生脑出血;下半身缺血、缺氧,可引发肾性高血压及肾功能障碍等。

(6)主动脉口狭窄:有主动脉瓣膜狭窄、主动脉瓣下狭窄和主动脉瓣上狭窄 3 型。①主动脉瓣膜狭窄较多见,瓣口狭小,有单瓣叶、双瓣叶、三瓣叶或四瓣叶畸形,瓣叶相互融合、增厚和钙化。②主动脉瓣下狭窄的瓣叶基本正常,而瓣环下方呈纤维膜性或肌性狭窄。③主动脉瓣上狭窄的位置在主动脉瓣叶和冠状动脉开口的上方,较少见。3 类狭窄都引起主动脉排血阻力增加、左心室负荷增大、左心室肥厚劳损、舒张末压升高、充盈减少,同时因冠状动脉供血不足而出现心肌缺血症状。随着左心室的变化,可致左心房、右心室压增高,心肌肥厚劳损,终致左、右心室衰竭。

2.发绀型先心病

(1)法洛四联症:居发绀型先心病的首位,占 50%～90%。①心脏畸形主要包括肺动脉流出道狭窄、室间隔膜部巨大缺损、主动脉右移并骑跨于室间隔上方、右心室肥厚扩大。其中以肺动脉狭窄及室间隔缺损引起的病理生理影响最大。②肺动脉狭窄可发生在漏斗部、右心室体部、瓣膜部、瓣环、肺动脉干及分支。狭窄越严重,进入肺的血量越少,动脉血氧饱和度下降越显著。③因肺动脉狭窄,使右心室肌肥厚,阻力增大,收缩压上升,心脏收缩时血液自右心室分流入主动脉,心脏舒张时室间隔缺损处有双向分流。④右心室流出道越狭窄,右向左分流量越大,肺血越少,发绀越严重;全身长期持续缺氧可致各种缺氧征象,表现为指和趾端呈缺氧性杵状增生;红细胞代偿性增多,血液黏稠度增大;代谢性酸中毒;肺动脉与支气管动脉、食管、纵隔等动脉的侧支循环建立十分丰富,多者可达主动脉血流量的 30%;如果肺动脉闭锁,则可达50%以上。

(2)大动脉转位:为胚胎发育过程中出现的主动脉与肺动脉异位,居发绀型先心病的第二位,可分矫正型和完全型两种。①矫正型大动脉转位时,主、肺动脉位置颠倒,同时两个心室的位置也错位,肺动脉连接于解剖左心室,但仍接受静脉回血;主动脉连接于解剖右心室,却接受肺静脉氧合血。因此,虽有解剖变异,但血流动力学和氧合得到矫正,仍维持正常。②完全型大动脉转位是两个大动脉完全转位,主动脉与解剖右心室连接,将静脉回心血排至全身;肺动脉与解剖左心室连接,将氧合血排入肺动脉,再经肺静脉回到左心。③如果在肺循环与体循环之间没有交通口,则婴儿不能存活;只有存在交通口(如卵圆孔、房间隔缺损、室间隔缺损、动脉导管未闭等)的情况下,患儿才得以生存,但自然寿命取决于交通口的大小与位置,其中 45%

死于出生后 1 个月内。

（3）完全型肺静脉异位：肺静脉血不回到左心房，而流入右心房或体静脉，一般都存在房间隔的交通。解剖类型较多，1957 年 Darling 将其分为 4 型。①心上型：临床较多见，约占 50%，肺静脉汇合成肺静脉干，在心脏的上方进入体静脉系统，再回入右心房。②心内型：约占 30%，肺静脉汇合后，血流进入冠状静脉窦后再进入右心房；也有直接进入右心房者，但较少见。③心下型：约占 12%，肺静脉汇合后，向下穿过膈肌，连接于下腔静脉、门静脉和肝静脉。④混合型：较少见，约占 8%。其病理变化取决于房间隔缺损的大小和异位连接有无梗阻。⑤因动脉血氧饱和度低，大量血流从左向右分流，使右心和肺循环负荷增加，容易导致右心衰竭和肺动脉高压，使病情急剧恶化。

（二）术前估计与准备

1.全身情况估计与准备

（1）心理状态估计：由于先心病患者多数为小儿，对年龄稍大或已有记忆的患儿，可根据其心理状态在术前带他（她）去手术室及 ICU 参观，目的是使其熟悉环境，消除陌生和恐惧心理，引发其兴趣，解除恐惧，以避免送入手术时因哭闹挣扎而加重缺氧。

（2）对病情较重者应保持强心利尿药治疗，可维持到手术日；术前应用抗生素；对动脉导管未闭患儿应用前列腺素 E，但应注意其血管扩张作用。根据病情掌握恰当的输液方式，夏季婴幼儿出汗较多，应适度补液，以治疗术前脱水、血容量不足和代谢性酸中毒。对发绀患儿，由于其血液黏稠度高、红细胞比容高及酸中毒明显，应在术前数天起有计划地增加每天饮水量以改善微循环，并定时予以吸氧以改善缺氧，增强麻醉手术耐受力。

（3）合理禁食：禁食时间需随年龄而变化。出生后 6 个月以内的婴儿麻醉前 4 小时禁奶，前 2 小时内可进适量糖水；出生后 6 个月至 3 岁小儿麻醉前 6 小时禁食，前 2 小时内可进适量糖水；3 岁以上小儿麻醉前 8 小时禁食，前 3 小时内可进适量糖水。如果手术在下午进行，则应给予静脉输液，以防脱水和低血糖；麻醉前用药需做到患儿去手术室时安静、无任何哭闹和不安。随患儿年龄和病情不同，各别用药：出生时间小于 6 个月者一般不用镇静药，仅用阿托品 0.01 mg/kg 或东莨菪碱 0.005～0.006 mg/kg；6 个月以后的小儿可用吗啡 0.1～0.2 mg/kg 或戊巴比妥钠 0.1 mg/kg 和东莨菪碱，或口服咪达唑仑 0.5 mg/kg 和氯胺酮 12 mg/kg，其镇静效果也好。青少年可口服地西泮 0.2 mg/kg 或戊巴比妥钠 4 mg/kg 以代替吗啡。

2.器材用具准备

除成人病例外，需专门准备适用于小儿的器械、用具、器具。①小儿直形和弯形喉镜、插管钳、牙垫、经口和经鼻气管导管及与之匹配的吸痰管。鼻咽、食管和直肠等细软的测温探头。小儿麻醉机，小儿面罩、螺纹管和呼吸囊。体表变温毯、小冰袋。血液加温器。小儿测血压袖带。心电图小电极片。食管听诊器。经食管超声小儿探头。24、22、20 号套管穿刺针及细连接管，小号 CVP 穿刺包。小儿漂浮导管等。②监测仪包括测温度仪、无创测血压仪、心电图机、脉搏氧饱和度仪、经皮脑氧饱和度仪、CO_2 监测仪、超声心动图仪、有创血压监测仪、血氧分析仪、电解质测定仪、ACT 仪、胶渗压测定仪等。③治疗仪包括心表起搏器、主动脉球囊反搏器、体外循环机及配套的管道、人工膜肺、ECMO 特殊膜肺及离心泵等。

3.术中监测

(1)无创监测:除常规监测体温、血压、心电图、脉搏氧饱和度外,尚有下列检测项。①经皮脑氧饱和度监测:通过皮肤电极测定局部脑组织的氧饱和度,反映脑组织动脉及静脉氧饱和度混合值,以了解氧供情况,低于55%为不正常,特别适用于复杂先心病手术、控制性低血压、深低温低流量灌注、深低温停循环等场合,有重要的临床意义。②呼气末CO_2。③脑电图:尤其适用于低流量灌注、深低温停循环,作为评估循环恢复以及脑功能恢复的重要参考依据。④食管听诊:已发展成带有测温探头、食管心电图电极及多普勒超声传感器等的多功能仪器。⑤经食管超声心动图:适用于诊断复杂先心病、术后心内结构改变、心内其他结构异常,有较高的准确性;可计算心肌缺血、心脏收缩功能、舒张功能等参数;适用于28天以上小儿心脏手术中的监测,效果满意,特别对体外循环血流中的血栓和流动气栓的监测,具有至关重要的价值。⑥经颅超声多普勒:监测颅内、外血管的血流速度,具有重要价值,当体温降至16~20℃、动脉灌注流量降至$0.5 L/(m^2 \cdot min)$时,左大脑中动脉的平均血流速度为$(9\pm1)cm/s$;也有利于研究深低温低流量及深低温停循环法。手术中主要用于颈和外周血管的血流速度及血流栓子的监测与判断。⑦吸入麻醉气体浓度监测等。

(2)有创监测:包括下列检测项。①直接桡动脉或股动脉血压。②中心静脉压:可取颈内静脉或锁骨下静脉径路穿刺,在小儿以右颈内静脉穿刺的成功率高。③左心房压:需采用肺动脉插入漂浮导管测定,在小儿经皮穿刺插管有一定困难,可请手术医师经右上肺静脉或通过房间隔造口将导管送入左心房,再进入肺动脉进行左心功能监测。

(3)化验监测:包括下列检测项。①红细胞比容(HCT):新生儿出生时HCT约60%,1周后逐渐下降;体外循环中随着体温变化,HCT也有相应变化,体温15℃时HCT低至10%,复温后一般要求HCT达到30%。②血气分析:为避免发绀患儿发生高氧性损伤,尤其在体外转流早期,应避免氧合过度,因此需随时测定血气,及时调整。③电解质:常见血钙明显下降,可致心缩无力、血管张力下降和凝血障碍,应补充葡萄糖酸钙以维持血钙在0.3~0.4 mmol/L水平。④胶渗压(COP):麻醉后输液以及心肺机预充液都应加入一定比例的胶体液,尤其对发绀患儿甚为重要,转流期间胶渗压至少维持不低于16 mmHg,停转流时胶渗压应达到17~20 mmHg。⑤激活全血凝固时间(ACT):转流中应维持在480~600秒。⑥尿量多少:并不能作为肾功能好坏的指标,如能达到0.5~1.0 mL/(kg·h)则无须处理;术中出现血红蛋白尿或高血钾时应对症治疗;复温及停机后应保持尿液畅流。⑦血糖在新生儿的正常值为500~600 mg/L(2.7~3.3 mmol/L);在不输入任何糖溶液的情况下,小儿手术全程血糖也逐渐升高,并持续到术后,因此,术中不宜输注糖溶液,否则有可能导致脑出血及加重脑缺血缺氧损伤。

(三)麻醉方法

1.麻醉药

(1)吸入麻醉药:除经呼吸道吸入外,也可吹入心肺机而维持全身麻醉,可选用N_2O、氟烷、恩氟烷、异氟烷、七氟烷或地氟烷等。全身麻醉诱导较迅速,可避免患儿因穿刺等操作而引起哭闹和缺氧;麻醉苏醒较快,利于早期拔除气管导管,但对循环功能抑制较明显,血清氟离子浓度较高,对肾、肝功能可能不利。N_2O可用于麻醉诱导和维持,但从转流开始即应停止吸入,以防发生张力性气胸或气栓等并发症。

(2)静脉麻醉药:常用氯胺酮及硫喷妥钠。氯胺酮可经口服、肌内注射及静脉注射等途径用药,兴奋交感神经,使心率增快,心肌收缩力增强,故对心功能差的患儿较容易维持心率和血压,但有分泌物增多等不良反应,术前用药应常规给予阿托品或东莨菪碱。硫喷妥钠作用迅速可靠,但可抑制心肌和扩张外周血管,用于重症心脏患儿易引起血压下降。其他静脉麻醉药有依托咪酯、咪达唑仑、羟丁酸钠、异丙酚等,仅有安静入睡、遗忘、应激反应迟钝等作用。因无镇痛效应,故很少单独应用,但可与吸入麻醉药和镇痛药合用。

(3)麻醉性镇痛药:镇痛作用强,可消除疼痛和焦虑,使患儿安静甚至入睡。成人应用吗啡10 mg可使痛阈提高50%,但意识并不消失,记忆犹在;剂量稍大则明显抑制呼吸、循环、消化等系统,但较小剂量使用仍属安全。此外,有哌替啶、芬太尼、苏芬太尼、阿芬太尼、卡芬太尼、罗芬太尼、雷米芬太尼和二氢埃托啡等。芬太尼的镇痛效价是吗啡的 $100 \sim 180$ 倍,哌替啶的 $550 \sim 1\,000$ 倍;镇痛剂量为 $2 \sim 10\ \mu g/kg$,麻醉剂量为 $30 \sim 100\ \mu g/kg$,对心肌和循环的影响轻微,已广泛应用于心血管手术麻醉及术后镇痛。芬太尼的呼吸抑制作用也明显,与咪达唑仑 $0.05\ mg/kg$ 合用时尤其明显,即使仅 $2\ \mu g/kg$ 也会出现呼吸抑制;如果应用 $20\ \mu g/kg$,则必须有机械通气支持。大剂量芬太尼可引起胸壁及腹壁肌肉僵硬而阻碍通气,甚至导致窒息,故在用药之前应先使用肌肉松弛药。

(4)肌肉松弛药:为心脏手术麻醉必需的药物,有短效、中效、长效 3 类。①短效药有琥珀胆碱和米库氯铵,起效时间 45 秒至 2 分钟,维持作用 $5 \sim 20$ 分钟。②中效药有阿曲库铵、维库溴铵、罗库溴铵等,起效时间 $2 \sim 5$ 分钟,维持时间 $25 \sim 45$ 分钟。③长效药有泮库溴铵、哌库溴铵、多撒库铵等,起效时间约 2 分钟,维持时间约 60 分钟;使用肌肉松弛药有可能出现与组胺释放有关的变态反应;对心血管可产生不同的影响,如泮库溴铵可使心率增快,哌库溴铵与芬太尼合用易致心动过缓。

2.麻醉诱导

诱导方式需根据患儿年龄、病情、合作程度等因素进行恰当选择。①肌内注射诱导:适用于婴幼儿或不合作患儿,或病情重、发绀显著及心功能不全而尚未开放静脉通路的患儿。氯胺酮 $4 \sim 6\ mg/kg$ 肌内注射,可使患儿安静入睡,同时升高血压,增加心排血量,利于维持循环稳定;还有提高周围血管阻力以维持肺血流量和氧饱和的作用,可安全应用于右向左分流的患儿。②静脉诱导:适用于能合作的儿童,左向右分流时静脉诱导起效较慢,右向左分流时静脉诱导起效较快。根据病情可选下列诱导药物之一:异丙酚 $1 \sim 2\ mg/kg$;氯胺酮 $1 \sim 2\ mg/kg$;羟丁酸钠 $50 \sim 80\ mg/kg$;依托咪酯 $0.2 \sim 0.4\ mg/kg$;咪达唑仑 $0.05 \sim 0.2\ mg/kg$。再给予芬太尼 $5 \sim 20\ \mu g/kg$ 静脉注射。待患儿入睡后,继以肌肉松弛药即可施行气管内插管。③吸入麻醉面罩诱导:适用于心功能较好、左向右分流的患儿,但不适用于右向左分流的发绀患儿,因肺血少可致麻药从肺泡弥散入血的速度减慢,且容易引起动脉血压降低。

3.气管内插管

小儿呼吸道的解剖与成人有所不同,施行气管内插管有其特点,应予区别对待。

4.麻醉维持

麻醉维持方法可根据全身状况、病情程度、诱导期反应、手术时间长短以及术后呼吸支持方式等设计。

（1）吸入麻醉维持：其适用于非发绀型先心病，或病情较轻，术后希望早期拔除气管导管的患儿，同时宜辅用静脉麻醉药物。常用七氟烷、恩氟烷或异氟烷，在手术强刺激（如切皮、撑开胸骨、体外转流）开始前及时加深麻醉，或补注静脉麻醉药。我们曾用 NORMAC 麻醉浓度监测仪观察，转流前的恩氟烷浓度平均为 0.77％，而转流停止时恩氟烷浓度仅 0.12％，说明经过体外转流，可使恩氟烷浓度下降 84％，临床上可见麻醉明显减浅，尤其在采用鼓泡式人工肺时更明显。转流期间如果血压上升，首先应考虑麻醉减浅，需及时适当加深麻醉。

（2）静脉麻醉维持：其常以芬太尼为主，多用于病情重、发绀、术后需要机械通气支持的患儿。芬太尼总量可达 50 μg/kg 左右，用微量泵持续输注或分次静脉注射，宜辅用其他静脉麻醉药和（或）吸入麻醉药。我们曾在非发绀及发绀患儿手术中用气相色谱质谱仪监测血浆芬太尼浓度，麻醉诱导用地西泮0.1～0.2 mg/kg，芬太尼 10 μg/kg，泮库溴铵 0.2 mg/kg，麻醉维持用芬太尼，辅吸 0.5％～2％恩氟烷，提示经体外转流后血浆芬太尼浓度明显下降，实验证实与血液稀释及心肺机各种塑料管道大量吸附芬太尼有关。另外，发现血芬太尼浓度在发绀患儿均为非发绀患儿的 1/2，有显著性差异，实验证实与 HCT 有关，结果表明红细胞含量越高，与芬太尼结合越多，证实发绀患儿在用相同量芬太尼时，其血药浓度比非发绀患儿低。

5.体外循环（CPB）

（1）中度低温全流量：CPB 适用于轻到中度病情、心内畸形不复杂的手术。转流中保持体温26～28 ℃，灌注流量 2.4～3.0 L/(m² · min)，HCT 维持在 24％，复温后 HCT 恢复到30％，血浆胶渗压不应低于2.13 kPa；要始终保持静脉血氧饱和度在 65％～70％。

（2）深低温低流量：CPB 适用于先心病复杂手术。在中度低温全流量灌注下，由于流量大，心内回血多，常致病变显示不清楚而使手术进行发生困难，因此常需降低流量来完成手术，但低流量可导致重要脏器供血不足，故必须同时施行深低温。为使身体各部分的温度做到均匀下降，麻醉诱导后需先施行体表降温，要求在体外转流开始前鼻咽温已降到 30～32 ℃，同时静脉注射大剂量甲泼尼龙，待转流开始后再通过血流降温，使鼻咽温降到18～20 ℃，此时可将灌注流量减为全流量的 1/2，必要时可短时间减为 1/4，以利于手术操作。本法的安全关键在于低流量的时间长短与当时的体温，同样要求静脉血氧饱和度保持在65％～70％。

（3）深低温停循环：由于新生儿和婴儿的心脏小，或心内畸形复杂，手术只能在循环完全停止、心内无血、无体外循环管道的情况下完成，此时可采用深低温停循环的方法。要求保证头部降温和体表降温，应用大剂量甲泼尼龙，采用 pH 稳态，鼻咽温达到 15 ℃，停循环时间不超过60 分钟。要求严格掌握适应证，停循环的时间越短越好，以减少脑缺血缺氧损伤并发症。

6.先心病术中的心肌保护

小儿心脏的结构和功能与成人有较多不同；发绀与非发绀先心病患儿的心脏也有区别。用于成人保护心肌的心脏停搏液配方并不适合于小儿，小儿心肌保护液有其特殊要求，但目前尚无公认的理想配方，这是当前研究的热点。近年对 CPB 应用高氧可引起再氧合损伤的问题已引起各家高度重视。Allen 观察 28 例新生儿先天性心脏病 CPB 手术，其中 7 例为非发绀型，CPB 机预充液用 100％吹氧，PO_2 达到 53.33～73.33 kPa；转流开始后 PO_2 下降并维持在26.67～40.00 kPa。余 21 例为发绀型，血氧饱和度均低于 85％，分为 3 组：一组为高氧合组

(7 例),预充液用 100％氧吹入,PO_2 达 53.33～73.33 kPa,转流开始后 PO_2 维持在 53.33～73.33 kPa;二组为低氧合组(6 例),预充液用 21％氧吹入,PO_2 达 18.67～20.00 kPa;转流 5～10 分钟时 PO_2 上升并维持在 26.67～40.00 kPa;三组为白细胞滤过组,在预充液及 CPB 动脉端用 Pall RC-400 白细胞滤过器。3 组患者均在 CPB 前、CPB 后 10 分钟及 20 分钟、阻滞升主动脉前,分别各切取右心房组织以测定 MDA 含量。结果显示,非发绀患儿 MDA 增加 40％;发绀一组 MDA 上升 407％;发绀二组 MDA 上升 227％;发绀三组 MDA 仅上升 19％。由此可见,对发绀型先心病 CPB 采用高氧合预充液,或不用白细胞滤器,右心房 MDA 上升显著,提示心肌损伤重。④CPB 采用低氧合预充液,或加用白细胞滤除,右心房 MDA 上升减少,提示心肌损伤也减轻。此与缺氧心肌的抗氧化剂保存能力降低,对高氧再氧合损伤更敏感可能有关。在缺氧再氧合期引入的分子氧可致抗氧化剂保存能力进一步降低,其结果是脂质过氧化和 CPK 增加,心肌收缩力减弱。因此,对发绀患儿 CPB 预充液以不采用高氧合而采用常氧预充液,或再加入氧自由基清除剂较好。这已在成人冠脉搭桥患者 CPB 用高氧(53.33 kPa)或常氧(18.67 kPa)预充液的研究结果得到证实,高氧 CPB 后的心肌损伤和肺损伤更明显。有人采用含血停跳液,虽可减轻缺血再灌注损伤,但不能避免缺氧再氧合损伤。

7.输血输液

(1)输液:小儿年龄越小,细胞外液所占比例较之成人越大。小儿肾功能发育不完善,容易发生脱水或水分过多。经体外转流后总体液量常过多,但循环血量往往仍然不足。循环血量理想时,尿量应维持在0.5～1.0 mL/(kg·h),但尿量并不能全面反映体内含水量和肾功能。①一般在麻醉后先按 10 mL/(kg·h)输液,体重 10 kg 以下小儿需用微量泵输注。待动静脉直接测压建立后,再根据测定参数调整输液量。心包切开后观察心脏的充盈程度可用作参考。②液体种类:在新生儿可输 10％葡萄糖注射液和 0.25％氯化钠注射液;1 岁以下输 5％葡萄糖注射液和 0.25％氯化钠注射液(因婴儿容易发生低血糖);1 岁以上仅输乳酸钠林格液(因在转流后都有血糖升高)。③发绀患儿需根据血 pH 选用 5％碳酸氢钠(mL)＝1/3 体重(kg)×(−BE)。非发绀患儿因脱水、代谢性酸中毒时也需输用适量碳酸氢钠。市售大液体的 pH 常较低,输注时也应加以调整。④除输注晶体液外,在转流后需输入胶体液,如库存血、血浆、血清蛋白、血定安等,以维持胶体渗透压、循环血量和总血容量。⑤转流后常出现低血钾,应从中心静脉通路输注钾溶液,严格控制输速,并不宜将钾加入输血袋中输注,因不能严格控制补钾速度。⑥小儿并存甲状旁腺功能不全或维生素 D 储备缺少者,转流后常出现低血钙,此与血液稀释、过度通气碱血症、输注枸橼酸库存血、心肺机内高氧合,以及加用碳酸氢钠等因素有关。血清钙低于 1.75 mmol/L 或离子化钙低于 1 mmol/L 时应予补充葡萄糖酸钙。

(2)输血:正常新生儿的血容量为80～93 mL/kg。①对病情不重、体质较好患儿,术中失血在血容量 10％以下者可不予输血,术中仅以输注液体补充血容量即可,但在体外循环后仍然常需输血。最好用新鲜血,或成分输血,根据实际需要,选择性输注红细胞、血小板、血浆等。尽量少输库存血,因库存血中的红细胞以每天 1％速度在破坏;粒细胞于 24 小时后其功能开始减退,到 72 小时时功能下降 50％;血小板在采血后3～6 小时即减少 50％,24～48 小时时降为零。因此,如果输入大量陈旧库存血,有时反而会引起术后出血增多,甚至发生酸中毒和肾功能不全等并发症。如果库存血温度太低,输血前应加温,以防止体温下降。②对术前血红蛋白浓度高的患儿,可在麻醉后或 CPB 前施行急性血液稀释自体输血,不仅可保持输血质量,更重要的是降低血液黏稠度,改善微循环。我们曾对 77 例发绀患儿在麻醉后施行血液稀释采血,年龄最小者出生后 62 天,最大14 岁,其中法洛四联症 68 例,占 88.3%;77 例分别采自体血 60~1 400 mL,均于 CPB 后输回,效果显著。③CPB 结束后,心肺机常剩余大量血液,如果 CPB 时间不长、未见血红蛋白尿且病情较平稳者,可将部分机器余血输回体内;机器余血的血红蛋白浓度低者,可采用超滤法提高机血质量以后再输回体内。

8.一氧化氮的应用

对部分并发肺动脉高压的先心病患儿,术前施行吸入低浓度(40×10^{-6} mL/L)一氧化氮(NO)试验,对筛选患儿能否接受手术具有判断价值。吸入 NO 后,如果肺血管出现可逆性变化,提示具有手术指征,从而增添了肺动脉高压患儿的手术救治机会。NO 也适于围手术期肺动脉高压的治疗,具有减轻肺血管阻力、改善心功能不全、创造脱离 CPB 机条件等功效。在吸入 NO 时需持续监测吸入氧浓度、一氧化氮浓度、二氧化氮浓度,并定时监测血气和血中高铁血红蛋白浓度。

(四)体外循环对患儿的影响与麻醉后管理

1.CPB 对患儿的影响

CPB 是治疗先心病不可缺少的手段,但也可能带来不同程度的机体危害。①小儿体液占全身体重的比例较成人大,细胞外液相对多,即使将 CPB 机预充液总量减小至 1 000 mL,也相当于婴儿血容量的4 倍,且预充液内含有各种电解质、药物、晶体液和胶体液,都可对患儿体液和血液成分产生干扰。因此,CPB 后很容易发生体液过多、血渗透压下降、脏器含水量增加、血红蛋白下降、血酸碱度改变等后果,也可引起 CPB 炎症反应及血细胞和血浆成分发生改变。这一系列变化都足以对重要脏器功能造成影响。②CPB 时间在30 分钟以内者,脑循环障碍发生率为7.4%;2 小时以上者为51.9%。提示 CPB 时间越短,脑危害越小。③CPB 灌注流量不足,容易发生脑损伤;新生儿和婴儿在 CPB 深低温下,脑压力/流量自动调节机制消失。④脑血流与平均动脉压呈正相关;$PaCO_2$ 和 pH 可直接影响脑血管紧张度和脑组织供氧;CPB 后容易出现肺损伤,其引起的原因较多,例如转流期间肺被长时间隔离于循环系统之外而不能正常代谢;血液与 CPB 管道表面接触产生炎症反应;缺血再灌注损伤及微栓形成等。其中炎性反应涉及补体、凝血、激肽、纤溶等多个系统,使肺血管通透性改变、通气血流比例失调、肺顺应性下降、呼吸频率增加,以及肺不张、肺水肿和浸润,即所谓 CPB 后灌注肺损伤。为减轻或避免肺损伤,应从预防着手,提高心肺机的材料结构质量,注意维持体液及胶渗压平衡,尽量缩短 CPB 时间,掌握合理的 CPB 灌注,手术矫正畸形尽量满意等。⑤CPB 后肾损伤目前已明显减少,但如果患儿术前并存肾功能不全,或在接受长时间 CPB 灌注、灌注流量不足及术后并发低心排等情况时,肾脏严重损害就很难避免。据统计,儿童心脏手术后 4%～7%发生肾衰竭且需要肾透析治疗,但病死率仍高达58%～72%。故应从预防着手,术前积极治疗心源性以外的肾病,CPB 采用优质人工肺,适量血液稀释,保持尿量 1～2 mL/(kg·h)以上,适量补充碱性药物以防止酸中毒、碱化尿液和减少溶血;及时利尿,不用肾毒性药物等。此外,手术纠正畸形尽量满意以避免术后低心排,同样是肾保护非常重要的原则。⑥心脏损伤的影响因素较多,包括麻醉药物抑制心肌;心肌经受 CPB 炎症反应、非生理性 CPB 灌注、血液成分改变,以及心脏血流阻滞和开放引起的再灌注损伤等,故必须重视心肌保护措施。对小儿心肌保护的方法目前尚未达到理想程度,需继续深入研究。

2.麻醉后管理

CPB 手术后管理是重要的环节,麻醉科医师应参与处理。①监测保持体温:术后体温过低可导致机体酸中毒;体温过高可致脏器代谢增高而引起功能衰竭,故必须重视保持体温稳定。②呼吸道管理:患儿送 ICU 后应核对气管插管深度,检查是否移位;需机械通气者需有保湿装置,以保护呼吸道黏膜;吸痰要严格按操作常规定时吸痰,每次吸痰前、中、后都要充分吸氧,每次吸痰时间不超过 15 秒。吸痰必须严格无菌消毒,选用柔软、直径不超过气管导管直径 1/2 的吸痰管,吸痰前先钳闭吸管,并尽快深插入气管,然后松钳并旋转吸痰管由里向外轻轻抽出,切忌反复进退移动,以防损伤气管黏膜。如果痰黏稠,吸痰前先在气管内滴入少量 0.25%～0.45%氯化钠注射液;如果发生支气管痉挛,可在盐水中加入适量支气管扩张药。小儿术后保留气管插管容易并发喉头水肿,拔管后可能发生窒息。故应尽量缩短留管时间,并适当应用镇静药以避免患儿头部过度活动,避免呛咳及吞咽动作,定时使用地塞米松喷喉及注射,定时松开气囊减压。③体外膜肺氧合(ECMO):适用于术后心、肺衰竭的抢救,1975 年首例新生儿术后应用 ECMO 抢救成功。ECMO 连接方法有 3 种:静脉－动脉;静脉－静脉;体外 CO_2 交换。自 1990 年以来,新生儿、婴儿术后应用 ECMO 抢救的成活率由 21%提高至 83%,但复杂先心患者的术后抢救还存在其他困难度。

三、瓣膜病

心脏瓣膜病是多见病,发病原因较多,包括风湿性、非风湿性、先天性、老年性退变以及冠状动脉硬化等,其中以风湿性瓣膜病最为常见。在初发急性风湿热的病例中,有 50%～75%(平均 65%)的患者心脏受累;余 35%虽当时未见心脏明显受累,但以后 20 年中约有 44%仍然发生瓣膜病。在 20～40 岁患心脏病人群中,约 70%为风湿性心脏病。成人风湿性心脏病中,1/3～1/2 的病例可无明显风湿病史。风湿热后可累及心脏瓣膜,甚或侵犯其附属结构(包括瓣膜环、腱索、乳头肌),主要病理改变为胶原纤维结缔组织化和基质部非化脓性炎症。

(一)病情病理特点与估计

1.二尖瓣狭窄

正常二尖瓣瓣口面积 4～6 cm^2,瓣孔长径 3.0～3.5 cm。①风湿性瓣膜病变包括前后瓣叶交界粘连、融合;瓣膜增厚、粗糙、硬化、钙化、结痂;腱索缩短、黏着;左心房扩大、血液潴留。风湿性炎症也可使左心房扩大、左心房壁纤维化及心房肌束排列紊乱,导致传导异常,并发心房纤颤和血栓形成。心房颤动使心排血量减少 20%;血栓一般始于心耳尖,沿心房外侧壁蔓延。②瓣口缩小可致左心房压上升,左心房扩张;由于左心房与肺静脉之间无瓣膜,因此,肺静脉压也上升,迫使支气管静脉间交通支扩大,血液从肺静脉转入支气管静脉而引起怒张,可能发生大咯血。同时肺毛细血管扩张淤血及压力上升,导致阻塞性肺淤血、肺顺应性下降、通气血流比例减少、血氧合不全、血氧饱和度下降。肺毛细血管压超过血浆胶体渗透压 (2.6～3.6 kPa),可致肺间质液淤积而出现肺水肿。③肺静脉高压先引起被动性肺动脉压上升,以后肺小动脉痉挛,属代偿性机制;但随时间延长,肺小动脉由功能性痉挛演变为器质性改变,包括内膜增生、中层增厚、血管硬化和狭窄、肺血管阻力增加、肺血流量减少、肺循环阻力增高,可高达接近体循环压力,右心负荷增加,肺动脉干扩大,右心室肥厚扩大,右心房压上升,甚者可到三尖瓣相对关闭不全而导致右心衰竭及外周静脉淤血。④另外,由于心肌炎或心肌纤维化,也可导致右心功能不全;二尖瓣狭窄患者的左心室功能大部分保持正常,但1/3的患者射血分数低于正常;由于右心室功能不全或室间隔收缩力减低,也影响左心功能,长期的前负荷减少可使左心室心肌萎缩和收缩力减低。⑤二尖瓣狭窄的病理生理特点为:左心室充盈不足,心排血量受限;左心房压力及容量超负荷;肺动脉高压;右心室压力超负荷致功能障碍或衰竭;多伴心房纤颤,部分有血栓形成。

2.二尖瓣关闭不全

二尖瓣结构包括瓣叶、瓣环、腱索、乳头肌、左心房和左心室。①二尖瓣任何结构发生病变时,即可引起二尖瓣关闭不全。主要系风湿热引起的瓣膜后遗症,包括瓣叶缩小、僵硬、瘢痕形成;瓣环增厚、僵硬;腱索缩短、融合或断裂;乳头肌结节变和淀粉样变、缩短、融合、功能失调。此外,二尖瓣后叶黏着于二尖瓣环而与左心房相连,导致左心房扩大,可牵引后叶移位而发生关闭不全。左心室扩张使乳头肌向外下移位,导致二尖瓣环受牵拉和扩张,也可发生反流。②二尖瓣关闭不全时,左心室收缩期血液除向主动脉射出外,部分血液反流回左心房,重者可达100 mL,因此左心房容量和压力增高;最初左心泵功能增强,肌节数量增加,容量和重量增大。左心房扩大时,75%发生心房纤颤。一旦左心室功能下降,每搏量减少,反流增剧、肺淤血,可引起肺动脉高压、右心室过负荷及心力衰竭。③临床症状主要来自肺静脉高压和低心排量。在慢性二尖瓣关闭不全时,只要维持左心功能,左心房与肺静脉压可有所缓解,临床症状较轻。急性二尖瓣关闭不全时,由于发病急而左心房、左心室尚未代偿性扩大,此时容易出现左心房功能不全,左心室舒张末压增高和左心房压顺应性降低,临床上可早期出现肺水肿。急性二尖瓣关闭不全多因腱索或乳头肌断裂或功能不全引起。腱索断裂可在原有瓣膜病基础上发生;也可因二尖瓣脱垂、外伤及感染性心内膜炎引起;也可因冠心病供血不足、心肌梗死引起;二尖瓣关闭不全的病理生理特点为:左心室容量超负荷,左心房扩大,右心衰竭、肺水肿,左心室低后负荷,多伴有心房纤颤。

3.主动脉瓣狭窄

正常主动脉瓣口面积3～4 cm²,孔径2.5 cm。主动脉瓣狭窄可因风湿、先天畸形或老年退变而引起。①风湿炎症使瓣叶与结合处融合,瓣沿回缩僵硬,瓣叶两面出现钙化结节,使瓣口呈圆形或三角形,在狭窄的同时多数伴有关闭不全。②瓣口狭窄后,左心室与主动脉压差>0.66 kPa(系正常值);随着狭窄加重,压差也增大,重者可>6.6 kPa。由于左心室射血阻力增加,左心室后负荷加大,舒张期充盈量上升,心肌纤维伸展、肥大、增粗,呈向心性肥厚,心脏重量可增达1 000 g,致心肌耗氧增加,但心肌毛细血管数量并不相应增加。因左心室壁内小血管受到高室压及肥厚心肌纤维的挤压,血流量减少;左心室收缩压增高而舒张压降低,可影响冠状动脉供血,严重者可因心肌缺血而发作心绞痛。③当左心室功能失代偿时,心搏量和心排血量下降,左心室与主动脉间压差减小,左心房压、肺毛细血管压、肺动脉压、右心室压及右心房压均相应升高,临床上可出现低心排综合征。④如果伴发心房纤颤、心房收缩力消失,则左心室充盈压下降。⑤主动脉狭窄的病理生理特点为排血受阻、左心室压超负荷、心排血量受限;左心室明显肥厚或轻度扩张;左心室顺应性下降;心室壁肥厚伴有心内膜下缺血;心肌做功增大,心肌需氧增多。

4.主动脉瓣关闭不全

主动脉瓣或主动脉根部病变均可引起主动脉瓣关闭不全。①慢性主动脉瓣关闭不全的60%～80%是风湿病引起,瓣叶因炎症和肉芽形成而增厚、硬化、挛缩、变形;主动脉瓣叶关闭线上有细小疣状赘生物,瓣膜基底部粘连。其他病因有先天性主动脉瓣脱垂、主动脉根壁病变扩张、梅毒、马方综合征、非特异性主动脉炎以及升主动脉粥样硬化等。②主动脉瓣关闭不全时,左心室接纳从主动脉反流的血液每分钟可达 2～5 L,致使舒张期容量增加,左心室腔逐渐增大,肌纤维被动牵长,室壁增厚,左心室收缩力增强,左心室收缩期搏出量较正常高,此时左心室舒张末压可暂时不上升。但一旦左心失代偿,即出现舒张末压上升,左心室收缩力、顺应性及射血分数均下降;左心房压、肺毛细血管楔压、右心室压、右心房压均随之上升,最后发生左心衰竭、肺水肿,继后出现右心衰竭。因主动脉舒张压下降可直接影响冠脉供血,可出现心绞痛症状。③急性主动脉瓣关闭不全可因感染性心内膜炎、主动脉根部夹层动脉瘤或外伤引起,由于心脏无慢性关闭不全过程的代偿性左心室心肌扩张和肥厚期,因此首先出现左心室容量超负荷,最初通过增快心率、增加外周阻力和每搏量取得代偿,但心肌氧耗剧增;随后由于左心室充盈压剧增,左心室舒张压与主动脉压差缩小,收缩压及舒张压均下降,同样冠脉血流量也下降而致心内膜下缺血加重,最后出现心力衰竭;主动脉关闭不全的病理生理特点为左心室容量超负荷;左心室肥厚、扩张;舒张压下降,降低冠状动脉血流量;左心室做功增加。

5.三尖瓣狭窄

三尖瓣狭窄多系风湿热后遗症,且多数与二尖瓣或主动脉瓣病变并存,由瓣叶边沿融合、腱索融合或缩短而造成。其他尚有先天性三尖瓣闭锁或下移 Ebstein 畸形。①因瓣口狭窄致右心房淤血、右心房扩大和房压增高。由于体静脉系的容量大、阻力低和缓冲大,因此右心房压在一段时间内无明显上升,直至病情加重后,静脉压明显上升,颈静脉怒张,肝大,可出现肝硬化、腹水和水肿等体循环淤血症状。②由于右心室舒张期充盈量减少,肺循环血量、左心房左心室充盈量均下降,可致心排血量下降而体循环血量不足。③由于右心室搏出量减少,即使并存严重二尖瓣狭窄,也不致发生肺水肿。

6.三尖瓣关闭不全

三尖瓣关闭不全多数属于功能性,继发于左心病变和肺动脉高压引起的右心室肥大和三尖瓣环扩大,由于乳头肌、腱索与瓣叶之间的距离拉大而造成关闭不全;因风湿热引起者较少见。①其瓣膜增厚、缩短、交界处粘连,常合并狭窄;因收缩期血液反流至右心房,使右心房压增高和扩大。②右心室在舒张期尚需接纳右心房反流的血液,因此致舒张期容量负荷过重而扩大。③当右心室失代偿时,可发生体循环淤血和右心衰竭。

7.肺动脉瓣病变

肺动脉瓣狭窄绝大多数属先天性或继发于其他疾病,常与其他瓣膜病变并存,且多属功能性改变,而肺动脉瓣本身的器质性病变很少;因风湿热引起者很少见。在风湿性二尖瓣病,肺源性心脏病,先心病 VSD、PDA,马方综合征,特发性主肺动脉扩张,肺动脉高压或结缔组织病时,由于肺动脉瓣环扩大和肺动脉主干扩张,可引起功能性或相对性肺动脉瓣关闭不全。因瓣环扩大,右心容量负荷增加,最初出现代偿性扩张,当失代偿时,可发生全身静脉淤血和右心衰竭。

8.联合瓣膜病

侵犯两个或更多瓣膜的疾病称为联合瓣膜病或多瓣膜病。常见的原因是风湿热或感染性心内膜炎,往往先只有一个瓣膜病,随后影响到其他瓣膜。例如,风湿性二尖瓣狭窄,因肺动脉高压而致肺动脉明显扩张时,可出现相对性肺动脉瓣关闭不全;也可因右心室扩张、肥大而出现相对性三尖瓣关闭不全。此时肺动脉瓣或三尖瓣本身并无器质病变,仅有功能及血流动力学发生变化。又如主动脉瓣关闭不全时,由于射血增多,可出现主动脉瓣相对性狭窄;由于大量血液反流,可影响二尖瓣的自由开放而出现相对性二尖瓣狭窄;也可因大量血反流导致左心室舒张期容量负荷增加、左心室扩张、二尖瓣环扩大,而出现二尖瓣相对性关闭不全。联合瓣膜病发生心功能不全的症状多属综合性,且往往有前一个瓣膜病的症状部分掩盖或减轻后一个瓣膜病临床症状的特点。例如,二尖瓣狭窄并发主动脉瓣关闭不全比较常见,约占 10%,二尖瓣狭窄时的左心室充盈不足和心排血量减少,当合并严重主动脉瓣关闭不全时,可因心搏出量低而反流减少;又如二尖瓣狭窄时,可因主动脉瓣反流而使左心室肥厚有所减轻,说明二尖瓣狭窄掩盖了主动脉瓣关闭不全的症状,但容易因此而低估主动脉瓣病变的程度;又如二尖瓣狭窄合并主动脉瓣狭窄时,由于左心室充盈压下降,左心室与主动脉间压差缩小,延缓了左心室肥厚的发展速度,减少了心绞痛发生率,说明二尖瓣狭窄掩盖了主动脉瓣狭窄的临床症状,如果手术仅解除二尖瓣狭窄而不矫正主动脉瓣狭窄,则血流动力学障碍可加重,术后可因左心负担骤增而出现急性肺水肿和心力衰竭。

9.瓣膜病并发冠心病

部分瓣膜病患者可并发冠心病,因此增加了单纯瓣膜手术的危险性。有学者采取同期施行二尖瓣手术与冠脉搭桥手术,占 15%～20%。在瓣膜手术前,如果未发现冠心病,则十分危险。我们曾遇 1 例二尖瓣置换术后收缩无力,不能有效维持血压,经再次手术探查证实右冠状动脉呈索条状,当即施行右冠状动脉搭桥,术后心脏收缩恢复有力,顺利康复。为保证术中安全和术后疗效,对瓣膜病患者凡存在下列情况者:心绞痛史、心电图缺血性改变、年龄 50 岁以上者,术前均应常规施行冠状动脉造影检查。

10.瓣膜病并发窦房结功能异常

多次反复风湿热链球菌感染,可形成慢性心脏瓣膜病,部分可并发心房纤颤,有的可合并窦房结功能异常。我们对 CPB 瓣膜手术患者在麻醉诱导前,将心电图二级食管电极经鼻腔置入食管,以观察 P 波最大的位置,测定 3 项指标:窦房结恢复时间(SNRT),正常为＜1 500 毫秒;校正窦房结恢复时间(CSNRT),正常为＜550 毫秒;窦房结传导时间(SACT),正常为＜300 毫秒。如果出现上列任何 1 项异常者,即可判为窦房结功能异常,且这种异常往往在 CPB 手术后仍然保持。风湿性瓣膜病患者即使术前为窦性心律,但由于麻醉药物的影响以及手术致心肌损伤等原因,常会出现窦房结功能异常。因此,术中保护窦房结功能具有重要性,可采取下列保护措施:①维持满意的血压,以保证窦房结供血;②手术操作尽量避免牵拉和压迫窦房结组织,特别在处理上腔静脉插管或阻滞时尤需谨慎;③缩短阻滞心脏循环的时间;④在阻滞心肌血流期间要定时充分灌注停跳液,以使心肌均匀降温,可保护窦房结组织。

(二)手术前准备

1.患者的准备

(1)心理准备:无论是瓣膜成形术还是瓣膜置换术,都会使患者经受创伤和痛苦;置换机械瓣的患者还需要终身抗凝,给患者带来不便。这些都应在术前从积极方面向患者解释清楚,给予鼓励,使之建立信心,精神安定,术前充分休息,做到在平静的心态下接受手术。

(2)术前治疗:具体如下。①除急性心力衰竭或内科久治无效的患者以外,术前都应加强营养,改善全身情况和应用强心利尿药,以使血压、心率维持在满意状态后再接受手术。②术前重视呼吸道感染或局灶感染的积极防治,手术应延期进行。③长期使用利尿药者可能发生电解质紊乱,特别是低血钾,术前应予调整至接近正常水平。④重症患者在术前3~5天起应静脉输注极化液(含葡萄糖、胰岛素和氯化钾)以提高心功能和手术耐受力。⑤治疗药物可根据病情酌情使用,如洋地黄或正性肌力药及利尿药可用到手术前天,以控制心率、血压和改善心功能。但应注意,不同类型的瓣膜病有其各自的禁用药,如β受体阻滞药能减慢心率,用于主动脉瓣或二尖瓣关闭不全患者,可能反而增加反流量而加重左心负荷;心动过缓可能促使主动脉瓣狭窄患者心搏骤停。二尖瓣狭窄并发心房纤颤,要防止心率加快,不应使用阿托品;主动脉瓣狭窄患者不宜使用降低前负荷(如硝酸甘油)及降低后负荷(钙通道阻滞药)的药物,以防心搏骤停。⑥术前并发严重病窦综合征、窦性心动过缓或严重传导阻滞的患者,为预防麻醉期骤发心脏停搏,麻醉前应先经静脉安置临时心室起搏器。⑦对药物治疗无效的病情危重或重症心力衰竭患者,在施行抢救手术前应先安置主动脉内球囊反搏(IABP),并联合应用正性肌力药和血管扩张药,以改善心功能和维持血压。

(3)麻醉前用药:除抢救手术或特殊情况外,应常规予以麻醉前用药,包括术前晚给予镇静催眠药。手术日晨最好使患者处于嗜睡状态,以消除对手术的恐惧。麻醉前用药不足的患者其交感神经处于兴奋状态,可导致心动过速等心律失常,同时后负荷增加和左心负担加重,严重者可因之诱发急性肺水肿和心绞痛,从而失去手术机会。一般麻醉前可用吗啡0.2 mg/kg,东莨菪碱0.3 mg;如若患者心率仍快,麻醉后可再给予东莨菪碱。

2.麻醉前考虑

(1)二尖瓣狭窄手术:①防止心动过速,否则舒张期缩短,左心室充盈更减少,心排血量将进一步下降;②防止心动过缓,因心排血量需依靠一定的心率来代偿每搏量的不足,若心动过缓,血压将严重下降;③避免右侧压力增高和左侧低心排,否则心脏应变能力更小,因此对用药剂量或液体输入量的掌握必须格外谨慎;除非血压显著下降,一般不用正性肌力药,否则反而有害;④有时为保证主动脉舒张压以维持冠脉血流,可适量应用血管加压药;⑤心房颤动伴室率过快时,应选用洋地黄控制心率;⑥保持足够的血容量,但又要严控输入量及速度,以防肺水肿;⑦患者对体位的改变十分敏感,应缓慢进行;⑧术后常需继续一段时间呼吸机辅助通气。

(2)二尖瓣关闭不全手术:①防止高血压,否则反流增加,可以用扩血管药降低外周阻力;②防止心动过缓,否则舒张期延长,反流增多;③需保证足够血容量,可能需要用正性肌力药支持左心室功能。

(3)主动脉瓣狭窄手术:①血压下降时,可用血管收缩药维持安全的血压水平;②除非血压严重下降,避免应用正性肌力药;③避免心动过缓,需维持适当的心率以保证冠脉血流灌注;④避免心动过速,否则增加心肌氧需而形成氧债;⑤保持足够血容量,但忌过量;⑥对心房退化或丧失窦性心律者应安置起搏器。

(4)主动脉瓣关闭不全手术:①防止高血压,因可增加反流;②防止心动过缓,否则可增加反流和心室容量及压力,同时降低舒张压而减少冠脉供血;③降低周围阻力,以降低反流量;需保证足够的血容量。

（5）多瓣膜病或再次瓣膜置换手术：①麻醉诱导应缓慢，用芬太尼较安全，需减量，慎用吸入麻醉药；②因粘连重、手术困难、出血较多，需维持有效血容量；③心脏复苏后，多数需正性肌力药及血管扩张药支持循环；④注意维持血清钾在正常浓度，预防心律失常；⑤术后约 1/3 的患者需安置心脏起搏器。

（6）带起搏器手术患者：对瓣膜病并发窦性心动过缓、房室传导阻滞患者，术前多已安置起搏器；对部分双瓣置换或再次瓣膜置换手术患者也需安置起搏器；某些先天性心脏病，如二尖瓣关闭不全、法洛四联症等手术也需安置起搏器。起搏器可受到外界的干扰和影响，包括非电源及电源因素。非电源因素，如血液酸碱度、血内氧分压及电解质变化，都影响起搏阈值。电源因素，如雷达、遥测装置、高频装置等电磁波的干扰。术中应用电凝是常规止血方法，对已安置起搏器的患者术中原则上应避用电凝止血，以防发生心室纤颤或起搏器停止工作，但不易做到，故需加强预防措施：手术全程严密监测心电图，尤其在使用电凝时需提高警惕；开胸过程或安置起搏器前仔细充分止血，以减少以后使用电凝的次数；使用电凝前暂时关闭或移开起搏器，尽量缩短电凝的时间；万一发生心律失常，首先停用电凝，如仍不恢复，则心内注药，按摩心脏，电击除颤。

3.麻醉药物选择

阿片类镇痛药、镇静药、吸入麻醉药及肌肉松弛药对心脏及血管都产生不同的影响。对瓣膜患者选择麻醉药物应进行全面衡量，考虑以下几方面问题。①对心肌收缩力是抑制还是促进。②对心率是加快还是减慢。某些病例因心率适度加快而可增加心排血量；心率减慢对心力衰竭、心动过速或以瓣膜狭窄为主的病例可能起到有利作用，但对以关闭不全为主的瓣膜病则可增加反流量而降低舒张压，增加心室容量和压力，使冠状动脉供血减少。③对心律的影响为是否扰乱窦性心律或兴奋异位节律点，心律失常可使心肌收缩力及心室舒张末期容量改变。④对前负荷的影响：如大剂量吗啡，因组胺释放使血管扩张，前负荷减轻，对以关闭不全为主的瓣膜病则可能引起低血压；对以狭窄为主的瓣膜病也应维持一定的前负荷，否则也可因左心室充盈不足而减少心排血量。⑤用血管收缩药增加后负荷，对以关闭不全为主的瓣膜病可引起反流增加和冠脉血流减少，从而可加重病情，此时用血管扩张药降低后负荷则有利于血压的维持。⑥对心肌氧耗的影响：如氯胺酮，可兴奋循环，促进心脏收缩及血压升高，但增加心肌氧耗，选用前应衡量其利弊。

（三）麻醉管理

1.麻醉诱导

瓣膜患者都有明显的血流动力学改变和心功能受损，麻醉诱导必须谨慎操作，要严密监测桡动脉直接测压、心电图和脉搏血饱和度。选择诱导药以不过度抑制循环、不影响原有病情为前提。①对轻及中等病情者可用地西泮、咪达唑仑、依托咪酯、芬太尼诱导；肌肉松弛剂可根据患者心率选择，心率不快者可用泮库溴铵，心率偏快者用阿曲库铵、哌库溴铵等。②对病情重、心功能Ⅲ～Ⅳ级患者，可用羟丁酸钠、芬太尼诱导，不用地西泮，因其可引起血压下降。③对心动过缓或窦房结功能差者，静脉注射芬太尼或羟丁酸钠可能加重心率减慢；对主动脉瓣关闭不全患者可引起血压严重下降，也影响冠状动脉供血而发生心律失常，因此可改用小剂量氯胺酮诱导，对维持血压和心率较容易；最好应用气相色谱—质谱仪检测血中芬太尼浓度以指导临床用药。我们曾用诱导剂量芬太尼 20 μg/kg 和泮库溴铵 0.2 mg/kg,即使不用其他辅助药也能满意完成诱导,注入后 1 分钟测得的血芬太尼浓度为 52.6 ng/mL。据报道,血芬太尼浓度≥15 ng/mL 时,血压升高及心动过速的发生率小于 50%。

2.麻醉维持

可采用以吸入麻醉为主或以静脉药物为主的静吸复合麻醉。①对心功能差的患者以芬太尼为主,用微量泵持续输注,或间断单次静脉注射用药。②对心功能较好者以吸入麻醉药为主,如合并窦房结功能低下者可加用氯胺酮。③诱导持续吸入 1% 恩氟烷,我们曾采用 NORMAC吸入麻醉药浓度监测仪观察,1 小时后呼出气恩氟烷浓度平均 0.61%,吸入 2 小时后平均 0.71%;CPB 前平均 0.77%,CPB 结束时平均仅 0.12%,此时临床麻醉深度明显变浅。如果采用芬太尼 50 μg/kg 复合吸入异氟烷麻醉,并采用膜肺 CPB(45±8.9)分钟,异氟烷的排出浓度低于 0.1%。提示采用膜肺排出异氟烷的速度远较鼓泡式肺者为缓慢。④在静脉注射芬太尼 20 μg/kg 诱导后,血芬太尼浓度立即达到 52.6 ng/mL,随后用微量泵持续输注芬太尼,劈胸骨前血芬太尼浓度为 23.6~24.1 ng/mL,转流后降为(3.6±0.8)ng/mL,较转流前下降 72%。可见无论吸入麻醉药或静脉麻醉药,经体外转流后其血内浓度都急剧下降,提示麻醉变浅。因此,在体外转流前、中、后均应及时加深麻醉,静脉麻醉药可直接注入 CPB 机或经中心静脉测压管注入;吸入麻醉药可将氧气通过麻醉机挥发罐吹入人工肺。

(四)减少术中出血的措施

瓣膜置换手术的出血量常较多,应采取减少术中出血措施,尽量少用库存血。①我们测试单瓣置换手术的库存血输注量平均 860 mL,如果施行自体输血,平均仅需库存血 355 mL;双瓣置换手术需输库存血平均 1 260 mL,如果施行自体输血,平均仅需库存血 405 mL。②如果采用自体输血结合术中回收失血法,则库存血输注量可更减少。我们在麻醉后放出自体血平均每例(540±299)mL,术中回收出血,再加 CPB 机余血经洗涤后回输,平均每例输注自体血(777±262)mL,围手术期输注库存血量可减少 52.5%。③CPB 前及中应用抑肽酶,也可显著减少术中出血,效果十分明显。

(五)术后急性循环衰竭并发症

复杂心脏 CPB 手术后,容易突发急性心力衰竭或血容量急剧减少,循环难以维持,患者生命难以保证,其中严密监测、尽早发现、抓紧抢救是手术成功的关键。

1.CPB 手术后的临床监测与早期诊断

对下列临床监测情况需高度重视。①精神状态异常:表现为烦躁、躁动、精神恍惚、反应淡漠甚至昏迷。②肢体紧张度异常或瘫痪。③皮肤颜色变暗甚至发绀。④心电图示心率减慢或心律失常,甚至呈等电位直线。⑤尿量减少或无尿。⑥动脉压急剧下降或脉压很小,需首先排除测压管道不通畅、凝血或误差等情况。⑦中心静脉压突然降低或严重升高,需首先排除液体未输入或输入过多、过速。⑧检查心表起搏器或辅助循环装置的工作是否正常,排除其故障。⑨胸腔引流液突然急剧增加时,鉴别引流液性质是否与血液接近。⑩血红蛋白浓度明显下降;血清钾很低或很高;血气 pH 下降,呼吸性或代谢性酸中毒;ACT 显著延长等。

2.急性循环衰竭的抢救措施

心搏骤停或严重低心排综合征的临床表现为无脉搏,无呼吸,无意识状态,提示血液循环已停止,全身器官无灌流,大脑首先受到缺血的严重威胁,因此必须采取紧急抢救措施。①尽早心肺复苏(CPR):施行有效胸外心脏按压、人工呼吸及应用针对性药物。②主动脉内球囊反搏(IABP),常用于瓣膜术后急性低心排综合征,以支持心脏充盈,减少心肌氧需,增加冠脉灌注,从而改善血流动力学及心肌供血。尽早开始是抢救成功的关键。③急症体外循环再手术:常用于瓣膜术后出血,常见左心房顶破裂、左心室后壁破损、瓣周漏、瓣卡瓣等情况。我们在1984～995年共施行 CPB 手术 18 513 例,其中急症 CPB 抢救手术130 例,占0.7%。Rousou 在1988～1993 年 3 400 余例 CPB 手术中,有 16 例急症 CPB 抢救再手术,存活率56.3%,以往13 例只施行 CPR 抢救,存活率仅 15.4%。提示及时采用CPB 再手术抢救可明显提高生存率;在心脏或肺脏功能严重衰竭时,应用体外膜肺氧合(ECMO)抢救具有明显提高生存的效果,可使肺脏和心脏做功减少,全身供血恢复,不致缺氧,文献有使用 ECMO 长达 1 个多月而获得成功的报道。

四、冠心病

(一)病理生理简述

缺血性心脏病指心肌相对或绝对缺血而引起的心脏病,其中约90%因冠状动脉粥样硬化引起;约 10%为其他原因,如冠状动脉痉挛、冠状动静脉瘘、冠状动脉瘤、冠状动脉炎等引起。因冠状动脉粥样硬化及冠状动脉痉挛引起的缺血性心脏病,简称冠心病,我国 40 岁以上人群中的患病率为 5%～10%。

1.心脏代谢的特点

①心肌耗氧量居全身之冠,静息时可达每 100 g 血流量 7～9 mL/min。②冠脉血流量大,静息时成人约每100 g血流量 60～80 mL/min,最高达 300～400 mL/min。③毛细血管多,与心肌纤维比例达1:1。④心肌富含肌红蛋白,每克心肌含 1.4 mg,从中摄取大量氧。⑤心肌富含线粒体,对能量物质进行有氧氧化而产生 ATP,当心肌耗氧量增加时,氧摄取率并不增加,而是靠增加冠脉血流量来补充氧,如果后者未能相应增加,即可出现心肌缺氧;心肌也可从脂肪酸、葡萄糖、乳酸等获取部分能量物质。⑥一旦心肌缺血,供应心脏的血流不能满足心肌代谢需要时即可引起代谢紊乱,主要是高能磷酸化合物生成明显减少,而代谢中间产物在心肌中堆积,从而引起心肌损伤。

2.心肌氧供需失衡

冠状动脉粥样硬化以及各种原因引起冠状动脉损伤时,冠状动脉狭窄、血栓形成、血流受阻、血流量下降、含氧量下降。增加心肌耗氧的因素有:①心率加快,增快次数越多,耗氧量越大,且因心室舒张期缩短,可影响血液充盈和心肌灌注;②心肌收缩力增强,耗氧量增加;③心室壁收缩期或舒张期张力增加,都可使耗氧量上升。

3.冠心病心肌功能、代谢与形态改变

①冠脉供血不足区域的局部可表现收缩期膨出,由此降低心功能。缺血时间越长,膨出范围越扩大,心肌收缩、舒张功能越降低,可致心泵功能减弱,心排血量减少,严重者出现心力衰竭;95%的心肌梗死局限于左心室的某部位,承受收缩期高压力和较大的血流剪切应力冲击。②心肌缺血时,心肌高能磷酸化合物减少,缺血 15 分钟时 ATP 下降 65%,缺血 40 分钟时下降 90%以上;同时细胞膜离子通透性改变,K^+ 外流,Ca^{2+}、Na^+、Cl^- 等内流入细胞,导致膜电位消失。③心肌坏死时,心肌细胞内的各种酶释放入血液循环;其中心肌肌钙蛋白(cTn)与CK-MB 是心肌梗死标志物,尤其是 cTn 具有高度灵敏性和特异性。据此,可对心肌梗死确

诊。心肌肌钙蛋白 I(cTnI)可在 3～6 小时从血中检出,持续 7～10 天;心肌肌钙蛋白 T (cTnT)在 6 小时检出,敏感性稍差,持续 10～14 天。CK-MB 是心肌坏死的早期标志物,在梗死发生 4 小时内其水平升高,峰值出现在 18～24 小时,3～4 天恢复正常。CPK 正常值上限为总 CPK 的 3%～6%;6～9 小时的敏感性可达 90%,24 小时后敏感性接近 100%。④传统血清酶化验包括谷氨酸酰乙酸转氨酶(SGOT,SGPT),乳酸脱氢酶(LDH),肌酸激酶(CK)等;血脂代谢检查包括胆固醇、低密度脂蛋白和高密度脂蛋白等,均证明与冠心病的发病及其程度密切相关。冠心病发病和死亡与胆固醇含量高、低密度脂蛋白含量高及高密度脂蛋白含量低呈正相关。此外,乳酸产生增多可出现心肌酸中毒、糖酵解增强和脂肪氧化障碍,也有诊断价值。⑤心肌缺血时,心肌细胞线粒体肿胀,出现无定形致密颗粒、肌膜破裂、胞核溶解和消失、心肌坏死。根据缺血程度,心肌细胞坏死可表现为可逆或不可逆性变化。病理可分心肌透壁性梗死和非透壁性梗死,后者仅累及心内膜下层。

4.心肌梗死过程中的并发症

常见并发症表现如下。①心律失常:检出率 64.3%,包括各种心律失常,如室上性、室性心动过速,房性、室性心动过缓,以及 Ⅰ～Ⅲ 度房室传导阻滞。②心功能不全的程度取决于梗死面积大小。梗死面积占左心室心肌 25% 以上者,20%～25% 可出现心力衰竭;梗死面积≥40% 时可出现心源性休克,发生率 10%～15%。③心脏组织破损可能在心肌梗死后 1 周发生,常见室间隔穿孔,多数因前降支闭塞引起,右冠状动脉及左旋支闭塞也可引起。室间隔穿孔尤其在老年并发高血压者,突然的左向右分流可导致血流动力学骤变,左心负荷增加而发作急性肺水肿甚至左心衰竭。如因右冠脉后降支供血不足,由其单独供血的后内侧乳头肌可发生断裂,从而引起急性二尖瓣严重反流,发生率 25%～50%,病死率 48%。④室壁瘤可因心肌梗死区的心肌收缩力降低或愈合期纤维组织替代心肌组织,在心脏收缩压力的作用下梗死区组织膨出而形成室壁瘤,发生率 10%～38%,可能继发室壁瘤破裂,好发部位在左心室前壁或心尖侧壁,如果破口小或有血栓与心包粘连,可形成假性室壁瘤。⑤心肌梗死区内膜面可出现血栓形成,多见于前壁和心尖部梗死病例,常于心肌梗死后 10 天内发生;血栓脱落可引起脑动脉、肺动脉、肢体及内脏血管栓塞,发生率为 5% 左右。⑥心脏破裂可因急性心脏压塞而猝死,约占心肌梗死病死率的 3%～13%,常发生在心肌梗死后 1～2 周,好发部位在左心室前壁下 1/3 处。

(二)术前评估与准备

1.临床征象与检查

手术前应了解患者的心理状态、对手术的理解程度与疑虑问题;属何种精神类型,乐观开朗与悲观脆弱对术后康复有很大影响。手术可诱发精神失常,冠心病手术也不例外,何况还有 CPB 的不利因素。心脏功能评估可按常规分级。Ⅰ级:体力活动不受限,一般活动无症状;Ⅱ级:一般活动引起疲劳、心悸、呼吸困难或心绞痛,休息时感觉舒适;Ⅲ级:轻活动即感心悸、呼吸困难、心绞痛,休息后缓解;Ⅳ级:休息时也有症状或心绞痛。在常规 12 导联心电图中,心肌梗死可出现有 Q 波及无 Q 波两种特征;有 Q 波提示透壁性心肌梗死;无 Q 波表示为非透壁性或心内膜下心肌梗死。此外,T 波、ST-T 段及 R 波常出现改变或呈传导异常。但相当一部分心肌梗死患者心电图仍属正常,因此不能完全根据心电图改变来判断病情。射血分数(EF)有整体射血分数和局部射血分数之分。整体射血分数指左心室或右心室收缩末期射出的血量占心室舒张末期容量的百分比,是临床常用的心功能指标,主要反映心肌收缩力,在心功能受损时它比心排血量指标敏感。成人正常左心室射血分数（LVEF）为 60％±7％,右心室射血分数（RVEF）为48％±6％。一般认为,LVEF＜50％或 RVEF＜40％即为心功能下降。心肌梗死患者若无心力衰竭,EF 多在 40％～50％。如果出现症状,EF 多在 25％～40％;如果在休息时也有症状,EF 可能＜25％。EF 可通过左心室导管心室造影获得,也可通过超声心动图、核素心脏池造影、超高速 CT 和磁共振检查获得。心脏舒张功能是心室耗能的主动过程,用心室顺应性表示。左心室舒张功能失调是冠心病早期征象,先于收缩功能减退出现,对了解心功能有帮助,可通过多普勒超声和核素检查或左心导管检查获得。冠状动脉造影目前还是最为重要的诊断手段,可提供明确而具体的病变程度和部位。通过计算血管直径可了解其截面积（狭窄程度）。如血管直径减少 50％,其截面积减少 75％;直径减少 75％,截面积减少达 94％。胸部 X 线摄片检查可了解肺部及心脏扩大等情况。心脏扩大者,70％以上患者的 EF＜40％。心肌梗死后血液生化标志物在近年已采用以蛋白质量为主的检测,取代了以往以酶活性为主的检测。

2.手术危险因素

影响手术效果的危险因素包括:①年龄大于 75 岁;②女性,冠脉细小,吻合困难,影响通畅率;③肥胖;④EF＜40％;⑤左冠状动脉主干狭窄＞90％;⑥术前为不稳定性心绞痛,心力衰竭;⑦并发瓣膜病、颈动脉病、高血压、糖尿病、肾疾病及肺疾病;⑧心肌梗死后 7 天内手术;⑨PTCA后急症手术;⑩再次搭桥手术或同期施行其他手术。

3.术前治疗与用药检查

冠心病搭桥手术前应对这些并发症予以积极治疗和准备。

(1)重点保护心肌功能,保证心肌氧供需平衡,避免心绞痛发作。常用药物有:①硝酸酯类,如硝酸甘油;②钙通道阻滞药,如硝苯地平、尼卡地平、尼莫地平、地尔硫䓬、维拉帕米等;③β肾上腺素能受体阻滞药,如普萘洛尔、美托洛尔、艾司洛尔等。

(2)术前对中、重度高血压患者应采取两种以上降压药治疗,包括利尿药、β受体阻滞药、钙通道阻滞药、血管紧张素转换酶抑制药、α受体阻滞药等,应一直用到手术前,不宜突然停药,否则可诱发心肌缺血、高血压反跳和心律失常。

(3)糖尿病患者在我国因冠心病而死亡者约占 22.9％,比非糖尿病的冠心病患者高 5～10倍。糖尿病合并高血压者约有 50％并存自主神经病态,使心脏对血管容量变化的代偿能力降低,临床表现为血管系统不稳定。①糖尿病主要有两型:非胰岛素依赖型糖尿病,可通过控制饮食和（或）服降糖药治疗,但手术前 12 小时应停止服药;胰岛素依赖型糖尿病,术前需用胰岛素治疗,手术治疗的标准为:无酮症酸中毒,尿酮体阴性,空腹血糖小于 11.1 mmol/L(200 mg/dL),尿糖阴性或弱阳性,24 小时尿糖定量 5～10 g。采用胰岛素治疗者应尽量避免使用 β 受体阻滞药,否则可因 α 受体兴奋反而抑制胰岛素分泌,糖耐量更趋异常,诱发或加重低血糖反应。②高血糖可使缺血性脑损伤恶化,增加糖尿病手术患者的病死率。缺血细胞使葡萄糖无氧代谢,产生大量乳酸,使细胞 pH 下降,细胞膜损伤增大。高血糖可影响伤口愈合,影响白细胞的趋化、调整和吞噬作用,术后康复受影响。③术前、术中及术后应重复检查血糖,根据血糖值给胰岛素:胰岛素(U/h)＝血糖(mg/dL)÷150。也可先用微量泵按 5％葡萄糖注射液 1.0 mg/(kg·min)[相当于1.2 mL/(kg·h)]输注,然后根据血糖测定值加用相应的胰岛素。此外,每输入 1 L 葡萄糖注射液加入 KCl 30 mmol,以补偿钾的细胞内转移。输注胰岛素前先冲洗输液管道,以减少管道吸收胰岛素,保证剂量准确;长期应用鱼精蛋白锌胰岛素的糖尿病患者,CPB 术后应用硫酸鱼精蛋白时有可能发生变态反应,重者甚至死亡。因此,应先用小剂量鱼精蛋白拮抗试验,即将鱼精蛋白 1~5 mg 在 5 分钟以上缓慢注入,观察无反应后再缓慢注入预计的全量。

(4)对吸烟者,术前应禁烟 2 个月以上。如果合并呼吸系统感染,先积极治愈后再手术。

(5)冠心患者常长期使用一系列治疗药物,术前应进行检查。①服用阿司匹林或含阿司匹林药者:术前 1 周应停止使用,以免手术中渗血加剧。②术前必须抗凝者:改用肝素一直到术前。③术前洋地黄治疗者:除并发心动过速不能停药外,最好在术前 12 小时停用。④长期使用利尿药者:最好在术前数天起停药,以便调整血容量及血钾。⑤口服降糖药者:至少自术前 12 小时起停药。⑥慢性心力衰竭或肝淤血者:常缺乏凝血因子,术前给予维生素 K 或新鲜冷冻血浆补充。

(三)麻醉管理

1.麻醉原则

用于冠心病手术的麻醉药应具备以下特点:不干扰血流动力学,不抑制心肌,不引起冠状动脉收缩,不经肺、肝、肾排出,无毒性,麻醉起效快、消失也快,兼有术后镇痛作用,但目前尚无完全符合上述特点的麻醉药。因此,需严格掌握冠心病麻醉特点(即保持氧供耗平衡,避免氧供减少,氧耗增加),采取合理的复合用药原则来完成手术。有学者观察到,冠脉搭桥患者进手术室时的心肌缺血发生率为 28.0%~32.5%,麻醉诱导期为 46.0%~48.0%,心肺转流前为 39.3%,转流后为 32.1%。这提示掌握冠脉搭桥手术的麻醉非常困难。

2.麻醉前用药

对冠心病患者必须尽量做到减轻其恐惧不安心理,给予安慰和鼓励,以防血压升高、心率加快甚至诱发心绞痛。术前晚睡前应给催眠药。术日晨可用地西泮 5~10 mg 口服,或咪达唑仑 5~10 mg 肌内注射,吗啡 0.05~0.2 mg/kg 和东莨菪碱 0.2~0.3 mg 肌内注射。对心脏储备能力低下的患者吗啡用量应适当减少。东莨菪碱需慎用于 70 岁以上老人,因其可能引起精神异常。术前尚需根据病情给予抗高血压药、抗心绞痛药,如氨酰心安、消心痛、盐酸地尔硫草、硝酸甘油等。

3.CPB 冠脉搭桥手术的麻醉

患者平卧变温毯手术床,面罩吸氧,安置心电图、脉搏氧饱和度、桡动脉测压、中心静脉压等监测。必要时做肺动脉插管监测。①麻醉诱导药可选用咪达唑仑、地西泮、依托咪酯、芬太尼等。单纯吸入麻醉药或静脉麻醉药往往不能减轻围手术期应激反应,加用芬太尼可弥补此缺陷,用量为 10~20 μg/kg。应用较大剂量芬太尼的同时或前后,应注射肌肉松弛药,以防胸腹肌僵直的不良反应。肌肉松弛药常用哌库溴铵、维库溴铵等。②如果手术在小切口或胸腔镜下施行,要经右颈内静脉置入两个带球囊导管,一个为术中施行冠状静脉窦逆灌心停跳液使用;另一个插入肺动脉供监测压力用;麻醉维持可用较大剂量芬太尼 20~40 μg/kg,辅以异丙酚微量泵持续输注或间断静脉注射,或再吸入低浓度异氟烷或恩氟烷。随着体外转流时间延长,往往血压逐渐升高,可经心肺机或中心静脉管注射地西泮、异丙酚、氯胺酮、乌拉地尔、尼卡地平,或给予其他短效降压药处理。③我们观察到,在 CPB 手术中的血流动力学可维持平稳,但 CPB 中及后的机体氧代谢有明显改变,表现为氧耗上升,氧摄取率和乳酸浓度明显升高,脑氧饱和度明显降低,这与非生理性灌注 CPB 带来的应激反应和炎症反应有关;在停 CPB 后常出现心率加快,心排血量增加,氧供、氧耗与氧摄取率都明显上升,乳酸浓度继续升高,提示机体尚处于氧债偿还阶段。因此,冠心病搭桥 CPB 手术前后必须保证足够的通气和供氧,维持满意的血压,停 CPB 后及时恢复血红蛋白浓度和红细胞比容,保证足够的血容量,维持中心静脉压平稳,需要时应用硝酸甘油,以维护心脏功能。

4.非 CPB 下冠脉搭桥手术的麻醉

1967 年,非 CPB 下左乳内动脉与左前降支搭桥手术获得成功,由于其操作技术较难、手术条件要求较高,开展较缓慢,直到 20 世纪 90 年代中期,随着手术技术和器械条件等的进步,非 CPB 下搭桥手术才迅速发展。①以静吸复合或静脉复合麻醉为主,由于无 CPB 刺激,芬太尼用量可减少,总量 $5\sim30$ g/kg,辅以吸入低浓度麻醉药或静脉短效麻醉镇痛药。②为手术游离乳内动脉方便,有时需用双腔支气管插管施行术中单肺通气。③以往为提供心跳缓慢的手术操作条件,常用腺苷、钙通道阻滞剂或 β 受体阻滞药,以控制心率在 $35\sim60$ 次/分;如今已采用心脏固定器,而不再需要严格控制心率,由此提高了麻醉安全性。④手术在吻合血管操作期间往往会出现血压下降,以吻合回旋支时最为明显。⑤右冠状动脉搭桥时常出现心率增快,同时肺毛细血管楔压上升,中心静脉压增高,左、右心室每搏做功指数减少,提示左及右心室功能减弱,需应用 α 肾上腺素受体激动剂,如苯肾上腺素或去甲肾上腺素等调整血压,但乳酸含量仅轻微增高,脑氧饱和度无明显变化。提示非 CPB 手术中的氧代谢紊乱和缺氧程度比 CPB 手术者轻,术毕可早期拔管。⑥有学者采用硬膜外麻醉—全身麻醉联合麻醉,认为可阻滞心胸段交感神经,利于减轻应激反应,减少全身麻醉药用量,且又可施行术后镇痛,但应注意有发生硬膜外血肿的可能。⑦近年在非 CPB 下还开展 CO_2 激光、钬激光和准分子激光穿透心肌打孔再血管化术,使心腔内血液经孔道灌注心肌以改善缺氧。主要适用于因冠脉病变严重无法接受冠脉搭桥手术者、PTCA 者、全身状况很差者,或作为冠脉搭桥手术的一种辅助治疗。

5.冠心病危重患者的辅助循环

冠心病患者心脏功能严重受损时,需依靠辅助循环措施,以减少心脏做功,提高全身和心肌供血,改善心脏功能,使用率为 $1\%\sim4\%$。辅助循环的成功与否主要取决于其应用时机,以尽早应用者效果好。适应证包括:术前心功能不全,严重心肌肥厚或扩张;术中心肌缺血时间 120 分钟以上;术终心脏指数 <2.0 L/(m^2・min);术终左心房压 >2.67 kPa;术终右心房压 >3.33 kPa;恶性室性心律失常;术终不能脱离 CPB。

常用的辅助循环方法有以下几种。①主动脉内球囊反搏(IABP):为搭桥手术前最常用的辅助循环措施,适用于术前并存严重心功能不全、心力衰竭、心源性休克的冠心病患者,由此可为患者争取手术治疗创造条件。将带气囊心导管经外周动脉置入降主动脉左锁骨下动脉开口的远端,导管与反搏机连接后调控气囊充气与排气,原理:心脏舒张期气囊迅速充气,以阻滞主动脉血流,促使主动脉舒张压升高,借以增加冠脉血流,改善心肌供氧;心脏收缩前气囊迅速排气,促使主动脉压力、心脏后负荷及心排血阻力均下降,由此减少心肌耗氧。②人工泵辅助:有滚压泵、离心泵两种。滚压泵结构简单,易于操作,比较经济,缺点是血细胞破坏较严重,不适宜长时间使用。离心泵结构较复杂,但血细胞破坏少,在后负荷增大时可自动降低排出量,更加符合生理,可较长时间使用,一般能维持数天。③心室辅助泵:有气驱动泵和电动泵两型。气驱动型泵流量大,适于左、右心室或双心室辅助,但泵的体积大,限制患者活动。近年逐渐采用可埋藏型电动型心室辅助泵,如 Heartmate(TCI)和 Nevacor,连接在心尖以辅助左心功能;常温非 CPB 搭桥手术中,有时出现心率太慢和血压太低而经药物治疗无效者,可继发循环衰竭,此时可采用"微型轴流泵",根据阿基米德螺旋原理采用离心泵驱动血液以辅助循环,常用 Hemopump 和 Jarvik 泵。在轴流泵支持下施行常温冠脉搭桥术,可比 CPB 下手术的出血少,心肌损伤轻。轴流泵的优点:用患者自体肺进行血液氧合;不需要阻滞主动脉;不存在缺血再灌注损伤;降低心脏负荷,减少心肌耗氧,增加心肌血流,增强心肌保护;减少肝素用量,减少手术出血。但轴流泵本身在目前尚需继续探索和改进。

(四)术后管理

1.保证氧供

(1)维持血压和心脏收缩功能,必要时辅用小剂量儿茶酚胺类药。同时保证足够的血容量,使 CVP 维持满意水平。应用小剂量硝酸甘油,防止冠脉痉挛和扩张外周血管。

(2)维持血红蛋白浓度,手术顺利者维持 80 g/L 和 HCT 24% 水平,可不影响氧摄取率、混合静脉血氧张力及冠状窦氧张力。但在以下情况下,血红蛋白水平应适当提高:①心功能不全,无力提高心排血量或局部血流;②年龄>65 岁;③术后出现并发症而增加机体耗氧;④术后出现需机械通气辅助呼吸等严重情况时,血红蛋白浓度应维持 100 g/L 和 HCT 30% 或更高。

(3)维持血气及酸碱度正常,充分供氧,监测 pH,调整呼吸机参数,使血气达到正常水平。积极治疗酸中毒、糖尿病及呼吸功能不全。

2.减少氧耗

保持麻醉苏醒期平稳,避免手术后期麻醉过早变浅,应用镇静镇痛药以平稳度过苏醒期。

预防高血压和心动过速,针对性使用 α 受体阻滞剂(琥珀酰明胶),β 受体阻滞剂(美托洛尔),钙通道阻滞剂等短效药。如果仍出现血压升高,试用小剂量硝普钠,但应注意术后患者对硝普钠较敏感,需慎重掌握剂量。心率控制在<70 次/分,其心肌缺血发生率约为 28%,而心率高于 110 次/分者则可增至 62%。

3.早期发现心肌梗死

冠脉搭桥患者围手术期心肌缺血率为 36.9%～55.0%,其中 6.3%～6.9% 发生心肌梗死。临床上小范围局灶性心肌梗死不易被发现;大范围者则可引起低心排综合征或重度心律失常,其中并发心源性休克为 15%～20%,病死率高达 80%～90%;并发心力衰竭者为 20%～40%。早期发现心肌梗死具有重要意义,其诊断依据有:①主诉心绞痛,无原因的心率增快或血压下降;②心电图出现 ST 段及 T 波改变,或心肌梗死图像;③心肌肌钙蛋白(cTn)、CK-MB、肌红蛋白(Myo)、核素扫描[99m]锝－焦磷酸盐心肌"热区"心肌显像可支持早期心肌梗死的诊断,有重要价值。

4.术后镇痛

心脏手术后创口疼痛不仅患者痛苦,更可引起机体各系统一系列病理生理改变,包括:

①患者取强迫体位,导致肌肉收缩,肺活量减少,肺顺应性下降,通气量下降,容易缺氧和 CO_2 潴留;②患者不能有效咳嗽排痰,易诱发肺不张和肺炎;③患者焦虑不安、精神烦躁、睡眠不佳,可使体内儿茶酚胺、醛固酮、皮质醇、肾素－血管紧张素系统分泌增多,引起血管收缩、血压升高,心率加快、心肌耗氧增加;还可引起内分泌变化,使血糖上升,水钠潴留、排钾增多;引起交感神经兴奋,使胃肠功能抑制,胃肠绞痛、腹胀、恶心、尿潴留等。综上所述,对冠脉搭桥手术后施行镇痛具有极其重要的意义。

临床习惯用肌内注射吗啡施行术后镇痛,但存在不少缺点,需要改进。1999 年,Loick 等报道 70 例搭桥手术后,用 3 种术后镇痛方法,25 例用硬膜外腔给镇痛药;24 例用静脉持续输注镇痛药;21 例用常规肌内注射吗啡法作为对照;以血流动力学、血浆肾上腺素、去甲肾上腺素、氢皮质酮,心肌钙蛋白 T、心肌酶和心电图等作为观察指标,提示镇痛组的各指标变化均明显低于对照组,证明术后镇痛可减少心肌缺血改变,提高冠心病手术疗效。近年开展芬太尼或吗啡患者自控镇痛(PCA)法,患者根据自己的感受按需用药,该法用药量减少,效果更好。

第二节 气管手术的麻醉

气管、支气管与气管隆嵴部位的疾患经常需要手术治疗。这些部位手术的麻醉有一定特殊性,麻醉医师必须了解该部位疾病的病理生理与手术特点,以制订麻醉计划。

气管手术麻醉中应用的通气方式可总结为以下 5 种。①经口气管插管至病变气管近端维持通气:该法适于短小气管手术。由于气管导管的存在,吻合气管时手术难度增加。插入气管导管时对病变的创伤可能导致呼吸道急性梗阻。②间断喷射通气:经口插入细气管导管或手术中放置通气导管至远端气管或支气管行喷射通气。该法利于手术操作,但远端通气导管易被肺内分泌物阻塞,喷射通气还可能造成气压伤。③高频正压通气:该法与间断喷射通气类似。④体外循环:由于需要全身抗凝,可能导致肺内出血,现基本不用。⑤手术中与外科医师协作,在远端气管或支气管插入带套囊的气管导管维持通气。该法目前应用最普遍。

一、气管疾患

先天性疾患、肿物、创伤与感染是气管疾患的常见病因。先天性疾患包括气管发育不全、狭窄、闭锁与软骨软化。肿物包括原发肿物与转移肿物。原发肿物以鳞状细胞癌、囊腺癌与腺癌多见。转移肿物多来自肺癌、食管癌、乳腺癌及头颈部肿瘤。创伤包括意外创伤与医源性创伤。气管穿通伤与颈、胸部顿挫伤可损伤气管,气管插管与气管切开也可造成气管损伤。气管手术中居首位的病因是气管插管后的气管狭窄,气管肿物次之。

二、近端气管手术的麻醉

近端气管切除重建手术一般采用颈部切口与胸部正中切口。由于手术操作使气管周围支持组织松弛,在气管插管未通过气管病变的情况下可能引起气道完全梗阻。麻醉诱导插管后静脉吸入复合麻醉维持。暴露病变气管后向下分离,切开气管前 10 分钟停用氧化亚氮。于气管前贯穿气管全层缝一支持线,缝支持线时,气管导管套囊应放气,以防损伤。在气管切口下 2 cm 处穿结扎线,切开气管后,外科医师将手术台上准备好的钢丝强化气管导管插入远端气管。连接麻醉机,维持麻醉与通气。病变气管切除后,以缝合线牵拉两气管断端,麻醉医师通过患者头颈部俯屈可帮助两气管断端接近。如果切除气管长,两气管断端不能接近,应行喉松解,使气管断端接近。气管断端采用间断缝合,所有缝合线就位后彻底吸引气管内的血液与分泌物,快速拔出远端气管的气管导管,同时将原经口气管插管管口越过吻合口,麻醉与通气改此途径维持。缝合线打结后应检查是否漏气。气管导管交换中应防止气管导管进入一侧支气管。

手术结束待患者完全清醒后拔除气管导管。由于手术室条件好,气管导管最好在手术室拔除。吻合口水肿较常见,因而拔管前应准备纤维气管镜与其他再插管的物品。拔管后气道通畅、病情稳定后应送患者入 ICU 继续严密观察。ICU 应做好再插管的准备。为减轻吻合口张力,患者应保持头俯屈体位。

三、远端气管与隆嵴手术的麻醉

靠近隆嵴部位的气管切除与隆嵴成形术一般采用右侧开胸入路,必要时行左侧单肺通气。麻醉的一般原则与近端气管手术相同。手术中通气可以采用全程单肺通气与部分单肺通气。全程单肺通气采用单腔气管导管或双腔管行支气管插管。部分单肺通气则需要手术中交换气管导管,即开始行双肺通气,暴露病变气管后手术台上行支气管插管后单肺通气。病变切除吻合口缝合线就位后拔除支气管插管,同时将主气管内的气管导管向下送入支气管,吻合完毕,再将气管导管退回主气管内。手术结束后,拮抗肌肉松弛药,待自主呼吸良好、患者清醒后在手术室拔管。拔管时同样应准备纤维支气管镜等再插管的设备。

四、术后恢复

气管手术后患者应在 ICU 接受密切监护。进入 ICU 后,最好行胸部 X 线摄片检查以排除气胸。患者应保持头俯屈的体位以减轻吻合口张力。面罩吸入湿化的高浓度氧气。隆嵴手术影响分泌物排出,必要时可使用纤维支气管镜辅助排痰。术后吻合口水肿可引起呼吸道梗阻,严重时需要再插管。由于体位的影响,ICU 插管最好使用纤维支气管镜。术后保留气管导管的患者应注意气管导管的套囊不应放置于吻合口水平。需要长时间呼吸支持的患者可考虑气管切开。

靠近喉部位的气管手术后易出现喉水肿,表现为呼吸困难、喘鸣与声嘶。治疗可采用改变体位(坐位)、限制液体、雾化吸入肾上腺素等措施,喉水肿严重时需要再插管。

术后疼痛治疗的方案应根据手术方式、患者痛阈与术前肺功能确定。近端气管手术的术后镇痛可采用镇痛药静脉注射、肌内注射以及患者自控给药的方式。远端气管与隆嵴手术的术后镇痛可选择硬膜外镇痛、胸膜内镇痛、肋间神经阻滞镇痛与患者自控镇痛等方式。

患者在 ICU 过夜,病情稳定后可返回病房。

第三节 纵隔肿瘤手术的麻醉

上、前、中纵隔的汇合处正好位于上腔静脉中段、气管分叉、肺动脉主干、主动脉弓以及心脏的头侧面。对于成人,这个区域的大部分肿瘤是支气管肺癌和淋巴瘤的肺门淋巴结转移,而婴幼儿多为良性的支气管囊肿、食管重叠或者畸胎瘤。这个区域的肿瘤可以引起气管隆嵴处的气管支气管树、肺动脉主干及心房(和上腔静脉)的压迫和阻塞。胸部 CT 是最重要的诊断方法,因为它可以确定这些关键组织的压迫程度和大小。纵隔肿瘤麻醉中最常见的并发症为气道压迫,一篇综述中 22 例患者有 20 例出现气道梗阻。虽然气道梗阻是最主要的症状,但常常此时其他 2~3 个器官也有不同程度受压和存在并发症的潜在可能性,麻醉中如不特别注意且无丰富经验,每一个并发症都有可能危及患者生命,引起急性衰竭和死亡。总之,纵隔肿瘤麻醉的主要处理原则包括:尽可能选择局部麻醉;全身麻醉前尽可能进行化疗或放疗;如果必须全身麻醉,应用纤维支气管镜检查气管支气管,且需清醒插管并保持自主呼吸。

一、气管、支气管受压

大部分引起气道梗阻的前纵隔肿瘤源自淋巴组织。但是,也有一部分源自囊液瘤、畸胎瘤、胸腺瘤和甲状腺瘤等良性病变。在进行化疗或放疗之前应作出组织学诊断。大部分有气道梗阻的纵隔肿瘤患者,首先需要面临诊断手术的麻醉(如颈部或斜角肌的淋巴活检、霍奇金病的开腹活检)。重要的是,术中出现严重气道问题的患者不是术前均有呼吸道受压症状。

这些患者的麻醉管理有两点要优先考虑。第一,肿瘤压迫气道常常可危及生命,因为压迫阻塞通常发生在气管分叉处,位于气管导管的远端,打断自主呼吸可导致气道梗阻。对于有气管压迫和扭曲的患者,气管插管时,若导管口贴在气管壁上或者导管通过狭窄部分时,管腔被完全堵塞或形成一锐角,均可引起气道完全阻塞。考虑到全身麻醉存在潜在的致死性气道阻塞可能,因此手术时尽量首选局部麻醉。第二,淋巴瘤对化疗或放疗的反应通常极佳,胸部 X 线摄片显示治疗后肿瘤显著缩小,症状也有所好转。有些患者即使不进行活检,其细胞性质也有较大可能预知。因此,如有可能,淋巴瘤患者应在全身麻醉前进行化疗或放疗。

如果肿瘤位于上、前和中纵隔,患者表现为呼吸困难和(或)不能平卧而需活检,则尽可能选择局部麻醉。如细胞类型对化疗或放疗敏感,在进一步外科治疗前,应先行化疗或放疗。经过这些治疗后,应仔细复习肿瘤的放射学表现,并对肺功能作出动态评估。

如果患者没有呼吸困难且能平卧,应作 CT 扫描、流速－容量环以及超声心动图检查以评估肿瘤的解剖和功能位置。如果 3 种检查结果之一呈阳性,即使没有症状,活检时也应选择局部麻醉。

如果使用全身麻醉,那么诱导前应在局部麻醉下以纤维支气管镜对气道进行评估。纤维支气管镜外套加强型气管导管,在纤维支气管镜检查完以后,插入气管导管。全身麻醉诱导采用半斜坡卧位。整个手术保留自主呼吸,避免使用肌肉松弛药,以防胸腔内压力波动过大,使已软化的气管支气管系统发生塌陷。在场人员应该具备快速改变患者为侧卧或俯卧位的能力。应随时准备好一硬质通气支气管镜,以通过远端气管和隆嵴部位的梗阻,同时应备好体外循环相关人员和设备。

术后前几个小时,必须严密观察患者,因器械操作后肿瘤水肿而体积增大,有可能发生气道阻塞而需再次插管和机械通气。

二、肺动脉和心脏受压

纵隔肿瘤压迫肺动脉和心脏的情况非常罕见,因肺动脉干部分被主动脉弓和气管、支气管保护。

肺动脉受压的处理原则与气管、支气管受压一样。因这类患者需诊断性操作(如组织活检),故大多数患者是第一次施行麻醉。这些患者的术前评估同气管、支气管受压患者。若知道细胞类型或高度怀疑纵隔肿瘤,首先可考虑放疗;若可能,所有诊断性操作应在局部麻醉下进行,若患者要求全身麻醉或患者在仰卧位、坐位、前倾位甚至俯卧位时症状加重,期间可考虑给予全身麻醉,并且整个过程中保留自主呼吸,维持良好的静脉回流、肺动脉压和心排血量。可考虑增加容量负荷和给予氯胺酮等来维持静脉回流、肺动脉压和心排血量。术前也需备好体外循环。

三、上腔静脉综合征

上腔静脉综合征是由上腔静脉的机械阻塞引起。上腔静脉综合征的发生原因按发病率多少包括:支气管肺癌(87%)、恶性淋巴瘤(10%)、良性病变(3%),如中心静脉高价营养管、起搏器导管产生的上腔静脉血栓、特发性纵隔纤维化、纵隔肉芽肿以及多结节性甲状腺肿。上腔静脉综合征的典型特征包括:由于外周静脉压增加(可高达 40 mmHg)引起的上半身表浅静脉怒张;面颈部、上肢水肿;胸壁有侧支循环静脉和发绀。颈静脉怒张在平卧时最明显,但大多数病例在直立时静脉也不会像正常人一样塌陷。颜面部水肿明显,眼眶周围组织肿胀,以至于患者不能睁开双眼,严重的水肿掩盖了静脉扩张症状。大部分患者有呼吸道症状(呼吸急促、咳嗽、端坐呼吸),这是由于静脉淤血和黏膜水肿阻塞呼吸道引起,这些均为预后不良的征兆。同样,患者精神行为改变也是脑静脉高压和水肿特别严重的征象。发展慢的上腔静脉阻塞,症状出现也较隐蔽;急性阻塞时,所有症状进展均极明显。上腔静脉综合征最典型的放射学特征为上纵隔增宽。静脉造影可以确诊(但不是病因学诊断),病因学诊断可通过开胸探查、胸骨切开、支气管镜、淋巴活检等方式来确诊。

大部分伴有上腔静脉综合征的恶性肿瘤患者(指未完全阻塞的患者)可先行化疗和放疗。但是,对于完全阻塞或几乎完全阻塞的患者[通常表现为脑静脉高压和(或)呼吸道阻塞的症状]以及经放疗、化疗后无效的患者,应考虑行旁路术或采用正中胸骨切口手术切除病变。这种手术通常非常困难,因为组织分界不清,解剖变形,中心静脉压异常高以及出现不同程度纤维化。

拟行上腔静脉减压术的患者麻醉前评估应包括仔细的呼吸道检查。面颈部水肿同样可以出现在口腔、口咽部和喉咽部。另外,呼吸道还可能存在外部的压迫和纤维化,正常运动受限或存在喉返神经损害。如果疑有气道受压,应行 CT 扫描。

为减轻气道水肿,患者以头高位护送到手术室。在麻醉诱导前,所有患者均行桡动脉穿刺置管。根据患者情况,术前可从股静脉置入中心静脉导管或肺动脉导管,至少应在下肢建立一大口径静脉通道。术前用药仅限于减少分泌物。麻醉诱导方法取决于气道评估结果。如果诱导前患者必须保持坐位才能维持呼吸,那么应选择使用纤维支气管镜或喉镜清醒插管。

术中最主要的问题是出血。相当多的失血是由于中心静脉压太高所致。由于术野组织的解剖变形,手术相当困难,随时可能发生动脉出血。因此,当胸骨切开时,手术室内应有备血。

术后,特别是纵隔镜、支气管镜检后上腔静脉的压迫并未解除的情况下,可能发生急性呼吸衰竭而需气管插管和机械通气。这种急性呼吸衰竭的机制还不清楚,但最可能的原因有上腔静脉综合征可引起急性喉痉挛和支气管痉挛,呼吸肌功能受损(恶性病变患者可能对肌肉松弛药有异常反应),肿瘤加重了气道的阻塞。因此,这些患者在术后几小时应密切监护。

第四节　肺切除手术的麻醉

一、术前准备

肺切除术常用于肺部肿瘤的诊断和治疗,较少用于坏死性肺部感染和支气管扩张引起的并发症。

(一)肿瘤

肺部肿瘤可以是良性、恶性,或者为交界性。一般情况下,只有通过手术取得病理结果才能明确肿瘤性质。90％的肺部良性肿瘤为错构瘤,通常是外周性肺部病变,表现为正常肺组织结构紊乱。支气管腺瘤通常为中心型肺部病变,常为良性,但有时亦可局部侵袭,甚至发生远处转移。这些肿瘤包括类癌、腺样囊性癌及黏液表皮样癌。肿瘤可阻塞支气管管腔,并导致阻塞远端区域反复性肺炎。肺类癌起源于胺前体摄取和脱羧细胞(APUD 细胞),并可分泌多种激素,包括促肾上腺皮质激素(ACTH)、精氨酸加压素(AVP)等。类癌综合征临床表现不典型,有时更类似于肝转移征象。

肺的恶性肿瘤可分为小(燕麦)细胞肺癌(占 20％,5 年生存率为 5％～10％)和非小细胞肺癌(占 80％,5 年生存率为 15％～20％)。后者包括鳞状细胞癌(表皮样瘤)、腺癌和大细胞(未分化)癌。上述肿瘤均最常见于吸烟者,但腺癌也可发生于非吸烟者。表皮样瘤和小细胞肺癌常表现为支气管病变的中央型肿瘤;腺癌和大细胞肺癌则更多表现为常侵犯胸膜的周围型肿瘤。

1.临床表现

肺部肿瘤的临床症状有咳嗽、咯血、呼吸困难、喘鸣、体重减轻、发热及痰液增多。发热和痰液增多表明患者已出现阻塞性肺炎。胸膜炎性胸痛或胸腔渗出表明肿瘤已侵犯胸膜;肿瘤侵犯纵隔结构,压迫喉返神经可出现声音嘶哑;侵犯交感神经链可出现霍纳综合征;压迫膈神经可使膈肌上升;压迫食管则出现吞咽困难或出现上腔静脉综合征。心包积液或心脏增大应考虑肿瘤侵犯心脏。肺尖部(上沟)肿瘤体积增大后可因侵犯同侧臂丛的 C_7～T_2 神经根分支而导致肩痛和(或)臂痛。肺部肿瘤远处转移常侵及脑、骨、肝和肾上腺。

肺癌尤其是小细胞肺癌,可产生与肿瘤恶性扩散无关的罕见症状(癌旁综合征),其发生机制包括异位激素释放及正常组织和肿瘤之间的交叉免疫反应。如果异位激素分泌 ACTH、AVP 及甲状旁腺素,则分别会出现库欣综合征、低钠血症及低钙血症。肌无力(Lambert-Eaton)综合征的特征是近端性肌病,肌肉在反复收缩后肌力增强(不同于重症肌无力)。其他的癌旁综合征还有肥大性骨关节病、脑组织变性、周围性神经病变、移动性血栓性静脉炎及非细菌性心包炎。

2.治疗

手术是可治性肺部肿瘤的治疗选择之一。如果非小细胞肺癌未侵及淋巴结、纵隔或远处转移,则可选择手术切除;相反,小细胞肺癌很少选择手术治疗,因为确诊时几乎无可避免地出现转移,故小细胞肺癌多选用化疗或化疗与放疗结合治疗。

3.肿瘤的可切除性或可手术性

肿瘤的可切除性取决于肿瘤的解剖学分期,而肿瘤的可手术性则取决于手术范围和患者的生理状况。确定肿瘤的解剖学分期有赖于胸部 X 线摄片、CT、支气管镜和纵隔镜等检查结果。同侧支气管旁和肺门淋巴结转移的患者可接受切除手术治疗,但同侧纵隔内或者隆崎下淋巴结转移者的切除手术则受到争议。对于斜角肌、锁骨上、对侧纵隔或对侧肺门淋巴结转移者,一般均不予手术切除。如无纵隔转移,则有些医疗中心亦对肿瘤采取包括胸壁在内的扩大性切除;同样,无纵隔转移的肺尖部(上沟)肿瘤经过放疗后亦可手术切除。手术范围的确定原则是既要达到最大限度地治疗肿瘤,亦要保证手术后足够的残肺功能。在第 5 或第 6 肋间隙经后路开胸实施肺叶切除术是大多数肺部肿瘤选择的手术方式;对于小的周围型肺部病变或肺功能储备差的患者,可选择肺段切除和肺楔形切除手术。如肿瘤侵犯左、右主气管或肺门,则需实施患侧全肺切除术。对于近端型肺部病变及患者肺功能较差者,可选择袖状肺切除术来取代全肺切除术,即切除受累的肺叶支气管及部分左或右主支气管,并在切除后将远端支气管与近端支气管进行吻合。肿瘤累及气管时可考虑实施袖状肺切除术。肺叶切除术的病死率为 $2\%\sim3\%$,而全肺切除术的病死率为 $5\%\sim7\%$。右全肺切除术的病死率较左全肺切除术高,可能是因为右侧手术切除了更多的肺组织。胸部手术后发生死亡大多数是心脏原因引起。

4.全肺切除术的手术原则

全肺切除手术可行性虽然是一个临床问题,但术前肺功能检查结果可为手术方式的选择提供初步的参考意义,根据术前患者肺功能受损程度可预测患者手术风险大小。表 4-1 列出了实施全肺切除术患者术前肺功能检查中各指标的意义。

表 4-1 全肺切除术患者术前肺功能检查中各指标的意义

检查	患者高危因素
动脉血气	$PCO_2 > 45$ mmHg(呼吸空气);$PO_2 < 50$ mmHg
FEV_1	< 2 L
术后预计 FEV_1	< 0.8 L 或 $< 40\%$ 预计值
FEV_1 / FVC	$< 50\%$ 预计值
最大呼吸容量	$< 50\%$ 预计值
最大耗氧量	< 10 mL/(kg·min)

注　FEV_1:第一秒内用力呼气量;FVC:用力呼吸容量。

如果患者虽未达到上述标准但又需施行全肺切除术,则应进行分区肺功能检查。评价全肺切除术可行性的最常用指标是术后第一秒用力呼气量(FEV_1)预计值,如果 FEV_1 预计值 > 800 mL 即可手术。在第一秒用力呼气量中各肺叶所占的比例与其血流量百分数有很好的相关性,而后者可用放射性核素(^{133}Xe,^{99}Tc)扫描技术进行测量。

$$术后 FEV_1 = 剩余肺叶的肺血流量百分数 \times 术前总 FEV_1$$

一般来说,病肺(虽无通气但有血流灌注)切除后不仅不会影响患者的肺功能,反而还可改善血氧饱和度。如术后第一秒用力呼气量(FEV_1)预计值小于 800 mL 但还需行全肺切除术,术前应评价残肺的血管能否耐受相对增加的肺血流,但目前尚无此类评价。如果患者术前肺动脉压超过 40 mmHg 或氧分压低于 45 mmHg,则不宜行全肺切除术,此类患者可行患侧肺动脉阻塞介入治疗。

全肺切除术后的并发症常涉及呼吸和循环系统,术前有必要对这两个系统的功能进行评价。如患者能登上 2~3 层楼而无明显气喘,则提示其可耐受手术,不需其他进一步检查。患者活动时的耗氧量可作为预测术后患病率和病死率的有用指标,而耗氧量大于 20 mL/kg 的患者术后发生并发症的可能性较小;而耗氧量低于 10 mL/kg 的患者手术后患病率和病死率则极高。

(二)感染

肺部感染常表现为肺部单个结节或空洞样病变(坏死性肺炎)。为了排除恶性病变或明确感染类型,临床上常需实施开胸探查术。对于抗生素治疗无效、反复性脓胸及大咯血等空洞性病变可行肺叶切除术。产生此类表现的肺部感染既可能是细菌(厌氧菌、支原体、分枝杆菌、结核),也可能是真菌(组织胞浆菌、球孢子菌、隐球菌、芽生菌、毛霉菌及曲霉菌)。

(三)支气管扩张

支气管扩张是一种支气管长期扩张状态,是支气管长期反复感染和阻塞后的终末表现。常见病因有:病毒、细菌和真菌等感染,误吸胃酸及黏膜纤毛清除功能受损(黏膜上皮纤维化及纤毛功能异常)。扩张后的支气管平滑肌和弹性组织被富含血管的纤维组织代替,故支气管扩张患者容易咯血。对于保守治疗无效的反复大量咯血且病变定位明确后可手术切除病变。如果患者的病变范围较大,则可表现为明显的慢性阻塞性通气障碍特征。

二、麻醉管理

(一)术前评估

接受肺组织切除术的患者大部分均有肺部疾病。吸烟对慢性阻塞性通气障碍和冠心病患者均是重要的危险因素,接受开胸手术的许多患者常合并存在这两种疾病。术前实施心脏超声检查不仅可评估患者的心脏功能,同时也是可确定是否有肺心病的证据(右心扩大或肥厚);如果在心脏超声检查时应用多巴酚丁胺可有助于发现隐匿性冠心病。

对于肺部肿瘤患者应仔细评估肿瘤局部扩张引起的局部并发症和癌旁综合征。术前应仔细审阅胸部 X 线摄片、CT 及磁共振等检查结果。气管或支气管的偏移会影响气管插管和支气管的位置。气道受挤压的患者麻醉诱导后可能会引起通气障碍。肺实变、肺不张及胸腔大量渗液均可导致低氧血症,同时应注意肺大疱和肺脓肿对麻醉的影响。

接受胸科手术治疗的患者术后肺部和心脏并发症发生率均增加。对于高危患者而言,如果术前准备充分,在一定程度上可减少术后并发症。外科手术操作或肺血管床面积减少致右心房扩张均可导致围手术期心律失常,尤其是室上性心动过速。这种心律失常的发生率随年龄和肺叶切除面积的增加而增加。

对于中、重度呼吸功能受损的患者,术前应慎用或禁用镇静药。虽然抗胆碱类药物(阿托品 0.5 mg 或格隆溴铵 0.1~0.2 mg 肌内注射或静脉注射)可使分泌物浓缩及增加无效腔,但可有效地减少呼吸道分泌物,从而可提高喉镜和纤维支气管镜检查时的视野质量。

(二)术中管理

1.准备工作

对于心胸手术来说,术前的准备工作越充分,就越能避免发生严重的后果。其中最常见的包括肺功能储备差、解剖上的异常、气道问题和单肺通气时患者很容易出现低氧血症,事先通盘考虑必不可少。另外,对于基本呼吸通路的管理,还需要事先准备各种型号的单腔和双腔管、支气管镜、CPAP、大小型号的麻醉插管的转换接头、支气管扩开器等。

如果手术前准备从硬膜外给患者使用阿片类药物,那么应该在患者清醒时进行硬膜外穿刺,这比将患者诱导之后再进行操作要安全。

2.静脉通路

对于胸科手术,至少需要一条畅通的静脉通路,最好是在手术侧的深静脉通路,包括血液加温器,如果大量失血,还需要加压输液装置以保证快速补液。

3.监测

一侧全肺切除的患者、切除巨大肿瘤特别是肿瘤已经侵犯胸壁的患者和心肺功能不全的患者,需要直接动脉测压,全肺切除或巨大肿瘤切除的患者,可以从深静脉通路放置 CVP 监测,CVP 可以反映血管容量、静脉充盈状态和右心功能,可以作为补液的一个指标。肺动脉高压或左心功能不全的患者可以放置肺动脉导管,可以通过影像学保证肺动脉导管没有放置到要切除的肺叶里面。要注意的是,不要将 PAC 的导管放置于单肺通气时被隔离的肺叶内,这样会导致显示出的心排血量和混合静脉血氧气张力不正确。在肺叶切除患者中要注意 PAC 的套囊会明显增加右心的后负荷,降低左心的前负荷。

4.麻醉诱导

对于大多数患者,面罩吸氧后使用快速静脉诱导,具体使用什么药物由患者术前的状态决定。在麻醉深度足够之后使用直视喉镜,避免支气管痉挛,缓和心血管系统的压力反射,这些可以通过诱导药物、阿片类药物或两者同时使用来实现。存在气道反应的患者可以用挥发性吸入药物来加深麻醉。

气管内插管可以在肌松剂的帮助下进行,如果估计插管困难,可以准备支气管镜。尽管传统的单腔管适用于大多数的胸科手术,单肺通气技术还是使它们变得更容易。但如果外科医师的主要目的是活检而不是切除,采用单腔管更合理,可以在气管镜活检之后再放置双腔管代替单腔管。人工正压通气可以帮助防止肺膨胀不全、反常呼吸和纵隔摆动,同时还能帮助控制手术野,以利于手术完成。

5.体位

在诱导、插管、确定气管导管的位置正确之后,摆位前还要保证静脉通路通畅和监护仪工作正常。大多数肺部手术患者采用后外切口开胸,术中患者侧卧位,正确的体位很重要,它能避免不必要的损伤和利于手术暴露。患者下面的手臂弯曲,上面的手臂升到头上,将肩胛骨从手术范围拉开。在手臂和腿之间放置体位垫,在触床的腋窝下放置圆棍,保护臂丛,同时还要小心避免眼睛受压,避免损伤受压的耳部。

6.麻醉维持

现在使用的所有麻醉方法都可以保证胸科手术的麻醉维持,但是大多数的麻醉医师还是使用一种吸入麻醉药(氟烷、七氟烷、异氟烷或地氟烷)和一种阿片类药物的复合麻醉。

吸入麻醉药的优点包括:①短期的剂量依赖式的支气管扩张作用;②抑制气道反应;③可以吸入高纯度的氧气;④能快速加深麻醉;⑤减轻肺血管收缩带来的低氧血症。吸入麻醉药在浓度变化小于 1 MAC 的范围对 HPV 的影响很小。

阿片类药物的优点包括：①对血流动力学影响很小；②抑制气道反应；③持续的术后镇痛效应。

如果术前已经使用了硬膜外的阿片类药物，那么静脉使用要注意用量，以免引起术后呼吸抑制。一般不推荐使用氧化亚氮，因为这会使吸入氧气的浓度下降。与吸入性麻醉药一样，氧化亚氮会减轻肺血管收缩带来的低氧血症，而在一些患者中还会加剧肺动脉高压。去极化肌肉松弛药的使用在麻醉维持过程中能保持神经肌肉接头的阻断作用，这有效地帮助外科医师将肋骨牵开。在牵开肋骨的时候要保持最深的麻醉深度。牵拉迷走神经引起的心动过缓可以通过静脉使用阿托品来解除。开胸时静脉回心血量会因为开胸侧的胸腔负压减少而下降，这可以通过静脉补液速度得到纠正。

对于一侧全肺切除的患者要严格控制输液量。输液的控制包括基本量的补充和失血的损耗两个方面，对于后者通常输注胶体液或是直接输血。侧位的时候输液有一个"低位肺"现象，就是指在侧位的时候液体更容易在重力的作用下向位于下面的肺集中。这个现象在手术中，尤其是在单肺通气的时候会增加下位肺的液体流量并加重低氧血症。另外，不通气肺由于外科操作的影响，再通气的时候容易发生水肿。

在肺叶切除中，支气管或残存的肺组织通常会被一个闭合器分离。残端通常要在 30 cmH$_2$O 的压力下检验是否漏气。在肋骨复位关胸的时候，如果使用的是单腔管，手动控制通气可以帮助避免使用肋骨闭合器的时候损伤肺边缘。在关胸前，要手动通气并直视观察确认所有的肺已经充分膨开。随后可以继续使用呼吸机通气，直至手术结束。

（三）术后管理

1.一般管理

大多数患者术后都拔管，以免发生肺部感染。有些患者自主呼吸未能恢复，不能拔除气管导管，需要带管观察，以待更佳的拔管时间。如果使用的是双腔管，术毕，可以换成单腔管进行观察。如果喉镜使用困难，可用导丝。

患者术后一般在 PACU、ICU 观察病情。术后低氧血症和呼吸性酸中毒很常见。这通常是由外科手术对肺造成的压迫或由于疼痛不敢呼吸引起的。重力作用下的肺部灌注和封闭侧肺的再通气水肿也很多。

术后约有 3% 的患者出现出血，而病死率占其中的 20%。出血的症状包括胸腔引流的增加（＞200 mL/h）、低血压、心动过速和血小板容积下降。术后发生室上性心律失常很多，需要及时处理。急性右心衰竭可以通过降低的心排血量和升高的 CVP、血容量减少和肺毛细血管楔压的变化表现出来。

常规的术后管理有右侧半坡位的体位、吸氧（浓度 40%～50%）、心电监护、血流动力学监测、术后的影像学检查和积极的疼痛治疗。

2.术后镇痛

肺部手术患者术后使用阿片类药物镇痛和与之相关的呼吸抑制的平衡是一个矛盾。对于进行胸科手术的患者而言，阿片类药物比其他的方法具有更好的镇痛效果。注射用的阿片类药物静脉给药只需要较小的剂量，而肌内注射则剂量要大得多。另外，使用患者自控镇痛（PCA）也是个不错的方法。

长效镇痛药如 0.5％罗哌卡因(4～5 mL),在手术切口的上、下两个肋间进行封闭也能收到很好的镇痛效果。这项操作可以在手术中直视下进行,也可以在术后操作。该方法还能改善术后的血气结果和肺功能检查结果,缩短住院时间。如果略加以变化,还可以在术中采用冰冻镇痛探头,在术中对肋间神经松解进行冰冻,达到长时间镇痛的效果。不足之处在于这种方法要在 24 小时之后才会起效。神经的再生在 1 个月左右。

硬膜外腔注射阿片类药物同时使用局部麻醉药也有很好的镇痛效果。吗啡 5～7 mg 与 10～15 mL 盐水注射可以维持 6～24 小时的良好镇痛。腰段硬膜外阻滞的安全性更好,因为不容易损伤脊髓根,也不容易穿破蛛网膜,但这只是理论,只要小心操作,胸段硬膜外阻滞同样是安全的。当注射亲脂性的阿片类药物如芬太尼时,从胸段硬膜外腔注射比腰段具有更好的效果。有些临床医师提议多使用芬太尼,因为该药引起的迟发性呼吸抑制较少。但不管是从哪个部位注射药物进行镇痛,都要密切监测,以防并发症。

有些学者提出了胸膜腔内镇痛的方法,但遗憾的是,临床看来这并不可行,可能是由于胸管的放置和胸腔内出血。

3.术后并发症

胸科手术的术后并发症相对多见,但大多数比较轻微,并可以逆转。常见血块和黏稠的分泌物堵塞呼吸道,会引起肺膨胀不全,所以需要及时吸痰,吸痰时动作要轻柔。严重的肺膨胀不全表现为一侧肺或肺叶切除后的支气管移动和纵隔摆动,这时候需要治疗性的支气管镜,特别是如果肺膨胀不全合并大量的黏稠分泌物。一侧肺或肺叶切除之后还常常导致小的裂口存在,这多是由于关胸不密合引起的,多可在几天内自动封闭。支气管胸膜瘘会导致气胸和部分肺塌陷,如果在术后 24～72 小时发生,通常是由于气管闭合器闭合不牢所致。迟发的则多是由于闭合线附近气管组织血运不良,发生坏死或是感染所致。

有些并发症少见,但需予以足够的重视,因为它们是致命的,其中术后出血就是重中之重。肺叶扭转可以在患侧肺叶部分切除、余肺过度膨胀时自然发生,它导致肺静脉被扭转,血液无法回流,很快就会出现咯血和肺梗死。诊断方法是依靠胸部 X 线摄片发现均匀的密度增高以及支气管镜下发现两个肺叶的开口过于靠近。在手术侧的胸腔还可能发生急性的心脏嵌顿,这可能是由于手术后两侧胸腔的压力差造成的严重后果。心脏向右胸突出,形成嵌顿,会引起腔静脉的扭转,从而导致严重的低血压和 CVP 的上升,心脏向左胸突出,形成嵌顿,则会在房室结的位置造成压迫,导致低血压、缺血和梗死。心脏 X 线摄片的表现是手术侧的心影上抬。

纵隔手术的切除范围大,会损伤膈神经、迷走神经和左侧喉返神经。术后膈神经损伤会表现为同侧的膈肌抬高,影响通气,全胸壁切除同样会累及部分膈肌而造成类似的结果并合并连枷胸。肺叶切除一般不会导致下身瘫痪。低位的肋间神经损伤会导致脊髓缺血。如果胸腔手术累及硬膜外腔,还会产生硬膜外腔血肿。

(四)肺切除的特殊问题

1.肺大出血

大量咯血指的是 24 小时内从支气管咯出 500 mL 以上的血量,所有咯血病例中一般只有 1％～2％是大咯血,通常在结核、支气管扩张、肿瘤或是经气管活检之后发生。大咯血是手术急症,大多数病例属于半择期的手术而非完全的急症手术,即便如此,病死率还是高达 20％以上(如果用内科药物治疗,病死率高于 50％)。必要时可对相关的支气管动脉进行栓塞。最常见的死亡原因是气道内的血块引起的窒息。如果纤维支气管镜不能准确定位,那么患者有必要进入手术室行刚性气管镜检查。可以人工堵塞支气管暂时减缓出血或使用激光对出血部位进行烧灼止血。

患者需要保持侧卧位,维持患侧肺处于独立的位置以达到压迫止血的目的,要开放多条大容量静脉通路。一般不需给予清醒患者麻醉术前药,因为他们通常都处于缺氧状态,需保持持续吸入纯氧。如果患者已经插管,可以给予镇静药,帮助患者预防咳嗽。另外,套囊或其他的气管栓子要放置到肺被切除后。如果患者还未施行气管插管,那就行清醒下气管插管。患者通常会吞咽大块的血块,所以要把他们当作饱胃的患者来对待,插管时要取半右上位并持续在环状软骨上加力。双腔管有助于分隔患侧肺和正常肺,还能帮助将两侧肺独立切除,互不干扰。如果放置双腔管困难,也可以放置大管径的单腔管。Univent 管是内带可伸缩的气管套囊的单腔管,也可应用。如果气管腔有大块的血栓,可以考虑使用链激酶将其溶解。如果有活动性的出血,可以使用冰盐水使其流速减慢。

2.肺大疱

肺大疱可以是先天的,也可以继发于肺气肿。大型的肺大疱可以因为压迫周围肺组织从而影响通气。最大的麻醉风险来源于这些肺大疱的破裂形成张力性气胸,这可以发生在任意一侧肺。诱导期间保持患者的自主通气,直到双腔管套囊已将两侧肺隔离。许多患者无效腔增大,所以通气时要注意防止二氧化碳潴留。避免使用氧化亚氮,因为那会导致肺大疱破裂,表现为忽然出现的低血压、支气管痉挛和气道压峰值的升高,需要立即放置胸腔引流管。

3.肺脓肿

肺脓肿源于肺部感染、阻塞性的肺部肿瘤和全身性感染的播散。麻醉要点是尽快隔离两侧肺,以免感染累及对侧。静脉快速诱导,插入双腔管保持患侧肺的独立,立即将两侧套囊充气,保证在翻身摆体位时脓肿不会播散。在术中对患侧肺多次吸引也可以尽量减少对侧肺的感染机会。

4.支气管胸膜瘘

支气管胸膜瘘继发于肺切除术、肺部气压伤、肺脓肿穿破和肺大疱破裂。绝大多数患者采用保守治疗,只有胸腔引流和全身的抗生素治疗失败的患者需要手术治疗。麻醉的重点是考虑患者的通气障碍、必要时使用正压通气、可能存在的张力性气胸和肺脓肿对对侧肺的污染。因为肺脓肿多在瘘口附近,所以术后很快就会被吸收。

如果存在大的瘘,有些临床学者建议在患者清醒时插入双腔管或是经静脉快速诱导插管。双腔管可以隔离两肺,可以对健侧肺单肺通气,对于麻醉处理很有帮助。术后可以在条件允许时拔管。

第五章 普外科手术的麻醉

第一节 甲状腺手术的麻醉

甲状腺是重要的内分泌腺之一,主要分泌甲状腺激素,对机体的代谢、生长发育、神经系统、心血管系统和消化系统等具有重要的作用。甲状腺的功能受诸多因素的调节,甲状腺激素分泌增加或减少均可导致机体内分泌代谢紊乱。一些甲状腺疾病可通过手术治疗,许多手术患者也可伴随甲状腺功能障碍,故应了解甲状腺解剖生理特点和甲状腺手术的麻醉特点,选择适当的麻醉方法和麻醉药物,从而保证患者术中安全,防止各种并发症的发生。

一、甲状腺手术麻醉的特点

(一)甲状腺的解剖和生理特点

人类甲状腺起源于第一对咽囊之间的内胚层,胚胎第5周在咽底壁出现一正中突起,即为甲状腺原基,以后逐渐向下凹陷,形成甲状腺囊,并向下发展至颈前方。甲状腺位于颈前下方软组织内,大部分位于喉及气管上段两侧,其峡部覆盖于第2～4气管软骨环的前面。有时甲状腺向下深入胸腔,称为胸骨后甲状腺,当其肿大时,常压迫气管,引起呼吸困难。甲状腺由许多球形的囊状滤泡构成。滤泡衬以单层上皮细胞,滤泡细胞分泌甲状腺素(T_4)和三碘甲状腺原氨酸(T_3),二者释放进入血液后,即为甲状腺激素。滤泡旁细胞则分泌降低血钙水平的激素,即降钙素。

甲状腺激素的主要生理功能如下。①促进细胞内氧化,提高基础代谢率,使组织产热增加。甲状腺激素能促进肝糖原酵解和组织对糖的利用;促进蛋白质的分解,如促进骨骼肌蛋白质分解,使机体出现消瘦和乏力;增加脂肪组织对儿茶酚胺和胰高血糖素的脂解作用;加快胆固醇的转化和排泄。②维持正常生长发育,特别对脑和骨骼发育尤为重要。甲状腺功能低下的儿童,表现为智力下降和身材矮小为特征的呆小病。③对心血管系统的影响:甲状腺激素能增强心肌对儿茶酚胺的敏感性。④对神经系统的影响:甲状腺功能亢进症(简称甲亢)时可出现易激动、注意力不集中等中枢神经系统兴奋症状。⑤对消化系统的影响:甲亢时食欲亢进,大便次数增加,此与胃肠蠕动增强及胃肠排空加快有关。

(二)甲状腺手术麻醉的特点

甲状腺手术麻醉方法的选择应考虑以下几个因素。①甲状腺疾病的性质和手术范围。②甲状腺功能状况。③有无声带麻痹,气管、大血管和神经受压及影响通气功能。④患者全身状况及其他并发症。⑤患者的精神状况和合作程度。

对于不伴有呼吸道压迫症状的甲状腺功能亢进的患者,可采用局部浸润麻醉或颈丛神经阻滞,对病情复杂或伴有全身器质性疾病或不合作者,选用气管内全身麻醉。

二、甲状腺肿瘤手术

甲状腺肿瘤包括甲状腺囊肿、甲状腺良性肿瘤及恶性肿瘤。甲状腺良性肿瘤包括甲状腺腺瘤、良性畸胎瘤等,多发生于 20～40 岁的女性,病理变化主要包括滤泡性和乳突状腺瘤及不典型腺瘤,以滤泡性腺瘤最常见。多数患者无任何症状或稍有不适而被发现颈部肿物,多数为单个,表面光滑,边界清楚,无压痛,可随吞咽上下移动,罕见巨大瘤体,可产生邻近组织器官受压。部分甲状腺腺瘤可发生癌变,癌变率为 10%～20%,因此,主张早期手术治疗。对于单个小瘤体,可采用局部浸润麻醉或颈丛神经阻滞,或颈部硬膜外阻滞,必要时静脉辅助镇静或镇痛药物。术中保持患者清醒,以利于配合手术医师检查声带功能,避免喉返神经损伤。

甲状腺恶性肿瘤主要包括以下几种。①乳头状癌(60%～70%),好发于年轻女性,且易发生颈部淋巴结转移,患者多无自觉症状,且生长缓慢,故一般就诊较晚。②滤泡状腺癌(约占20%),可发生于任何年龄,但以年龄较大者多见,多为单发,边界不清,较少发生淋巴结转移,多经血液转移到肺和骨骼。此类患者需行原发病灶切除及颈部淋巴结清除术,故常选用气管内麻醉。③未分化癌(10%～15%),常见于老年人,恶性程度甚高,极易发生颈部淋巴结和血液转移。可广泛侵犯周围邻近组织和器官,患者常伴有呼吸困难、吞咽困难、颈静脉怒张等。一般选择放射治疗。对某些晚期患者,由于局部压迫症状严重,如出现严重呼吸困难,需要手术治疗以解除气管压迫,一般在表面麻醉下行清醒气管插管,保持呼吸道通畅后再施行手术。

三、甲状腺功能亢进症手术

甲状腺功能亢进症是由各种原因导致的正常甲状腺素分泌的反馈机制失控,造成循环中甲状腺素异常增多而出现以全身代谢亢进为主要特征的疾病总称。根据引起甲状腺功能亢进的原因可分为原发性、继发性、高功能腺瘤 3 类。原发性甲状腺功能亢进症最常见,其发病机制目前认为可能是一种自身免疫性疾病。患者年龄多在 20～40 岁,甲状腺弥漫性肿大,两侧对称,且常伴有眼球突出。

(一)麻醉前评估

麻醉前访视患者时,可根据其症状、体征及实验室检查,评估其甲状腺功能亢进症的严重程度。

1.临床表现

主要包括:①性情急躁,容易激动,失眠,双手平行伸出时出现震颤;②食欲亢进,但体重减轻、怕热、多汗、皮肤潮湿;③脉搏快而有力(休息及睡眠时仍快)、脉压增大,病程长者可出现甲亢性心脏病,严重病例可出现心房颤动,甚至充血性心力衰竭;④突眼征常发生于原发性甲状腺功能亢进症患者,双侧眼球突出,眼裂开大,上下眼睑不能完全闭合,以致角膜受损,严重者可发生溃疡甚至失明;⑤甲状腺弥漫性对称性肿大,严重者可压迫气管等,但较少见,可扪及震颤,并闻及血管杂音;⑥内分泌紊乱、无力、易疲劳等。

2.特殊检查

(1)基础代谢率:常用计算公式:基础代谢率＝(脉率＋脉压)－111。测定时应在完全安静、空腹时进行(一般是早晨清醒后未起床时),正常值为 ±10%,增高 20%～30% 为轻度甲亢,30%～60% 为中度,60% 以上为重度。

(2)甲状腺摄^{131}I 率测定:正常甲状腺 24 小时内摄取^{131}I 量为人体总量的 30%～40%,如果 2 小时内甲状腺摄取^{131}I 量超过人体总量的 25%,或 24 小时超过人体总量的 50%,且吸碘高峰提前出现,均可诊断为甲亢。

(3)血清 T_3、T_4 含量测定:甲亢时,血清 T_3 高于正常 4 倍左右,而 T_4 仅为正常值的 2.5 倍。

(4)促甲状腺素释放激素(TRH)兴奋试验:静脉注射 TRH 后,促甲状腺激素不增高,则有诊断意义。

3.病情评估

根据上述临床表现及特殊检查以及是否曾发生甲状腺危象等可以对病情严重程度作一评估。一般应经过一段时间抗甲状腺功能亢进药物治疗,待病情稳定后才考虑手术,否则,围手术期间易发生甲状腺危象。如果甲状腺功能亢进症症状得到基本控制,则可考虑手术,具体为:①基础代谢率小于+20%;②脉率小于 90 次/分,脉压减小;③患者情绪稳定,睡眠良好,体重增加等。

(二)麻醉前准备

1.药物准备

药物准备是术前降低基础代谢率的重要措施,有两种方法。①先用硫脲类药物降低甲状腺素的合成,并抑制机体淋巴细胞自身抗体产生,从而控制因甲状腺素升高而引起的甲亢症状。待甲亢症状被基本控制后,改用碘剂 1~2 周,再行手术。②开始即服用碘剂,2~3 周后甲亢症状得到基本控制,便可进行手术。

硫氧嘧啶类药物包括甲基硫氧嘧啶和丙基硫氧嘧啶,每天 200~400 mg,分次口服,咪唑类药物,如他巴唑(甲硫咪唑)、卡比马唑每天 20~40 mg,分次口服。碘剂含 5%碘化钾,每天 3 次,第 1 天每次 3 滴,以后每天每次增加 1 滴,至每次 16 滴为止。由于抗甲状腺药物能引起甲状腺肿大和动脉性充血,手术时易出血,增加了手术的困难和危险,因此,服用后必须加用碘剂 2 周,使甲状腺缩小、变硬,有利于手术操作。必须说明的是,碘剂的作用在于抑制蛋白水解酶,减少甲状腺球蛋白的分解,从而抑制甲状腺素的释放,并减少甲状腺的血流量。但停用碘剂后甲状腺功能亢进症状可重新出现,甚至比原来更严重,因此,凡不准备实施手术者,不要服用碘剂。对于上述两种药物准备无效者或不能耐受者,现主要加用 β 受体阻滞药,如普萘洛尔。普萘洛尔选择性地阻断各种靶器官组织上的 β 受体对儿茶酚胺的敏感性而改善甲状腺功能亢进症的症状,剂量为每 6 小时口服 1 次,每次 20~60 mg,一般 1 周后心率降至正常水平,即可施行手术。由于普萘洛尔在体内的有效半衰期不足 8 小时,所以最后一次口服应在术前 1~2 小时,手术后继续服用 1 周左右。哮喘、慢性气管炎患者等忌用。

2.麻醉前用药

根据甲状腺功能亢进症状控制的情况和将采用的麻醉方法综合考虑,一般来说,镇静药用量较其他病种的要大。可选用巴比妥类或苯二氮䓬类药物,如咪达唑仑 0.07~0.15 mg/kg。对某些精神高度紧张拟选择气管内麻醉的患者,可加用芬太尼 0.1 mg、氟哌利多 5 mg 肌内注射,具有增强镇静、镇痛、抗呕吐的作用。为了减少呼吸道分泌物,可以选用 M 受体阻滞药,一般选用东莨菪碱。应该强调的是,对于有呼吸道压迫或梗阻症状的患者,麻醉前镇静或镇痛药应减少用量或避免使用。

(三)麻醉方法的选择

1.局部浸润麻醉

对于症状轻、病程短或经抗甲状腺药物治疗后病情稳定、无气管压迫症状且合作较好的患者可采用局部浸润麻醉,特别适用于微创手术。选择恰当浓度的局部麻醉药,一般不加肾上腺素,以免引起心率增快,甚至心律失常。充分皮内、皮下浸润注射,虽然可完全消除手术所致疼痛刺激,但由于甲状腺功能亢进症患者精神紧张状态确非一般,加上甲状腺手术体位和术中牵拉甲状腺组织引起不适,术中必须静脉注射镇痛药或镇静药,故现在已极少选择局部浸润麻醉用于甲状腺功能亢进症患者。

2.颈丛神经阻滞或连续颈部硬膜外阻滞

颈丛神经阻滞的麻醉效果优于局部浸润麻醉,一般可获得较好的麻醉效果,但仍未摆脱局部麻醉的缺点,如手术牵拉甲状腺时患者仍感不适,此外,若手术时间较长者,麻醉作用逐渐消退,需要加用局部浸润麻醉或重新行神经阻滞等。颈部硬膜外阻滞能提供最完善的镇痛效果,同时因阻滞心脏交感神经更利于甲状腺功能亢进患者,可用于防治甲状腺危象,更适用于手术前准备不充分的患者。术中可适量辅以镇痛药及镇静药,如芬太尼及氟哌利多等,以减轻术中牵拉甲状腺所致的不适反应。手术中可能因硬膜外阻滞平面过广、静脉辅助药作用等出现呼吸抑制,故麻醉期间需严密观察患者呼吸功能变化,避免呼吸道梗阻及窒息发生,同时准备气管插管用具。

3.气管内麻醉

气管内麻醉是目前采用最广泛的麻醉方法。适合于甲状腺较大或胸骨后甲状腺肿,伴有气管受压、移位及术前甲状腺功能亢进症状尚未完全控制或精神高度紧张不合作的患者。气管内麻醉能确保患者呼吸道通畅,完全消除手术牵拉所致的不适,增加了手术和麻醉的安全性。不足之处是术中无法令患者配合以确定是否损伤喉返神经,此外,若患者术中发生甲状腺危象,则体征可能不够明显,必须予以重视。总之,应根据病情选择合理的麻醉药物和麻醉诱导方式并完成气管内插管术,且采用必要的监测技术,使患者平稳度过手术期。

(1)全身麻醉诱导和气管插管术:困难气管内插管常发生于甲状腺手术患者,麻醉前应有足够的思想和技术准备,包括准备不同内径的气管导管、不同型号的喉镜甚至纤维支气管镜。对于有呼吸道压迫症状者,宜选择表面麻醉下清醒气管内插管。对于大多数甲状腺功能亢进症患者,若症状控制较好,且不伴有呼吸道压迫症状者,可采用快速诱导气管内插管。但必须注意,凡具有拟交感活性或不能与肾上腺素配伍的全身麻醉药,如乙醚、氟烷、氯胺酮均不宜用于甲状腺功能亢进患者。硫喷妥钠、异丙酚、琥珀胆碱、恩氟烷、异氟烷等均可选用。麻醉诱导过程中,需充分吸氧去氮,诱导务必平稳,避免屏气、呛咳,插管困难者可借助插管钳、带光源轴芯或纤维支气管镜等完成气管插管。有气管受压、扭曲、移位的患者,宜选择管壁带金属丝的气管导管,且气管导管尖端必须越过气管狭窄平面。完成气管插管后,应仔细检查气管导管是否通畅,防止导管受压、扭曲。甲状腺手术操作不仅可使声带及气管与气管导管壁彼此摩擦,而且可直接损伤气管壁,易引起喉头气管炎症,导致声嘶、喉痛,甚至喉痉挛、喉水肿而窒息。另外,术后创面出血也可压迫呼吸道,这些因素均可导致患者术后呼吸道梗阻。

(2)全身麻醉维持:恩氟烷、异氟烷、地氟烷、七氟烷、芬太尼、维库溴铵、罗库溴铵等对甲状腺功能几乎无影响,且对心血管功能干扰小,对肝、肾功能影响小,可优先考虑使用。至于麻醉作用较弱的药物,如氧化亚氮、普鲁卡因,对甲状腺功能亢进的患者可能有麻醉难以加深的可能,必须增加其他药物或复合以恩氟烷或异氟烷吸入或异丙酚静脉滴注。一项因垂体瘤所致的继发性甲状腺功能亢进症的研究表明,麻醉维持选择较高浓度异丙酚 $8\sim10$ mg/(kg·h),可达到较恰当的动脉血浓度($2\sim4$ μg/mL),此时异丙酚的廓清率也较高(2.8 L/min)。而乙醚、氟烷和氯胺酮则禁用或慎用于甲状腺功能亢进患者。

（3）气管拔管：手术结束，待患者完全清醒，咽喉保护性反射业已恢复后方可考虑拔除气管导管。由于出血、炎症、手术等诸因素，拔除气管导管后，患者可突然发生急性呼吸道梗阻。为预防此严重并发症，必须等患者完全清醒后，首先将气管导管退至声门下，并仔细观察患者呼吸道是否通畅，呼吸是否平稳，如果情况良好，则可考虑完全拔除气管导管，并继续观察是否出现呼吸道梗阻。一旦出现呼吸道梗阻，应立即再施行气管插管术，以保证呼吸道通畅。

四、并发症防治

（一）呼吸困难和窒息

呼吸困难和窒息多发生于手术后 48 小时内，是最危急的并发症。常见原因如下。①手术切口内出血或敷料包扎过紧而压迫气管。②喉头水肿，可能是手术创伤或气管插管引起。③气管塌陷，由于气管壁长期受肿大甲状腺压迫而发生软化，切除大部分甲状腺后，软化的气管壁失去支撑所致。④喉痉挛、呼吸道分泌物等。⑤双侧喉返神经损伤。临床表现为进行性呼吸困难、发绀甚至窒息。对疑有气管壁软化的患者，手术结束后一定待患者完全清醒，先将气管导管退至声门下，观察数分钟，如果没有呼吸道梗阻出现，方可拔除气管导管。如果双侧喉返神经损伤所致呼吸道梗阻，则应行紧急气管造口术。此外，在手术间或病房均应备有紧急气管插管或气管造口的急救器械，一旦发生呼吸道梗阻甚至窒息，可以及时采取措施以确保呼吸道通畅。

（二）喉返神经或喉上神经损伤

喉返神经或喉上神经损伤手术操作可因切断、缝扎、牵拉或钳夹喉返神经后造成永久性或暂时性损伤。若损伤前支则该侧声带外展，若损伤后支则声带内收，如两侧喉返神经主干被损伤，则可出现呼吸困难甚至窒息，需立即行气管造口以解除呼吸道梗阻。如为暂时性喉返神经损伤，经理疗及维生素等治疗，一般 3～6 个月可逐渐恢复。喉上神经内支损伤使喉部黏膜感觉丧失而易发生呛咳，而外支损伤则使环甲肌瘫痪而使声调降低，一般经理疗或神经营养药物治疗后可自行恢复。

（三）手足抽搐

手足抽搐是因手术操作误伤甲状旁腺或使其血液供给受累所致，血钙浓度下降至 2.0 mmol/L 以下，导致神经肌肉的应激性增高而在术中或术后发生手足抽搐，严重者可发生喉和膈肌痉挛，引起窒息甚至死亡。发生手足抽搐后，应立即静脉注射 10% 葡萄糖酸钙 10～20 mL，严重者需行异体甲状旁腺移植。

（四）甲状腺危象

在甲亢未经控制或难以良好控制的患者，由于应激，使甲亢病情突然加剧的状态即为甲亢危象。可发生于各个年龄组的患者，以老年人多见。甲亢危象是一种危重综合征，危及患者生命，常因内科疾病、感染、精神刺激、分娩、手术、创伤、[131]I 治疗、甲状腺受挤压等原因而诱发。其发生率可占甲亢患者的 2%～8%，病死率高达 20%～50%。围手术期出现高热（>39 ℃）、心动过速（>140 次/分，与体温升高不成比例）、收缩压增高、中枢神经系统症状（激动、谵妄、精神病、癫痫发作、极度嗜睡、昏迷）以及胃肠道症状（恶心、呕吐、腹泻、黄疸）等，应警惕甲亢危象的发生。与手术有关的甲亢危象可发生于术中或术后，多见于术后 6～18 小时。由于甲状腺危象酷似恶性高热、神经安定药恶性综合征、脓毒症、出血及输液或药物反应，应注意鉴别。术后甲亢危象的患者临床常表现为烦躁不安、意识淡漠，甚至发生昏迷。少数患者临床表现不典型,可表现为表情淡漠、乏力、恶病质、心动过缓,最后发展为昏迷,称为淡漠型甲亢危象,临床应高度警惕。

(1)预防措施:充分有效的术前准备是预防围手术期甲亢危象的关键。应用抗甲状腺药物进行对症治疗和全身支持疗法。

(2)静脉滴注10%葡萄糖注射液和氢化可的松300～500 mg。

(3)明确诊断后即经胃管注入甲巯咪唑,首剂60 mg,继用20 mg,每8小时1次。抗甲状腺药物1小时后使用复方碘溶液(Lugol液)5滴,每6小时1次,或碘化钠1.0 g,溶于500 mL液体中静脉滴注,每天1～3 g。

(4)有心动过速者给予普萘洛尔20～40 mg口服,每4小时口服1次。艾司洛尔为超短效β受体阻滞药,0.5～1.0 mg/min静脉缓慢注射,继之可根据心率监测,泵注维持治疗。严重房室传导阻滞、心源性休克、严重心力衰竭、哮喘或慢性阻塞性肺疾病患者忌用。有心力衰竭表现者可使用毛花苷C静脉注射,快速洋地黄化有助于治疗心动过速和心力衰竭,也可应用利尿药和血管扩张药(如尼卡地平、乌拉地尔)降压和降低心脏负荷。

(5)对症处理:保持呼吸道通畅,增加吸入氧浓度,充分给氧。高热者积极降温,必要时进行人工冬眠,抑制中枢及自主神经系统兴奋性,稳定甲状腺功能,降低基础代谢率。冬眠药物可强化物理降温效果,但应避免水杨酸盐降温,因大量水杨酸盐也会增加基础代谢率。纠正水、电解质和酸碱平衡。注意保证足够热量及液体补充(每天补充液体3 000～6 000 mL)。

(6)若应用上述治疗措施仍不见效,病情恶化时,可考虑施行换血疗法、腹膜透析或血液透析。

(五)颈动脉窦反射

颈动脉窦是颈内动脉起始处的梭形膨出,在窦壁内富含感觉神经末梢,称为压力感受器。甲状腺手术刺激该部位时,可引起血压降低、心率变慢,甚至心搏骤停。术中为了避免该严重并发症的发生,可采用局部麻醉药少许在颈动脉窦周围行浸润阻滞,否则一旦出现,应暂停手术并立即静脉注射阿托品,必要时采取心肺复苏措施。

第二节　甲状旁腺手术的麻醉

一、甲状旁腺的解剖和生理

甲状旁腺来源于内胚层,上、下甲状旁腺分别发生于第Ⅳ和第Ⅲ咽囊。一般情况下,有4个甲状旁腺,它们紧密附着于左、右两叶甲状腺背面的内侧。每个甲状旁腺的体积长5～6 mm,宽3～4 mm,厚2 mm,重30～45 mg。甲状旁腺的血液供应一般来自甲状腺下动脉。甲状旁腺分泌甲状旁腺素,其生理作用是调节体内钙磷代谢,与甲状腺滤泡旁细胞分泌的降钙素一起维持体内钙磷平衡。

二、甲状旁腺的病理生理

引起原发性甲状旁腺功能亢进的甲状旁腺病变有腺瘤(约占85%)、增生(约占14%)、腺癌(约占1%)。甲状旁腺功能亢进在临床上可分为3种类型。①肾型甲状旁腺功能亢进,约占70%,主要表现为尿路结石,与甲状旁腺功能亢进时尿中磷酸盐排出较多,有利于尿石形成有关。②骨型甲状旁腺功能亢进,约占10%。表现为全身骨骼广泛脱钙及骨膜下骨质吸收。X线摄片显示骨质疏松、变薄、变形及骨内多个囊肿。患者病变骨常感疼痛,易发生病理性骨折。③肾骨型甲状旁腺功能亢进,约占20%,为二者的混合型。表现为尿路结石和骨质脱钙病变。此外,有部分患者可合并消化性溃疡、胰腺炎和胆石症,严重者可出现甲状旁腺危象。

三、甲状旁腺功能亢进手术的麻醉

(一)病因及分类

甲状旁腺激素(PTH)的分泌量主要受血钙水平的反馈调节。甲状旁腺功能亢进症(简称甲旁亢)是指由PTH分泌量过多导致高钙血症、低磷血症、骨质损害和肾结石等综合病症,可分为原发性和继发性两种。原发性甲旁亢由甲状旁腺本身病变引起的PTH过度分泌,以高钙血症和低磷血症为特征。甲状旁腺本身病变包括甲状旁腺腺瘤(80%)和增生(15%),甲状旁腺癌罕见,其中90%以上伴发甲旁亢。甲状旁腺囊肿更罕见,占甲状旁腺肿瘤的1.5%~3.2%。多见于35~65岁人群,女性为男性的2~3倍,尤其是绝经后妇女更易发生。继发性甲旁亢是由于各种原因所致的低钙血症,刺激甲状旁腺,使之增生肥大,分泌过多PTH,常见于慢性肾功能不全、维生素D缺乏、骨软化症等。尚有异位甲旁亢,由甲状旁腺以外的组织分泌PTH或类似活性物质而引起。肺、胰腺、乳腺癌和淋巴组织增生性疾病的组织是常见的异位病灶。

(二)临床表现、诊断及治疗

常见的甲旁亢症状包括:倦怠、四肢无力等神经肌肉系统症状;食欲缺乏、恶心、呕吐、便秘、胃十二指肠溃疡等消化系统症状;烦渴、多尿、肾结石、血尿等泌尿系统症状;骨痛、背痛、关节痛、骨折等骨骼系统症状。伴随症状有皮肤瘙痒、痛风、贫血、胰腺炎和高血压。但也有少数患者无症状。

甲旁亢起病缓慢,早期往往无症状或仅有非特异的症状,诊断主要依据临床表现和实验室检查,高钙血症、低磷血症和高尿钙是诊断甲旁亢的主要依据。近年来,采用PTH测定有助于判断高钙血症是否由甲旁亢引起。

手术切除过多分泌PTH的肿瘤或增生的甲状旁腺组织是治疗甲旁亢有效的手段。

(三)术前评估与准备

(1)肾脏功能损害是甲旁亢患者常见的严重并发症。约65%的甲旁亢患者合并肾结石(磷酸盐或草酸盐),约10%的甲旁亢患者有肾钙盐沉着症。因此,80%~90%的甲旁亢患者均有不同程度的肾功能损害。术前应注意血尿素氮、肌酐及尿比重,以评估肾功能损伤情况及相应的电解质失衡对心血管系统的影响,如高血压、室性心律失常、QT间期缩短等。

(2)甲旁亢患者多因长期厌食、恶心、呕吐和多尿等原因导致严重脱水和酸中毒,术前应尽可能予以纠正。

(3)术前应注意预防和处理高钙血症危象,通常甲旁亢患者必须先行内科治疗,给予低钙、高磷饮食,控制高钙血症,将血钙降至3.5 mmol/L以下的安全水平,并以钠制剂拮抗钙的作用。高钙血症易导致心律失常,在降低钙浓度的同时应给予相应治疗。

(4)PTH可动员骨钙进入血液循环,造成骨组织内钙含量下降,引起骨质疏松,同时患者也可能存在病理性骨折,因此在搬运、安置患者体位及麻醉插管操作时,应注意操作轻柔,避免给患者造成意外伤害。

(四)麻醉选择与术中管理

甲旁亢患者手术麻醉对麻醉药物和麻醉方法的选择没有特殊要求,主要应根据患者自身的病理生理改变和手术情况决定。对定位明确、无异位甲状旁腺、无气管压迫、身体状况较好患者可选用局部麻醉或颈神经丛阻滞。对于全身情况差、严重肾功能不全、电解质紊乱或心功能障碍患者,局部麻醉和颈丛阻滞影响更小。对探查性手术或多发性肿瘤,以及有气管压迫、恶心、呕吐的患者,宜选择全身麻醉。气管内插管全身麻醉具有保持气道通畅、充分给氧和防止二氧化碳潴留的优点。

麻醉方法和管理基本类同于甲状腺手术,但应考虑此类患者多有肾功能不全,因此,在选择麻醉药物时应注意患者的肾功能状态,由于氟元素对肾脏有毒害作用,不宜使用异氟烷、七氟烷。甲旁亢患者多有肌无力症状,由于高钙血症可引起神经肌肉接头对去极化肌肉松弛药敏感、对非去极化肌肉松弛药存在抵抗现象,故有肌张力降低的患者,应酌情减少肌肉松弛药的使用剂量。首次肌松效应不易预测,可以小剂量用药并根据肌松效应来决定临床用量,建议使用周围神经刺激器监测神经肌肉接头功能,以指导肌松剂的应用。因为术中需仔细分离和鉴别甲状旁腺腺体或肿瘤,有时甚至需打开纵隔探查和等待病理报告,时间较长,注意全身麻醉维持的平稳。

术中牵扯气管,在颈动脉窦附近操作时,患者可出现血压下降及心率减慢,此时须暂停手术,在其附近用局部麻醉药封闭,同时适当加深麻醉,静脉注射阿托品,遇有严重低血压时,可用血管收缩药,如麻黄碱。术中应加强监测,严密观察病情变化,尤其是加强心血管功能、心电图的监测,但心电图监测 QT 间期并不是血钙浓度改变的可靠指标。术中应注意观察患者的呼吸、心律变化,维持水、电解质平衡。

术中需做好高钙血症危象的预防和急救准备。血钙异常增高是甲旁亢特征性表现的病理生理学基础。在血浆总蛋白为 65 g/L 的患者,血清钙>3.75 mmol/L 即有诊断意义。血钙达3 mmol/L 时,一般患者均能很好地耐受。血钙>3.75 mmol/L 即可发生高钙血症危象,患者出现精神症状,如幻觉、狂躁甚至昏迷,出现四肢无力、纳差、呕吐、多饮、多尿、抑郁、心搏骤停、广泛的骨关节疼痛及压痛。X 线摄片可见纤维囊性骨炎、虫蚀样或穿凿样改变。若抢救不力,可发生高钙猝死。因此,血钙>3.75 mmol/L 时,即使临床无症状或症状不明显,也应按照高钙血症危象处理。处理措施包括:输液扩容,纠正脱水(每天补充生理盐水2 000～4 000 mL,静脉滴注);在恢复正常血容量后,每2～4 小时可给予呋塞米 40～80 mg,利尿并抑制钠和钙的重吸收;应用糖皮质激素;依据生化检测结果,适量补充钠、钾和镁;必要时可行血液透析或腹膜透析以降钙。在严重高钙血症或一般降钙治疗无效时,可静脉给予二磷酸盐(如羟乙膦酸钠)或依地酸二钠(EDTA)或硫代硫酸钠等。

(五)术后处理

(1)术后应注意保持呼吸道通畅、适当给氧和严密观察病情,防止喉返神经损伤、血肿压迫等因素导致的术后呼吸道梗阻。

(2)术后2～3 天内仍需注意纠正脱水,以维持循环功能的稳定。术后2～3 天内继续低钙饮食,并密切监测血钙变化。手术成功者,血磷迅速恢复正常,血钙和血 PTH 则多在 1 周内降至正常。

（3）甲旁亢术后也可并发短暂或永久性的低钙血症，其发生率有报道为 13％～14％。血钙于术后1～3天内降至过低水平，患者可反复出现口唇麻木和手足搐搦，应每天静脉补给10％葡萄糖酸钙30～50 mL。症状一般于 5～7 天改善。若低钙持续 1 个月以上，提示有永久性甲状旁腺功能低下，则必须按甲状旁腺功能减低症进行长期治疗。

第三节　乳房手术的麻醉

一、乳房解剖及生理概要

成年未婚妇女乳房呈半球形，位于胸大肌浅面，在第 2～6 肋骨水平的浅筋膜浅、深层之间。乳头位于乳房的中心，周围色素沉着区称为乳晕。乳腺有 15～20 个腺叶，每个腺叶分成很多腺小叶，腺小叶由小乳管和腺泡组成，是乳腺的基本单位。小乳管汇至乳管，乳管开口于乳头。乳腺是许多内分泌腺的靶器官，其生理活动受垂体、卵巢及肾上腺等内分泌腺的影响。妊娠及哺乳期乳腺明显增生，腺管延长，腺泡分泌乳汁。乳房的淋巴网甚为丰富，淋巴液最后输出至锁骨下淋巴结、胸骨旁淋巴结、肝及对侧乳房。

二、乳房手术的麻醉

乳房的疾病包括多乳头、多乳房畸形、急性炎症、脓肿、囊性增生、良性和恶性肿瘤等。一般根据手术范围、大小及患者全身状况来选择相应的麻醉方法。

（一）局部浸润麻醉

适用于手术范围小而合作的患者，如乳房纤维腺瘤切除，对疑有癌变的乳房肿瘤作活组织病理检查等。

（二）硬膜外阻滞

硬膜外阻滞适用于手术范围大或不适宜行全身麻醉的乳癌根治手术患者。一般选择 $T_{2～3}$ 间隙穿刺向头侧置管，若能选择 0.25％的罗哌卡因，适当控制容量，则能最大限度地减少对运动神经纤维的阻滞而减轻对呼吸的抑制。尽管如此，麻醉期间必须加强对呼吸功能的监测，避免发生呼吸抑制。

（三）全身麻醉

对于产后哺乳的妇女所患急性乳腺炎或脓肿，需行切开引流术，可选择全身静脉麻醉，如异丙酚2.0～2.5 mg/kg，或氯胺酮 2 mg/kg，辅以少许麻醉性镇痛药，如芬太尼 2～4 μg/kg 静脉注射。麻醉期间保持呼吸道通畅，预防喉痉挛、呼吸抑制等并发症出现。对于乳腺癌根治术，特别是需扩大清扫范围者，常选择全身麻醉，静脉快速诱导后插入喉罩或气管导管，控制或辅助呼吸，术中加强对失血量的监测，必要时输血。

若有条件，手术结束后应将患者送至苏醒室密切观察，直至呼吸、循环功能稳定。因乳房手术后有许多因素影响呼吸功能，如高位硬膜外阻滞对呼吸的影响，全身麻醉药的残余作用，胸部敷料包扎压迫等均影响患者肺通气与换气功能。此外，必要时可给患者提供 PCA 服务，有利于患者早日康复。

第四节　腹部手术的麻醉

一、腹部手术的麻醉特点

(一)腹腔内脏的神经支配

腹腔内脏器官受交感神经和副交感神经双重支配,内脏痛和牵拉反应与这些神经分布有密切关系。

1.交感神经

内脏大神经起自脊髓胸 4～10 节段,终止于腹腔动脉根部的腹腔节,部分纤维终止于主动脉肾节和肾上腺髓质。内脏小神经起自脊髓 $T_{10～12}$ 节段,终止于主动脉肾节。内脏最小神经起自胸 12 节段,与交感神经干一并进入腹腔,终止于主动脉肾节。由腹腔神经节、主动脉肾节等发出的节后纤维分布至肝、胆、胰、脾、肾等实质器官和结肠脾曲以上的肠管。腰交感干由 4～5 对腰节组成,节上的分支有腰内脏神经,终止于腹主动脉丛及肠系膜丛等处,其节后纤维分布于结肠脾曲以下的肠管和盆腔脏器,部分纤维随血管分布至下肢。盆腔神经丛来自骶部 2～3 节段和尾节发出的纤维。

2.副交感神经

中枢位于脑干的副交感神经核及骶部 2～4 节段灰质的副交感核。迷走神经的腹腔支参与肝丛、胃丛、脾丛、胰丛、肾丛及肠系膜上下神经丛的组成,各丛分别沿同名血管分支达相应脏器。结肠脾曲以下肠管和盆腔脏器受骶 2～4 副交感节前纤维组成的直肠丛、膀胱丛、前列腺丛、子宫阴道丛等支配。

3.重要腹腔内脏的神经支配

重要腹腔内脏的神经支配见表 5-1。在结肠脾曲以上肠管和肝、胆、胰、脾等手术时,椎管内麻醉要阻滞内脏神经交感神经支,阻滞平面应达 $T_4～L_1$,但迷走神经支不可能被椎管内麻醉所阻滞。为消除牵拉结肠脾曲以上肠胃等内脏的反应,可辅用内脏神经局部麻醉药局部封闭。结肠脾曲以下肠管和盆腔脏器的手术,阻滞平面达 $T_8～S_4$,交感神经和副交感神经可同时被阻滞。

表 5-1　重要腹腔内脏的神经支配

器官	神经	沿内脏神经的传入路径	节前纤维
胃、小肠、横结肠	交感神经	腹腔丛→内脏大、小神经→$T_6～L_1$ 脊髓后角	$T_6～L_1$ 脊髓侧角
	副交感神经	迷走神经→延髓束核	迷走神经背核
降结肠、直肠	交感神经	腰内脏神经和交感干骶部分支,到达 $L_{1～2}$ 脊髓后角	$T_{12}～L_3$ 脊髓侧角
	副交感神经	肠系膜下丛,盆丛→盆内脏神经→$S_{2～4}$ 脊髓后角	$S_{2～4}$ 副交感核
肝、胆、胰	交感神经	腹腔丛→内脏大、小神经→$T_{4～10}$ 脊髓后角	$T_{4～10}$ 脊髓侧角
	副交感神经	迷走神经→延髓束核	迷走神经背核

(二)腹部手术特点和麻醉要求

(1)腹部外科手术主要为腹腔消化系统疾病的手术。消化道主要功能是消化、吸收、代谢;清除有毒物质;参与机体免疫功能;分泌多种激素,调节消化系统和全身生理功能。因此,消化器官疾病必然导致相应的生理功能紊乱及全身营养状态恶化。

(2)胃肠道每天分泌大量消化液,含有相当数量的电解质,一旦发生肠道蠕动异常或肠梗阻,消化液将在胃肠道内潴留;或因呕吐、腹泻等,导致大量体液丢失,细胞内、外液的水和电解质锐减,酸碱平衡紊乱。

(3)消化道肿瘤、溃疡或食管胃底静脉曲张,可继发大出血。除表现呕血、便血外,胃肠道可潴留大量血液,失血量难以估计。麻醉前应根据血红蛋白、尿量、尿比重、血压、心率、脉压、中心静脉压等指标补充血容量和细胞外液量,并做好大量输血的准备。

(4)胆管疾病多伴有感染、阻塞性黄疸和肝损害。麻醉时应注意肝、肾功能的维护,出凝血异常及自主神经功能紊乱的防治。

(5)急腹症如胃肠道穿孔,急性胆囊炎,化脓性胆管炎,胆汁性腹膜炎及肝、脾、肠破裂等,病情危重,需急诊手术。急腹症手术麻醉的危险性、意外以及并发症的发生率,均比择期手术高。应尽可能在术前短时间内对病情作出全面估计,并做好准备。

(6)严重腹胀、大量腹水、巨大腹内肿瘤患者,当术中排出大量腹水、搬动和摘除巨大肿瘤时,腹内压容易骤然下降而发生血流动力学及呼吸的明显变化。

(7)腹内手术中牵拉内脏容易发生恶心、呕吐。呕吐或反流误吸是腹部手术麻醉常见的死亡原因。胃液、血液、胆汁、肠内容物都有被误吸的可能,会导致急性呼吸道梗阻、吸入性肺炎或肺不张、误吸综合征和急性肺损伤等严重后果。

(8)良好的肌肉松弛是腹部手术麻醉的重要条件。

(三)腹部手术常用的麻醉方法

腹部手术患者具有年龄范围广、病情轻重不一及并存疾病不同等特点,故对麻醉方法与麻醉药物的选择,需根据患者全身状况、重要脏器损害程度、手术部位和时间长短、麻醉设备条件以及麻醉医师技术的熟练程度作综合考虑。

1.局部麻醉

局部麻醉适用于短小手术及严重休克患者。可用的局部麻醉方法有局部浸润麻醉、区域阻滞麻醉和肋间神经阻滞麻醉。腹腔内手术中还应常规施行肠系膜根部和腹腔神经丛封闭。本法安全,对机体生理影响小,但阻滞不易完善,肌松不满意,术野显露差,故使用上有局限性。

2.脊髓麻醉

脊髓麻醉适用于下腹部及肛门会阴部手术。脊髓麻醉后尿潴留发生率较高,且禁忌证较多,故基本已被硬膜外阻滞所取代。

3.连续硬膜外阻滞

连续硬膜外阻滞为腹部手术常用的麻醉方法之一。该法痛觉阻滞完善;腹肌松弛满意;对呼吸、循环、肝、肾功能影响小;因交感神经被部分阻滞,肠管收缩,手术野显露较好;麻醉作用不受手术时间限制,并可用于术后止痛,故是较理想的麻醉方法,但内脏牵拉反应较重,为其不足。

4.全身麻醉

随着麻醉设备及条件的改善,全身麻醉在腹部手术的选用日益增加,特别是某些上腹部手术,如全胃切除、腹腔镜手术、右半肝切除术、胸腹联合切口手术以及休克患者手术,均适于选用全身麻醉。由于患者情况不同、重要器官损害程度及代偿能力的差异,麻醉药物选择与组合应因人而异。目前常用方法有静吸复合全身麻醉、神经安定镇痛复合麻醉、硬膜外阻滞与全身麻醉复合麻醉等。麻醉诱导方式需根据患者有无饱胃及气管插管难易程度而定。急症饱胃者(如进食、上消化道出血、肠梗阻等),为防止胃内容物误吸,可选用清醒表面麻醉插管。有肝损害者或 3 个月内曾用过氟烷麻醉者,应禁用氟烷。胆管疾患术前慎用吗啡类镇痛药。

二、胃肠道手术的麻醉

(一)麻醉前准备

(1)胃肠道疾病,特别是恶性肿瘤患者,术前多有营养不良、贫血、低蛋白血症、水肿、电解质异常和肾功能损害。麻醉前应尽力予以调整,以提高患者对手术、麻醉的耐受性,减少术后并发症。

(2)消化道溃疡和肿瘤出血患者多并存贫血,如为择期手术,血红蛋白应纠正到 100 g/L以上,血浆总蛋白到 60 g/L 以上,必要时应给予小量多次输血或补充清蛋白。

(3)消化道疾病发生呕吐、腹泻或肠内容物潴留时,最易发生水、电解质及酸碱平衡紊乱,出现脱水、血液浓缩、低钾血症,上消化道疾病易出现低氯血症及代谢性碱中毒;下消化道疾病可并发低钾血症及代谢性酸中毒等。长期呕吐伴有手足抽搐者,术前、术中应适当补充钙和镁。

(4)为避免麻醉中呕吐、误吸及有利于术后肠功能恢复,对幽门梗阻的患者术前应常规洗胃;胃肠道手术宜常规行胃肠减压。

(5)麻醉前用药需根据麻醉方式和病情而定。对饱胃及可能呕吐者,应避免用药量过大,以保持患者的意识和反射。

(二)麻醉处理

(1)胃十二指肠手术:硬膜外阻滞可经 $T_{8\sim9}$ 或 $T_{9\sim10}$ 间隙穿刺,向头侧置管,阻滞平面以 $T_4\sim L_1$ 为宜。为清除内脏牵拉反应,进腹前可适量给予氟芬或杜氟合剂,或哌替啶及东莨菪碱。上腹部手术的阻滞平面不宜超过 T_3,否则胸式呼吸被抑制,膈肌代偿性活动增强,可影响手术操作。此时,如再使用较大量镇痛药、镇静药,可显著影响呼吸功能而发生缺氧和二氧化碳潴留,甚至发生意外。因此,麻醉中除应严格控制阻滞平面外,应加强呼吸监测和管理。腹部手术选用全身麻醉时,宜选择麻醉诱导快、肌松良好、清醒快的麻醉药物。肌肉松弛药的选择及用药时间应合理掌握,需保证进腹探查、深部操作、冲洗腹腔及缝合腹膜时有足够的肌肉松弛,注意药物间的相互协同作用,加强呼吸、循环、尿量、体液等变化和维持水、电解质、酸碱平衡的管理。

(2)结肠手术:右半结肠切除术选用连续硬膜外阻滞时,可选 $T_{11\sim12}$ 间隙穿刺,向头侧置管,阻滞平面控制在 $T_6\sim L_2$。左半结肠切除术可选 $T_{12}\sim L_1$ 间隙穿刺,向头侧置管,阻滞平面需达 $T_6\sim S_4$。进腹探查前,宜先给予适量辅助药,以控制内脏牵拉反应。选择全身麻醉使用肌肉松弛药时,应注意与链霉素、新霉素、卡那霉素或多黏菌素等的协同不良反应(如呼吸延迟恢复)。因结肠手术前常需多次清洁洗肠,故应注意血容量和血钾的变化。严重低钾血症可导致心律失常,术前数小时应复查血钾,麻醉中需有心电图监测。

(3)直肠癌根治术的麻醉:手术需取截石位,经腹会阴联合切口,选用连续硬膜外阻滞时宜用双管法。一点取 $T_{12} \sim L_1$ 间隙穿刺,向头置管;另一点经 $L_{3\sim4}$ 间隙穿刺,向尾置管。先经低位管给药,以阻滞骶神经,再经高位管给药,使阻滞平面达 $T_6 \sim S_4$,麻醉中适量应用辅助药即可满足手术要求。麻醉中应注意体位改变对呼吸、循环的影响,游离乙状结肠时多需采用头低位,以利于显露盆腔,此时应注意呼吸通气情况,并常规予以面罩吸氧。术中出血可能较多,要随时计算出血量,并给予及时补偿。

(三)麻醉后注意事项

(1)腹部手术结束,需待患者各项生命体征稳定后方可送回术后恢复室或病房;麻醉医师须亲自检查呼吸、血压、脉搏、四肢末梢温度、颜色及苏醒程度,向主管手术医师和值班护士交代清楚后,方可离开患者。

(2)患者尚未完全清醒或循环、呼吸功能尚未稳定时,应加强对呼吸、血压、中心静脉压、脉搏、尿量、体温、意识、皮肤颜色、温度等监测,并给予相应处理。术后应常规给予氧治疗,以预防术后低氧血症。

(3)麻醉手术后应立即进行血常规、红细胞比容、电解质、血气分析等检查,并依检查结果给予相应处理。

(4)持续静脉补液,手术当天的输液量(包括术中量)成人为 3 500~4 000 mL,如术中有额外出血和体液丢失,应依出量予以补充调整。热量供应于成人大手术后为 209.2 kJ/(kg·d)[50kcal/(kg·d)];小手术后为 167.4 kJ/(kg·d)[40 kcal/(kg·d)]。术前营养差的患者,术后应给予肠道外高营养治疗。

(5)术后可能发生出血、呕吐、呃逆、尿潴留和肺部并发症,须予以重视和防治。

三、胆囊、胆管疾病手术

(一)麻醉前准备

(1)重点应检查心、肺、肝、肾功能。对并存疾病,特别是高血压病、冠心病、肺部感染、肝功能损害、糖尿病等应给予全面的内科治疗。

(2)胆囊、胆管疾病多伴有感染;胆管梗阻多有阻塞性黄疸及肝功能损害,麻醉前都要给予消炎、利胆和保肝治疗。阻塞性黄疸可导致胆盐、胆固醇代谢异常,维生素 K 吸收障碍,致使维生素 K 参与合成的凝血因子减少,发生出凝血异常、凝血酶原时间延长。麻醉前应给予维生素 K 治疗,使凝血酶原时间恢复正常。

(3)血清胆红素升高者,在腹部外科多为阻塞性黄疸,术前应加强保肝治疗,术中、术后应加强肝、肾功能维护,预防肝、肾综合征的发生。

(4)阻塞性黄疸的患者,自主神经功能失调,表现为迷走神经张力增高、心动过缓。麻醉手术时更易发生心律失常和低血压,麻醉前应常规给予阿托品。

(5)胆囊、胆管疾病患者常有水、电解质、酸碱平衡紊乱,营养不良,贫血,低蛋白血症等继发性病理生理改变,麻醉前均应进行全面纠正。

（二）麻醉选择及处理

胆囊、胆管手术，可选择全身麻醉、硬膜外阻滞或全身麻醉加硬膜外阻滞下进行。硬膜外阻滞可经 $T_{8\sim9}$ 或 $T_{9\sim10}$ 间隙穿刺，向头侧置管，阻滞平面控制在 $T_{4\sim12}$。胆囊、胆管部位迷走神经分布密集，且有膈神经分支参与，在游离胆囊床、胆囊颈和探查胆总管时，可发生胆—心反射和迷走—迷走反射。患者不仅出现牵拉痛，而且可引起反射性冠状动脉痉挛、心肌缺血，导致心律失常、血压下降。应采取预防措施，如局部神经封闭，应用哌替啶及阿托品或氟芬合剂等。吗啡、芬太尼可引起胆总管括约肌和十二指肠乳头部痉挛，而促使胆管内压上升达 $300~mmH_2O$ 或更高，持续 $15\sim30$ 分钟，且不能被阿托品解除，故麻醉前应禁用。阿托品可使胆囊、胆总管括约肌松弛，麻醉前可使用。胆管手术可促使纤溶酶活性增强、纤维蛋白溶解而发生异常出血。术中应观察出凝血变化，遇有异常渗血，应及时检查纤维蛋白原、血小板，并给予抗纤溶药物或纤维蛋白原处理。

阻塞性黄疸常伴肝损害，应禁用对肝、肾有损害的药物，如氟烷、甲氧氟烷、大剂量吗啡等。恩氟烷、异氟烷、七氟烷或脱氟烷亦有一过性肝损害的报道。麻醉手术中因凝血因子合成障碍、毛细血管脆性增加，也促使术中渗血增多。但经部分临床观察，不同麻醉方法对肝功能正常组与异常组的凝血因子，未见有特别影响而导致异常变化。

胆管外科患者，病情与体质差异极大，肥胖体形者逐年增多，麻醉选择与处理的难度也各异。

（三）麻醉后注意事项

（1）术后应密切监测血压、脉搏、呼吸、尿量、尿比重，持续鼻导管吸氧，直至病情稳定。按时检查血红蛋白、红细胞比容及血电解质、动脉血气分析，根据检查结果给予调整治疗。

（2）术后继续保肝、保肾治疗，预防肝肾综合征。

（3）对老年人、肥胖患者及并存气管、肺部疾病者，应防治肺部并发症。

（4）胆总管引流的患者，应计算每天胆汁引流量，注意水、电解质补充及酸碱平衡。

（5）危重患者和感染中毒性休克未脱离危险期者，麻醉后应送术后恢复室或 ICU 进行严密监护治疗，直至脱离危险期。

四、脾脏手术

（一）麻醉前准备

（1）脾脏是人体血液储存和调节器官，有清除和调节血细胞及产生自身免疫抗体的功能。原发性或继发性脾功能亢进需行手术者，多有脾大，红细胞、白细胞、血小板减少，以及骨髓造血细胞增生。麻醉医师应在麻醉前全面了解病史及各种检查结果，估计可能出现的问题，做好相应准备。

（2）严重贫血，尤其是溶血性贫血者，应输新鲜血。有肝损害、低蛋白血症者，应给予保肝及多种氨基酸治疗。有血小板减少、出凝血时间及凝血酶原时间延长者，应小量、多次输新鲜血或浓缩血小板，并辅以维生素 K 治疗。待贫血基本纠正、肝功能改善、出血时间及凝血酶原时间恢复正常后再行手术。

（3）原发性脾功能亢进者除有严重出血倾向外，大都已长期服用肾上腺皮质激素和促肾上腺皮质激素(ACTH)。麻醉前除应继续服用外,尚需检查肾上腺皮质功能代偿情况。

(4)有粒细胞缺乏症者常有反复感染史,术前应积极防治。

(5)外伤性脾破裂除应积极治疗出血性休克外,还应注意有无肋骨骨折、胸部挫伤、左肾破裂及颅脑损伤等并存损伤,以防因漏诊而发生意外。

(二)麻醉选择与处理

(1)无明显出血倾向及出凝血时间、凝血酶原时间已恢复正常者,可选用连续硬膜外阻滞。麻醉操作应轻柔,避免硬膜外间隙出血。凡有明显出血者,应弃用硬膜外阻滞。选择全身麻醉时需根据有无肝损害而定,可用静脉复合或吸入麻醉。气管插管操作要轻巧,防止因咽喉及气管黏膜损伤而导致血肿或出血。

(2)麻醉手术处理的难度主要取决于脾周围粘连的严重程度。游离脾、搬动脾、结扎脾蒂等操作,手术刺激较大,有发生意外大出血的可能,麻醉医师应提前防治内脏牵拉反应并做好大量输血准备。巨大脾内储血较多,有时可达全身血容量的20%,故麻醉中禁忌脾内注射肾上腺素,以免发生回心血量骤增而导致心力衰竭危险。

(3)麻醉处理中要密切注意出血、渗血情况,维持有效循环血量。渗血较多时,应依具体情况使用止血药和进行成分输血。

(4)麻醉前曾服用激素的患者,围手术期应继续给予维持量,以防肾上腺皮质功能急性代偿不全。

(三)麻醉后注意事项

(1)麻醉当天应严密监测血压、脉搏、呼吸和血红蛋白、红细胞比容的变化,严防内出血和大量渗血,注意观察膈下引流管出血量,继续补充血容量。

(2)加强抗感染治疗。已服用激素者,应继续给予维持量。

五、门脉高压症手术

(一)门脉高压症主要病理生理特点

门静脉系统是腹腔脏器与肝脏毛细血管网之间的静脉系统。当门静脉的压力因各种病因而高于25 cmH_2O时,可表现一系列临床症状,统称门脉高压症。其主要病理生理改变包括:①肝硬化及肝损害;②高动力型血流动力学改变:容量负荷及心脏负荷增加,动静脉血氧分压差降低,肺内动静脉短路和门、体静脉间分流;③出凝血功能改变:有出血倾向和凝血障碍,原因为纤维蛋白原缺乏、血小板减少、凝血酶原时间延长、凝血因子V缺乏、血浆纤溶蛋白活性增强;④低蛋白血症:腹水、电解质紊乱、钠和水潴留、低钾血症;⑤脾功能亢进;⑥氮质血症、少尿、稀释性低钠、代谢性酸中毒和肝肾综合征。

(二)手术适应证的选择

门脉高压症手术麻醉的适应证主要取决于肝损害程度、腹水程度、食管静脉曲张及有无出血或出血倾向。为做好手术前准备和估计,降低病死率,可将门脉高压症的肝功能情况归纳为三级,见表5-2。Ⅲ级肝功能者不适于手术麻醉,应力求纠正到Ⅰ或Ⅱ级。Ⅰ、Ⅱ级术后病死率约为5%,Ⅲ级者病死率甚高。

门脉高压症麻醉危险性增加的界限：黄疸指数大于 40 U；血清胆红素大于 20.5 μmol/L；血浆总蛋白量小于 50 g/L；清蛋白小于 25 g/L；A/G 小于 0.8；GPT、GOT 大于 100 U；溴磺酞钠(BSP)潴留试验大于 15%；吲哚氰绿(ICG)消失率小于 0.08。为探讨肝细胞功能的储备能力，糖耐量曲线试验有一定价值，90～120 分钟的值如高于 60 分钟的值者，提示肝细胞储备力明显低下，麻醉手术病死率极高。

表 5-2 门脉高压症肝功能分级

项目	肝功能 I 级	肝功能 II 级	肝功能 III 级
胆红素(μmol/L)*	<20.5	20.5～34.2	>34.2
血清清蛋白(g/L)	≥35	26～34	≤25
凝血酶原时间超过对照值(min)	1～3	4～6	>6
转氨酶			
金氏法(U)	<100	100～200	>200
赖氏法(U)	<40	40～80	>80
腹水	(－)	少量，易控制	大量，不易控制
肝性脑病	(－)	(－)	(＋)

注 * μmol÷17.1＝mg/dL。

近年来多以综合性检查结果来判断门脉高压症的预后，详见表 5-3。这种分类为麻醉临床提供科学依据。

表 5-3 门脉高压症的预后判断分类

项目	预后分类			
	I	II	III	IV
有效肝血流量(mL/min)	>600	600～400	400～300	<300
肝内短路率(%)	<15	15～30	30～40	>40
肝静脉血氨法(μg/dL)	<65	65～80	80～100	>100
BSP 潴留率(%)	<10	10～30	30～35	>35
ICG 消失率	>0.01	0.1～0.08	0.08～0.04	<0.04
术后生存率(%)	91.5	79.4	51.0	14.3

(三)麻醉前准备

门脉高压症多有程度不同的肝损害。肝脏为三大代谢和多种药物代谢、解毒的器官，麻醉前应重点针对其主要病理生理改变做好改善肝功能、出血倾向及全身状态的准备。

(1)增加肝糖原，修复肝功能，减少蛋白分解代谢：给高糖、高热量、适量蛋白质及低脂肪饮食，总热量应为 125.5～146.4 kJ(30～35 kcal/kg)。必要时可静脉滴注葡萄糖胰岛素溶液。对无肝性脑病者可静脉滴注相当于 0.18 g 蛋白/(kg·d)的合成氨基酸。脂肪应限量在 50 g/d 以内。为改善肝细胞功能，还需用多种维生素，如每天复合维生素 B 6～12 片口服或 4 mg 肌内注射；维生素 B$_6$ 50～100 mg；维生素 B$_{12}$ 50～100 μg；维生素 C 3 g 静脉滴注。

（2）有出血倾向者可给予维生素 K 等止血药,以纠正出凝血时间和凝血酶原时间。如系肝细胞合成凝血因子 V 功能低下所致,麻醉前应输新鲜血或血浆。

（3）腹水直接反映肝损害的严重程度,大量腹水还直接影响呼吸、循环和肾功能,应在纠正低蛋白血症的基础上,采用利尿、补钾措施,并限制入液量。有大量腹水的患者,麻醉前应多次小量放出腹水,并输用新鲜血或血浆,但禁忌一次大量放腹水,以防发生休克及低盐综合征或肝昏迷。

（4）凡伴有水、电解质及酸碱平衡紊乱者,麻醉前应逐步纠正。

（四）麻醉选择与处理

肝脏是多种麻醉药代谢的主要场所,而多数麻醉药都可使肝血流量减少。麻醉选择与处理的主要原则是选用其最小有效剂量,使血压维持在 80 mmHg 以上,否则肝脏将丧失自动调节能力,并可加重肝细胞损害。

（1）麻醉前用药:大量应用阿托品或东莨菪碱可使肝血流量减少,一般剂量时则无影响。镇静镇痛药均在肝内代谢,门脉高压症时分解代谢延迟,可导致药效增强、作用时间延长,故应减量或避免使用。

（2）麻醉药:氧化亚氮在无缺氧的情况下对肝无直接影响。氟烷使肝血流量下降约 30%,部分患者术后可有 GPT 与 BSP 一过性升高,因此,原有肝损害或疑有肝炎者宜禁用。恩氟烷是否存在肝损害尚无定论,但用药后 1 周内 GPT 可上升至 100 U 以上,故最好避免使用。异氟烷、七氟烷在体内降解少,对肝功能影响轻微,可考虑选用。肝损害时血浆蛋白量减少,应用巴比妥类药时,因分解代谢减缓,使血内游离成分增加、药效增强,但睡眠量巴比妥类对肝脏尚无影响。氟哌利多、芬太尼虽在肝内代谢,但麻醉常用量尚不致发生肝损害,可用于门脉高压症手术的麻醉,但对严重肝损害者应酌情减量。氯胺酮、咪达唑仑、哌替啶则均可选用。

（3）肝硬化患者的胆碱酯酶活性减弱,使用琥珀胆碱时,其作用可增强,易发生呼吸延迟恢复;应用潘库溴铵时可无影响。正常人筒箭毒碱可经肾和胆汁排泄,门脉高压症患者经胆汁排出减少,故禁忌大量使用箭毒类药。

（4）酯类局部麻醉药由血浆胆碱酯酶分解,酰胺类局部麻醉药都在肝内代谢。由于血浆内胆碱酯酶均来自肝,肝硬化患者应用局部麻醉药可因其分解延缓,易于蓄积,故禁忌大量使用。

综合上述特点,门脉高压症分流手术的麻醉可选用下列方法之一:①硬膜外阻滞辅以氟芬合剂;②氟芬合剂、氧化亚氮、氧、肌肉松弛药复合麻醉;③氯胺酮、咪达唑仑、氧化亚氮、氧、肌肉松弛药复合麻醉;④异氟烷、芬太尼、氧化亚氮、氧、肌肉松弛药复合麻醉。

（五）麻醉处理要点

（1）维持有效循环血量:通过 EKG、血压、脉搏、SpO₂、中心静脉压、尿量等的监测,维持出入量平衡,避免血容量不足或过多,预防低血压和右心功能不全,维护肾功能。输液时不可大量使用乳酸钠林格液或生理盐水,否则钠负荷增加可导致间质性肺水肿,伴肾功能损害者尤需避免。此外,麻醉中可通过血气分析和电解质检查,及时纠正水、电解质和酸碱失衡;如有可能,宜测定血浆及尿渗透浓度,有指导价值。

（2）保持血浆蛋白量：低蛋白血症患者麻醉时应将清蛋白提高到 25 g/L 以上，不足时应补充清蛋白，以维持血浆胶体渗透压和预防间质水肿。

（3）维护血液氧输送能力：须保持血容量、每搏量、红细胞比容、血红蛋白及氧解离曲线的正常。心功能正常者，为保持有效循环血量，宜使红细胞比容保持在 30％左右，以降低血液黏滞度，保证最佳组织灌流。为确保氧的输送能力，对贫血者可输浓缩红细胞。

（4）补充凝血因子：麻醉前有出血倾向者，应输用新鲜血或血小板。缺乏由维生素 K 合成的凝血因子者，可输给新鲜血浆。麻醉中一旦发生异常出血，应即时查各项凝血功能，进行针对性处理。

（5）处理大量出血：门脉高压分流术中，出血量在 2 000 mL 以上者，并非少见，可采用血液回收与成分输血，适量给予血浆代用品。输血、输液时应注意补充细胞外液、纠正代谢性酸中毒、充分供氧及适量补钙。

（6）保证镇痛完善，避免应激反应。

六、急腹症患者

急症手术中以急腹症最常见。据统计，急诊麻醉中急腹症约占 82.6％。其特点是发病急，病情重，饱胃患者比例大，继发感染或出血性休克者多，麻醉前准备时间紧，难以做到全面检查和充分准备，麻醉危险性、意外发生率及麻醉手术后并发症均较择期手术高。

（一）麻醉前准备

（1）麻醉医师必须抓紧时间进行术前访视，重点掌握全身状况、意识、体温、循环、呼吸、肝功能及肾功能；询问既往病史、麻醉手术史、药物过敏史、禁食或禁饮时间。根据检查，选定麻醉方法和药物，做好防治意外的准备。

（2）对并存血容量不足、脱水、血液浓缩、电解质及酸碱失衡或伴严重合并症以及继发病理生理改变者，根据血常规、红细胞比容、出凝血时间、血型、心电图、X 线摄片检查，血气分析、血清电解质、尿常规、尿糖、尿酮体等的检查结果，进行重点处理或纠正。

（3）对休克患者必须施行综合治疗，待休克改善后再行麻醉。但有时由于病情发展迅速，应考虑在治疗休克的同时进行紧急麻醉和手术。治疗休克应重点针对脱水、血浓缩或血容量不足进行纠正，以改善微循环和维持血压。术前要备足全血，以便于麻醉中进一步补足血容量。纠正电解质与酸碱失衡，血压维持在 80 mmHg 以上，红细胞比容在 30％以上，重要脏器的血流灌注和肾功能尚可维持，对大量出血患者应尽快手术，以免延误手术时机。

（4）饱胃、肠梗阻、消化道穿孔、出血或弥漫性腹膜炎患者，麻醉前必须进行有效的胃肠减压。

（5）剧烈疼痛、恐惧和躁动不安必然促使儿茶酚胺释放，加重微循环障碍，促进休克发展，故麻醉前应给一定的术前药，但剂量应以不影响呼吸、循环，保持意识存在为准。

（二）麻醉选择及处理

（1）胃、十二指肠溃疡穿孔：除应激性溃疡穿孔外，多有长期溃疡病史及营养不良等情况。腹膜炎患者常伴剧烈腹痛和脱水，部分患者可继发中毒性休克。在综合治疗休克取得初步纠正的基础上,慎用硬膜外阻滞,需小量分次用药,严格控制阻滞平面。麻醉中继续纠正脱水、血浓缩和代谢性酸中毒,防治内脏牵拉反应。对严重营养不良、低蛋白血症或贫血者,术前宜适量补血或血浆。麻醉后重点预防肺部并发症。

(2)上消化道大出血:食管静脉曲张破裂、胃肠肿瘤或溃疡及出血性胃炎,经内科治疗48小时仍难以控制出血者,常需紧急手术。麻醉前多有程度不同的出血性休克、严重贫血、低蛋白血症、肝功能不全及代谢性酸中毒等,术前均需抗休克综合治疗,待休克初步纠正后可选用全身麻醉或连续硬膜外阻滞。麻醉中应根据血压、脉搏、脉压、尿量、中心静脉压、血气分析、心电图等监测情况,维护有效循环血容量,保持血压在 90 mmHg 以上,维持呼吸功能,避免缺氧和二氧化碳潴留,纠正酸碱失衡。使尿量在 30 mL/h 以上。

对出血性休克或持续严重出血的患者,宜选用气管内插管浅全身麻醉。为预防误吸,应施行表面麻醉清醒气管内插管。麻醉维持可选用对心肌和循环抑制轻的依托咪酯、γ-羟丁酸钠、氯胺酮、咪达唑仑、芬太尼、氧化亚氮及肌肉松弛药等。有肝、肾损害者注意维护肝、肾功能。

(3)急性肠梗阻或肠坏死:无继发中毒性休克的患者,可选用连续硬膜外阻滞。有严重脱水、电解质及酸碱失衡、腹胀、呼吸急促、血压下降、心率增快的休克患者,以选择气管内插管全身麻醉为安全。麻醉诱导及维持过程中应强调预防呕吐物反流误吸,继续进行抗休克综合治疗,维护心、肺、肾功能,预防呼吸困难综合征、心力衰竭和肾衰竭。输血输液时,应掌握剂量与速度、胶体与晶体比例,以维持生理需要的血红蛋白与红细胞比容。麻醉后需待患者完全清醒、呼吸交换正常、循环稳定、血气分析正常,方可停止呼吸治疗。

(4)急性坏死性胰腺炎:循环呼吸功能稳定者,可选用连续硬膜外阻滞。已发生休克,经综合治疗无效者,应选用对心血管系统和肝、肾功能无损害的全身麻醉。麻醉中应针对病理生理特点进行处理。①因呕吐、肠麻痹、出血、体液外渗往往并存严重血容量不足,水、电解质紊乱,应加以纠正。②胰腺酶可将脂肪分解成脂肪酸,与血中钙离子起皂化作用,因此,患者可发生低钙血症,需加以治疗。③胰腺在缺血、缺氧情况下可分泌心肌抑制因子(如低分子肽类物质),因此抑制心肌收缩力,甚至发生循环衰竭,应注意防治。④胰腺炎继发腹膜炎,致使大量蛋白液渗入腹腔,不仅影响膈肌活动,且使血浆渗透压降低,容易诱发肺间质水肿、呼吸功能减退,甚至发生急性呼吸窘迫综合征(ARDS)。麻醉中应在血流动力学指标监测下,输入血浆代用品、血浆和全血,以恢复有效循环血量,纠正电解质紊乱及低钙血症,同时给予激素和抗生素治疗。此外,应注意呼吸管理,维护肝功能,防治 ARDS 和肾功能不全。

七、类癌综合征

(一)类癌综合征主要病理生理特点

(1)见于胃肠道、胆、胰、甲状腺、肺、支气管、前纵隔、卵巢、睾丸等部位,发生率占类癌患者的 18%。

(2)其病理生理改变主要由于色胺酸代谢紊乱,分泌 5-羟色胺、缓激肽、组胺等血管活性物质所造成。类癌综合征患者在麻醉中易促使神经节阻滞药的作用增强,致血压下降、支气管痉挛、高血糖、肠蠕动亢进。5-羟色胺可通过血脑屏障对中枢产生抑制作用,使麻醉苏醒延迟。

缓激肽可引起严重血管扩张、毛细血管通透性增加和血压下降。

（3）主要临床表现：皮肤潮红、毛细血管扩张，以面部、颈和胸部明显，多次发作后肤色呈发绀状；眼结膜有毛细血管扩张和水肿；血压下降，极度乏力；腹泻呈水样及脂肪样大便，每天多达 20～30 次，可导致营养不良，水、电解质失衡；心内膜、心包膜、胸膜、腹膜纤维组织增生，出现三尖瓣、肺动脉瓣狭窄或关闭不全，最终发生心力衰竭、可导致窒息的严重支气管痉挛。

（二）麻醉前准备

（1）对疑有类癌综合征的患者要全面检查。对原发病灶部位、肝损害及其程度、心功能代偿情况等做重点检查和全面估计。

（2）手术前应对综合征发作的患者试用 5-羟色胺拮抗剂（如 nozinam），缓激肽拮抗剂（如抑肽酶，trasylol），以及皮质类固醇等进行试探性治疗，找出有效的治疗药物和剂量，以供麻醉处理时参考使用。

（3）改善全身状况和营养不良，纠正水、电解质失衡。手术前禁用含有大量色胺酸的饮料和食物，如茶、酒、脂肪及某些蔬菜；禁忌挤压肿瘤，以防诱发综合征的发作。

（4）保持患者镇静，避免交感－肾上腺系统兴奋，麻醉前用药宜适当增量。

（三）麻醉选择和处理

（1）吗啡、硫喷妥钠、右旋糖酐、多黏菌素 B 等，可增加肠色素颗粒细胞膜的通透性，或泵作用发生改变而促使 5-羟色胺分泌增加，故应禁用。

（2）琥珀胆碱的去极化作用可增高腹内压，筒箭毒碱的神经节阻滞和组胺释放作用可诱发血压严重波动和支气管痉挛，故应慎用。

（3）因类癌分泌的活性物质直接作用于神经末梢与靶细胞的交接处，由此可引起类癌综合征的发作，各种麻醉，包括局部麻醉、神经阻滞、蛛网膜下腔阻滞或硬膜外阻滞中都会同样发作。因此，在麻醉管理中应提高警惕，尽量避免导致血压下降和呼吸抑制的各种因素。

（4）神经安定药、抗组胺药可降低肠色素颗粒细胞膜的通透性，并阻滞 5-羟色胺、组胺的作用，故类癌综合征手术可选用神经安定镇痛麻醉或静脉复合麻醉，肌肉松弛药中可选用潘库溴铵或维库溴铵等无组胺释放作用的药物。

（5）麻醉力求平稳，诱导期避免各种应激反应和儿茶酚胺释放因素，控制适当的麻醉深度。手术挤压肿瘤、变动体位、缺氧、二氧化碳潴留、低血压等因素都会促使类癌的活性物质（5-羟色胺及缓激肽）分泌增加，应严密监护。选用气管内插管有利于供氧和维持呼吸道通畅，一旦出现支气管痉挛，可立即施行正压辅助呼吸，故适用于类癌手术患者的麻醉。

（6）麻醉中一旦发生缓激肽危象而导致严重低血压时，应禁用儿茶酚胺类药，后者可增加缓激肽的合成，低血压可更加严重。必要时应选用甲氧明、间羟胺或高血压素。最好选用 5-羟色胺、缓激肽和组胺的拮抗药及激素；补足有效循环血量；纠正水、电解质及酸碱失衡。对并存心肌、心瓣膜损害的类癌患者，应注意防止增加右心负荷，正确掌握输血、输液速度与总量，注意尿量，预防心力衰竭。

第六章　神经外科手术的麻醉

第一节　麻醉对脑生理功能的影响

机体的高级神经活动都是由大脑主宰完成的,大脑的生理功能非常复杂,代谢极为活跃,其生理功能的正常发挥与脑血供与氧供有严格的依赖关系。麻醉通过影响大脑的生理功能而使机体的高级神经活动全部或部分受到抑制,避免或减轻各种刺激对机体的伤害,保证患者的安全和手术顺利进行。

一、麻醉药与脑血流及脑代谢的关系

脑代谢率对脑血流可产生重要影响,而决定脑血流的直接因素是脑灌注压。脑灌注压是指平均动脉压与小静脉刚进入硬脑膜窦时的压力差。许多麻醉用药可影响动脉压和脑代谢,进而影响脑血流。

(一)静脉麻醉药

1.硫喷妥钠

硫喷妥钠对脑血流的自身调节和对二氧化碳的反应正常。镇静剂量对脑血流和代谢无影响,意识消失时脑代谢率可降低36%,达到手术麻醉深度时降低36%～50%。硫喷妥钠使脑血流减少,主要是由于该药所致的脑血管收缩、脑代谢受抑制,故大脑血流的减少不会引起脑损伤,对脑代谢的抑制主要是抑制神经元的电生理活动,而非维持细胞整合所需要的能量。

2.依托咪酯

依托咪酯对脑代谢的抑制同硫喷妥钠相似,不同的是依托咪酯注射初期脑代谢率会急剧下降。脑血流的最大降低发生于脑代谢最大降低之前,可能与依托咪酯直接引起脑血管收缩有关。

3.丙泊酚

丙泊酚与硫喷妥钠相似,对脑血流和脑代谢的抑制程度与剂量相关,但可保留二氧化碳的反应性。通过抑制脑代谢,使脑血流相应降低,还可降低平均动脉压和脑灌注压。

4.羟丁酸钠

长时间、大剂量应用羟丁酸钠可出现酸中毒,可使脑血管收缩,脑血流和脑代谢降低,可造成暂时性、相对性脑缺血。用作麻醉诱导时可增加脑灌注压。

5.氯胺酮

氯胺酮是唯一可以增加脑血流和脑代谢的静脉麻醉药。

6.神经安定药(氟哌利多与芬太尼合剂)

神经安定药对脑代谢影响轻,可减少脑血流。

(二)吸入麻醉药

所有吸入麻醉药都不同程度地扩张脑血管,增加脑血流,且抑制脑血管的自身调节,干扰对二氧化碳的反应。氟类吸入麻醉药降低脑代谢,氧化亚氮增加脑代谢。脑血管的扩张效应:氟烷＞恩氟烷＞异氟烷、氧化亚氮和七氟烷。

(三)麻醉性镇痛药

单独使用麻醉性镇痛药对脑血流和脑代谢基本无影响,甚至可以增加脑血流。临床研究结果不一,是因为与其他药物联合应用所致。

(四)肌肉松弛药

肌肉松弛药不能通过血脑屏障,可间接影响脑血流,主要降低脑血管阻力和静脉回流阻力,对脑代谢无影响。

二、麻醉药对颅内压的影响

麻醉药对颅内压的影响主要有两方面,一是对脑血管的影响,二是通过对脑脊液的产生和吸收的影响,两者最终都引起脑容量的变化。脑外科手术在硬脑膜剪开后,脑脊液被吸走,脑脊液的产生增加和吸收减少已不重要。

(一)静脉全身麻醉药对颅内压的影响

氯胺酮能兴奋脑功能,增加脑血流和脑代谢,颅内压也相应增高。其他静脉麻醉药不引起颅内压增高,甚至可降低颅内压,如硫喷妥钠、丙泊酚均可不同程度地降低颅内压,苯二氮䓬类药物和依托米酯对颅内压无影响,均可安全地应用于颅内压升高的患者。

(二)吸入全身麻醉药对颅内压的影响

所有的吸入麻醉药可不同程度地引起脑血管扩张,致使颅内压也随之相应增高,在程度上氟烷＞恩氟烷＞异氟烷、氧化亚氮和七氟烷。

(三)麻醉性镇痛药

单独使用麻醉性镇痛药,因其不影响脑血管的自动调节,故对颅内压正常的患者无影响,对已有颅内压升高的患者,舒芬太尼可降低颅内压。

(四)肌肉松弛药

琥珀胆碱因其可产生肌颤,一过性影响静脉回流,而致颅内压增高。非去极化肌肉松弛药有组胺释放作用,组胺可引起脑血管扩张,致颅内压增高。

三、气管内插管对颅内压的影响

大多数的神经外科手术需在气管内插管全身麻醉下进行,而气管内插管的技术操作可间接引起颅内压改变。从喉镜置入暴露声门到气管导管放置到气管内,尽管临床上通过加大诱导药物的剂量、应用心血管活性药物,甚至气管内表面麻醉,但整个过程仍伴有不同程度的心血管应激反应,这种反应可致颅内压升高。

四、暂时带管与气管内插管拔除对颅内压的影响

神经外科患者手术结束后,是保留还是拔除气管内插管要根据不同病情和手术要求以及术后监护条件而决定,两者各有利弊,且对颅内压的影响也不尽相同。目前临床上随着病房监

护条件的改善,多数患者术毕,于自主呼吸恢复后带管回病房监护室,维持适当的镇静1～2小时后拔管,在这段时间内,只要患者能耐受气管内插管,一般不会引起颅内压升高,如果镇静效果不够,患者发生呛咳,将会引起颅内压剧升,严重时会引起颅内出血,影响手术效果。对带管的患者一定要密切监护,认真观察患者的镇静程度,防止镇静不足。无论带管时间多长,最终必将拔除,神经外科手术的患者拔管期间可引发心血管应激反应,拔除气管内插管时对气管壁及咽喉部的摩擦刺激常引起剧烈呛咳,直接造成脑静脉回流受阻而致颅内压升高,呛咳可造成脑组织震荡而使手术创面出血,甚至导致手术失败。

第二节　颅内血管病变患者的麻醉

一、颅内血管病变的病理及临床表现

颅内血管病变包括高血压动脉粥样硬化性脑出血、颅内动脉瘤、颅内血管畸形等。多数是因突发出血而就诊,平时没有症状,或头痛的症状被忽略,因而起病多较急,多数需行急诊手术。

(一)高血压动脉粥样硬化性脑出血

高血压动脉粥样硬化性脑出血在临床上最常见,尤其是随着社会的老龄化和饮食结构的改变,其发生率有增加的趋势。高血压和动脉粥样硬化互为因果,互相影响。高血压患者颅内血管壁由于长期受到高压力的冲击而发生损伤,损伤的部位在修复过程中,有的恢复良好,有的会发生脂类沉积,沉积的脂类物质可形成斑块,此处的血管壁弹性降低,脆性加大,在突然受到更大的血流冲击力的情况下,血管壁即破裂,发生出血。如剧烈运动、情绪激动、饮酒等因素,可使患者突然头痛、恶心、呕吐、意识障碍,严重者很快深昏迷,四肢瘫痪,眼球固定,瞳孔针尖样,高热,病情迅速恶化,数小时内死亡。特别是饮酒后,易被误认为醉酒,颅脑CT可帮助确诊。

(二)颅内动脉瘤

颅内动脉瘤是由于脑血管发育异常而产生的脑血管瘤样突起。好发于颅底动脉及其邻近动脉的主干上,常在动脉分支处,呈囊状突出。颅内动脉瘤的病因可能是先天性动脉发育异常或缺陷、动脉粥样硬化、感染、创伤等,形成动脉瘤的一个共同因素是血流动力学的冲击因素,致使薄弱的血管壁呈现瘤样突起。临床上颅内动脉瘤在破裂前常无症状或仅有局灶症状,表现为一过性轻微头痛;破裂后症状严重,出现突发的、非常剧烈的头痛,常被误诊为流感、脑膜炎、颈椎间盘突出、偏头痛、心脏病及诈病等。患者可有不同程度的意识障碍,部分患者就诊时可能完全缓解,患者是否有过突发性剧烈头痛的病史经常是确诊的重要线索。颅内动脉造影可确诊。Hunt和Hess将颅内动脉瘤患者按照手术的危险性分成5级。

Ⅰ级:无症状,或轻微头痛及轻度颈强直。

Ⅱ级:中度及重度头痛,颈强直,除有神经麻痹外,无其他神经功能缺失。

Ⅲ级:倦睡,意识模糊,或轻微的灶性神经功能缺失。

Ⅳ级:意识不清,中度至重度偏瘫,可能有早期的去大脑强直及自主神经功能障碍。

Ⅴ级:深昏迷,去大脑强直,濒死状态。

若有严重的全身疾患,如高血压、糖尿病、严重动脉硬化、慢性肺部疾患及动脉造影上有严重血管痉挛者,要加重一级。

(三)颅内血管畸形

颅内血管畸形是指脑血管发育障碍引起的脑局部血管数量和结构异常,并对正常的脑血流产生影响。可分为动静脉畸形、毛细血管扩张症、静脉畸形、海绵状血管畸形。临床上最常见的是动静脉畸形。脑动静脉畸形是一种在胎儿期形成的先天性脑血管发育异常,无明显家族史。其病理特点是非肿瘤性的血管异常,具有粗大、扩张、扭曲的输入及输出血管,病理性血管可呈蔓状缠结且动静脉分流循环速度很快,供养动脉常常扩张并延长,近端及远端动脉祥均为迂曲状。动静脉畸形的症状、体征可来自以下情况。

(1)正常神经组织受压,脑积水,脑出血、蛛网膜下腔出血、脑室出血。

(2)缺血及出血性损害导致头痛、抽搐。

(3)占位导致的神经功能缺失。

(4)静脉压升高,使颅内压增高。

(5)"盗血"引起神经功能缺失。

(6)临床表现各不相同,有头痛、癫痫、精神异常、失语、共济失调等,还有罕见的三叉神经痛。

二、麻醉处理要点

(一)术前准备及麻醉前用药

麻醉医师应尽快了解病史,特别是抗高血压药的服用情况。此类患者为急诊患者,病情虽有轻重之分,但对意识障碍不严重的患者不能掉以轻心,这类患者很容易激动和烦躁,致使病情加重,影响治疗效果。因此,无论患者意识如何,只要有躁动倾向,一定要给予适度的镇静,并密切监护。麻醉前用药根据病情,可在手术室内麻醉前5分钟静脉推注抗胆碱药。若在做相应检查时已用镇静药,此时不必再用。

(二)术中监测

术中监测见颅脑外伤患者麻醉处理要点中的术中监测。

(三)麻醉方法

颅内血管病变手术目前几乎都在显微镜下进行,要求手术野稳定清晰,所以应选择气管内插管全身麻醉,因挥发性麻醉药对脑血管影响大,故多选择静脉全身麻醉。麻醉诱导用药为丙泊酚、咪达唑仑、依托咪酯、羟丁酸钠、芬太尼、舒芬尼、雷米芬太尼、维库溴铵、哌库溴铵等。不管选择哪几种药,都要力求诱导平稳,维持脑灌注压稳定。

(四)麻醉维持

麻醉维持药物的选择应以能更好地满足下列要求为前提:理想的脑灌注压,防止脑缺氧和脑水肿,使脑组织很好地松弛,为减轻脑压板对脑组织的压迫,在分离和夹闭动脉瘤时应控制血压,以降低跨壁压。因为没有任何一种药物可达上述要求,所以要联合用药,作用互补,以取得最佳效果。在应用静脉麻醉药的同时辅以小流量的异氟烷,可更好地进行控制性降压。维持用药可以静脉持续泵入丙泊酚,也可持续泵入咪达唑仑,镇痛药和肌肉松弛药可间断注射。镇痛药可用吗啡、芬太尼、舒芬太尼等,肌肉松弛药可选用长效哌库溴铵或中效维库溴铵。

(五)术中管理

颅内血管病变的患者术中管理非常重要,术中合理地调控血压、心率,维持血流动力学稳定,可减轻脑损害,有利于患者神经功能的恢复,合理地利用心血管活性药物,尤其对心血管合并症的患者更要因人而异,用药一定要个体化。一般常用的心血管活性药物有艾司洛尔、硝酸异山梨酯、氨力农、硝酸甘油、硝普钠。容量管理也很重要,术中应根据液体需要量、失血量、尿量,以及 CVP 和肺毛细血管楔压(PCWP)及时补液和输血,特别是在动脉瘤夹闭后应快速扩容,进行血液稀释,维持红细胞比容在正常低限范围内(0.30～0.35)。羟乙基淀粉用量超过 500 mL 时为相对禁忌,因为有可能干扰止血功能而引起颅内出血。

(六)麻醉恢复期管理

麻醉恢复期应根据术前患者的一般情况和手术的情况决定是否拔除气管导管。若术前患者一般情况良好,且手术顺利,可在患者自主呼吸恢复满意后拔管,完全清醒后送回病房观察。若术前一般情况较差,意识有障碍,手术难度较大,时间长,应带管将患者送监护室,借助呼吸机支持,待麻醉自然消除后拔管。

三、麻醉注意事项

对高血压动脉粥样硬化性脑出血的患者,应了解既往史,这类患者一般都有不同程度的心肌供血不足,血压、心率的剧烈波动变化,可使心肌缺血加重,严重者发生心肌梗死,所以麻醉诱导时应避免使用心肌抑制药物。

颅内动脉瘤和血管畸形的患者麻醉诱导非常关键,特别是已有颅内出血的患者,麻醉诱导期间可再出血或加重出血,甚至可引发动脉瘤破裂,故麻醉诱导要把喉镜置入和气管内插管刺激降到最低。但麻醉也不宜过深,对颅内压正常的患者,血压可降至基础血压的 30%～35%,对已有颅内压增高的患者,血压降低有加重脑缺血的危险,一定要引起重视。

颅内动脉瘤患者术中都要求控制性降压,应该注意,为维持合理的脑灌注,在切开硬脑膜前不需降压过低。术中在监护状态下于动脉瘤夹闭前开始行控制性降压。选择对脑血流、脑代谢及颅内压影响小的降压方法。在控制性降压的过程中应该注意的是:硝普钠虽然可以快速控制高血压,但可使容量血管扩张而增加脑血容量,并使颅内压升高;硝酸甘油同样可使容量血管扩张而增加脑血容量,比硝普钠引起的颅内压增高还要明显且严重,因而要避免应用这两种药物。钙通道阻滞药尼卡地平、尼莫地平可增加局部脑血流,对心肌抑制轻,术中可快速控制高血压,停降压后无反跳现象,并有预防术后心、脑血管痉挛的作用,可作为首选。

颅内血管畸形的患者术中要严格控制血压波动,低血压加重损害病变周围的脑组织(长期低灌注血管麻痹),一旦 AVMs 切除术后发生正常灌注压恢复综合征,出血、水肿、高颅内压,而高血压又可加重其损害。因此,术后血压仍须控制在适当范围,不宜立即停止降压药。

颅内血管手术由于出血和术中对血管的刺激,术后极易发生局部脑血管痉挛,血流减慢,术中应避免使用止血药,以免在血管痉挛后发生脑血栓,影响神经功能的恢复。

注意防止动脉瘤夹闭后的血管痉挛,通过高血压[平均动脉(MAP)100 mmHg]、高血容量、血液稀释来增加脑血流,关键是要在轻度脑缺血进展为脑梗死之前实施,术野使用罂粟碱可扩张痉挛的血管,如果手术需要临时钳夹动脉瘤时,为改善其供血区域的侧支循环,国外常静脉注射去氧肾上腺素。

第三节 颅内肿瘤患者的麻醉

一、颅内肿瘤患者的病理生理

颅内肿瘤按部位可粗略分为大脑半球肿瘤、小脑肿瘤和脑干肿瘤,后两者位于颅后窝,又统称为颅后窝肿瘤。病理报告以神经胶质瘤、脑膜瘤多见,余为转移瘤、结核瘤等。患者可能患病数年无临床症状,随着占位病变体积的增大出现颅内压升高的症状,伴视力、嗅觉障碍、偏瘫、失语等。与麻醉有关的颅内肿瘤的病理生理变化主要是肿瘤占位引起的颅内压增高,颅内压是指颅内容物对颅腔壁产生的压力,临床上一般通过测量脑脊液压力了解颅内压的变化情况,颅内压正常是维持脑功能正常运转所必需的。

(一)颅内压的调节

颅内容物主要有脑组织、脑脊液和血液 3 种成分,正常情况下,其中一种成分增加,其他两种成分则相应减少,机体通过自动调节维持颅内压在一定限度之内(成人 5～15 mmHg,儿童 4.0～7.5 mmHg)的正常平衡状态。颅内肿瘤引起颅内容物的增加,早期可通过自动调节维持正常的颅内压,随着颅内肿瘤体积增大,超过代偿限度,颅内压即增高。有时颅内肿瘤(如颅后窝病变)体积虽然很小,但也可引起颅内压增高,这主要是因为肿瘤位置引起脑脊液回流受阻,脑积水所致。

(二)脑脊液对颅内压的调节作用

由脉络丛生成的脑脊液时刻在进行着新陈代谢变化,包括生成、循环和吸收。颅内压的变动可受脑脊液分泌、循环、吸收的影响,在颅内压的调节中起重要作用。当颅内压增高时,脑脊液回吸收增加,而且一部分脑脊液受挤压流入脊髓蛛网膜下腔,使颅内容物总体积减小,有利于颅内压降低。

(三)脑血流对颅内压的调节

颅内压的变化直接影响脑血流,颅内压增高,脑血流减少,而脑静脉系统的血液受挤压而排出增多,脑血容量减少,因而颅内压可以降低。正常情况下,脑血流的调节主要通过动脉血管口径的变化来实现,其影响因素有二氧化碳分压、动脉血酸碱度、温度等。临床上通常采用过度通气来降低二氧化碳分压,以使脑血管收缩,脑血流减少,达到降低颅内压的作用,为手术提供良好的手术野。

颅内压的调节有一定的限度,在这个限度之内,颅内对容积的增加有一定的代偿力,这种代偿力表现在脑脊液被挤压至蛛网膜下腔,脑部血液减少与脑组织受压向压力低处转移,以达到机体承受的病理平衡,故这个限度的极限称为临界点。超过临界点即失代偿,这时颅内容物微小的增加,可使颅内压急剧增加,加重脑移位与脑疝,发生中枢衰竭。

二、麻醉处理要点

(一)术前准备

颅内肿瘤手术一般都是择期手术,以便有足够的时间进行术前准备。麻醉医师要做的是麻醉前认真访视患者,了解病史,包括既往史、手术史等,特别是与麻醉有关的心、肺合并症,肝、肾功能情况。

(二)麻醉前用药

成人一般在麻醉前30分钟肌内注射苯巴比妥0.1 g,东莨菪碱0.3 mg。

(三)术中监测

术中监测见颅脑外伤患者麻醉处理要点中的术中监测。

(四)麻醉方法

颅内肿瘤患者麻醉方法有局部麻醉、局部麻醉加神经安定镇痛术、全身麻醉。随着时代的进步,人们对麻醉的要求也越来越高。一方面,患者要求术中舒适而无恐惧;另一方面,随着显微手术的不断开展,手术医师要求良好的手术野。因此,目前所有的颅内肿瘤患者均在全身麻醉下进行手术。麻醉诱导目前可选用的药物很多,如咪达唑仑、丙泊酚、依托咪酯、羟丁酸钠等;肌肉松弛药可选择阿曲库铵、维库溴铵、哌库溴铵等;麻醉性镇痛药可选芬太尼、舒芬太尼、吗啡等。

(五)麻醉维持

见颅脑外伤患者麻醉处理要点中的麻醉维持。

(六)术中管理

颅内肿瘤患者术前常用脱水剂,因而术前经常血容量不足,术中还要丢失一部分血液,特别是手术较大时,有效循环血容量不足将更为明显,术中液体管理非常重要,最好监测中心静脉压,以指导输液。液体种类根据患者具体情况选用晶体液和胶体液,晶体液以乳酸钠林格液为主,不用含糖液,胶体液有聚明胶肽、琥珀酰明胶等。对体质较好的患者,可采用大量输血、补液,尿量保持30 mL/h即可,以免肿瘤切除后,正常脑组织解除压迫,出现脑组织严重水肿,加重脑损害。呼吸管理见颅脑外伤患者麻醉处理中的术中管理。

(七)麻醉恢复期

麻醉恢复期的管理要求与颅脑外伤患者相同。

三、麻醉注意事项

此类患者由于术前使用脱水剂,往往伴有电解质紊乱,所以术前一定要化验电解质,以利于术中选择液体种类,保持电解质平衡。

颅内高压的处理非常重要,处理不妥病死率很高。在麻醉诱导后应立即静脉注射20%甘露醇1 g/kg,最好在剪开脑膜前输完,并配合过度通气,保持一定的麻醉深度,最大限度地降低颅内压,以利于手术进行。

对出血多的手术,如脑膜瘤多沿大静脉窦发展,极易侵犯静脉窦,血运非常丰富,麻醉前一定要有充分的估计,多开放几条静脉通路,以备能快速输液、输血。术中在分离肿瘤前进行控制性降压,注意降压的幅度,根据需要动脉压若降至 60 mmHg 以下时,切不可时间过长。麻醉力求平稳,无缺氧及二氧化碳潴留。

颅后窝肿瘤手术麻醉比较复杂,手术体位常有坐位、俯卧位、侧卧位。坐位时术中易发生气体栓塞,为预防气体栓塞,术中禁用 NO_2 与过度通气及控制性降压,可采用呼气末正压通气。下肢用弹力绷带,防止淤积性血栓形成。变动体位时要慢,避免血流动力学急剧改变。常规监测 $PETCO_2$、SpO_2、心电图(EEG)、中心静脉压(CVP),必要时置右心房导管及超声多普勒气体监测仪或食管超声心动图可动态反映心内的气泡;一旦检出气泡,立即通知术者关闭空气来源、右心房抽气、左侧垂头足高位、加快输液,必要时给心肌变力性药物支持。

脑干是颅后窝内极为关键的结构,手术期间生命中枢受到刺激易出现呼吸节律和心率变化,因此,对机械通气的患者应加以注意。对保留自主呼吸的患者,应密切注意呼吸节律的变化,出现异常及时通知手术医师,以减轻对脑干的牵拉刺激。还应该注意的是脑干手术时应保证手术野安静,避免麻醉减浅出现呛咳,最为稳妥的方式是应用肌肉松弛药、进行机械通气。

第四节 颅脑外伤患者的麻醉

一、颅脑外伤患者的病理生理

颅脑外伤按其病理生理过程可分为原发性损伤和继发性损伤。受伤的瞬间,先为不同程度的原发性损伤,然后继发于血管和血液学的改变而引起脑血流减少,从而导致脑缺血和缺氧、脑水肿、颅内压增高,进一步发生脑疝,导致死亡。因此,临床上需要对继发性损伤病理生理过程进行干预,防止其进一步发展而加重损伤。

(一)脑血流的改变

研究证明,脑外伤患者在创伤急性期即可发生脑血流的变化。严重脑外伤患者约 30% 在外伤后 4 小时内发生缺血性改变。目前认为,这种外伤后缺血性改变是一种直接的反应性变化,而非全身性低血压所致,尽管后者可加重缺血性改变。

影响继发性改变的其他因素如下。

1.高血压和低血压

由于原发性损伤之后,脑的顺应性发生改变,甚至有颅内出血,颅内压增高,无论高血压还是低血压都将加重脑损伤。由于自身调节功能损害,低血压造成脑灌注压减少,导致脑缺血;而高血压可造成血管源性脑水肿,进一步升高颅内压,引起脑灌注压降低。在自身调节功能保持完整的情况下,低血压可引起代偿性脑血管扩张,脑血容量增加,进而使颅内压增高,造成脑灌注压进一步降低,产生恶性循环,又称为恶性循环级联反应。

2.高血糖症

在脑缺血、缺氧的情况下,葡萄糖无氧酵解增加,产生过多的乳酸在脑组织中蓄积,可引起神经元损害。

3.低氧血症和高碳酸血症

低氧血症和高碳酸血症都可引起颅脑损伤患者脑血管扩张、颅内压增高、脑组织水肿,从而可加重脑损伤。

(二)脑损伤的机制

脑损伤的机制主要是在脑缺血的情况下激活了病理性神经毒性过程,包括兴奋性氨基酸的释放、大量氧自由基的产生、细胞内钙超载、局部 NO 产生等,最终引起脑水肿加重和神经元不可逆性损害。

(三)脑水肿

外伤后脑水肿和脑肿胀使脑容量增加、颅内压增高,导致继发性脑损害,重者发生脑疝,甚至死亡。脑水肿分为 5 种情况,即血管源性、细胞毒性、流体静力压性、低渗透压性和间质性脑水肿。

(1)血管源性脑水肿:脑组织损伤可破坏血脑屏障,致使毛细血管的通透性与跨壁压增加,以及间质中血管外水潴留,从而造成血管源性脑水肿。由于组胺、缓激肽、花生四烯酸、超氧化物和羟自由基、氧自由基等引起内皮细胞膜受损,激活内皮细胞的胞饮作用和内皮结合部的破裂,使毛细血管通透性增加。研究发现,体温升高、高碳酸血症可使内皮细胞跨膜压增高,导致毛细血管前阻力血管松弛,使脑水肿发生率和范围增加。另外,蛋白分子电负荷的改变使血管外水潴留。由于白蛋白为阴离子蛋白,容易通过受损的血脑屏障,然后由外皮细胞清除。相反,IgG 片段为阳离子蛋白,则黏附于阴离子结合部位,而潴留于间质中。临床上脑出血、慢性硬脑膜下血肿和脑肿瘤附近的水肿均属于血管源性水肿。

(2)细胞毒性脑水肿:细胞毒性水肿的主要机制是在脑血流减少的情况下,能量缺乏使细胞膜泵(Na^+-K^+-ATP 酶)功能受损,进而引起一系列的生化级联反应,使细胞外钾增加,细胞内钙增高,膜功能损害可引起细胞不可逆性损伤。由梗死造成的局灶性或全脑缺血、低氧,均可导致细胞毒性水肿的形成。

(3)流体静力压性水肿:由于跨血管壁压力梯度增加,使细胞外液积聚。脑血管自身调节功能受损,可引起毛细血管跨壁压急剧增加。如急性硬脑膜外血肿清除后使颅内压突然下降,导致脑血管跨壁压突然增加,出现一侧脑半球弥漫性水肿。

(4)低渗透压性水肿:严重血浆渗透压降低和低钠血症是低渗透压性脑水肿的主要原因。脑胶体渗透压超过血浆渗透压,水分即被吸收入脑。当血清钠浓度低于 125 mmol/L 时可引起脑水肿。此外,由于性激素的不同,在同一血清钠浓度时,女性较男性更易发生脑水肿。

(5)间质性脑水肿:阻塞性脑积水、脑室过度扩大可使脑脊液-脑屏障破裂,导致脑脊液渗透到周围脑组织并向脑白质细胞外蔓延,在临床上可出现一种明显的非血管性脑水肿,即间质性脑水肿。这类水肿一旦发生,可导致脑缺血和神经元损害。

颅脑外伤初期由于静脉容量血管的扩张,脑血容量增加而出现脑肿胀,而不单是脑组织含水量的增加。其神经源性因素包括脑干刺激和脑循环中释放血管活性物质等。因此,早期的脑水肿主要由于脑血管自身调节功能下降,而脑干损害则影响动脉扩张,或静脉梗阻导致充血性或梗阻性脑水肿。如处理不当或不及时,在脑外伤的后期,随着脑水肿加重,颅内高压,脑灌注压下降,引起脑缺血,生化级联反应发生改变,发生复合性脑水肿,即血管源性和细胞毒性脑水肿。

二、麻醉处理要点

(一)术前准确评估

由于颅脑外伤病情严重,麻醉医师应首先确保患者的呼吸道通畅,供氧应充分,及时开放静脉通路,以稳定循环,为抢救赢得时间,然后在极短的时间内迅速与家属沟通,了解相关病情,并掌握生命体征和主要脏器的功能情况,了解患者既往有无其他疾病,受伤前饮食情况,有无饮酒过量等,以及目前心肺功能状况,有无合并其他脏器损伤。脑外伤患者常因颅内压增高而发生呕吐甚至误吸,所以这类患者均应视为饱胃患者,在插管前和插管时都应防止误吸。

(二)麻醉前合理用药

颅脑外伤患者一般不用术前镇静药,只给阿托品或东莨菪碱等抗胆碱药即可。无论何种镇静药都可引起患者呼吸抑制,特别是患者已存在呼吸减弱、呼吸节律异常或呼吸道不畅,即使少量的镇静药也可能造成呼吸抑制,使动脉血中二氧化碳分压增加,引起颅内压增高。对于躁动的患者,一定要在密切监护情况下方可给予镇静。

(三)术中密切监测

术中常规监测有心电图(ECG)、脉搏血氧饱和度(SpO_2)、呼气末二氧化碳分压($PetCO_2$)、体温、尿量、袖带血压。必要时还应行动脉有创测压、动脉血气分析和电解质分析。怀疑血流动力学不稳、估计失血较多或术中可能大出血时,应行深静脉穿刺置管。为操作和管理方便,穿刺点以选择股静脉为宜。

(四)麻醉诱导

颅脑外伤患者的麻醉诱导非常关键,诱导过程中血流动力学的急剧变化将会加重脑损伤;颅脑外伤患者常常饱胃,诱导过程中发生误吸会使病情复杂化;颅脑外伤患者常合并其他部位脏器的损伤,如颈椎损伤、胸部损伤、肝脾破裂等;此外,颅脑外伤的老年患者可合并严重的心肺疾患。因此,如不加考虑就贸然进行常规诱导,势必酿成大祸,引发纠纷。

对于全身状况较好、无其他合并症的单纯脑外伤患者,麻醉诱导用药可以选丙泊酚、咪达唑仑、芬太尼和非去极化肌肉松弛药。丙泊酚作为目前静脉麻醉药的主打药物,也适用于脑外伤患者,可降低颅内压和脑代谢率,并能清除氧自由基,对大脑有一定的保护作用。应用咪达唑仑,可减少诱导期丙泊酚的用量,对减少患者医疗费用有积极作用,同时也降低因单纯应用丙泊酚引起的低血压发生率。若患者血容量明显不足,可单独应用咪达唑仑为宜,避免应用丙泊酚,以防引起严重低血压而加重脑损伤。咪达唑仑和丙泊酚的用量一定要个体化,一般情况下可用咪达唑仑 4~8 mg,丙泊酚 30~50 mg。肌肉松弛药以非去极化肌肉松弛药为宜,如必须选用去极化肌肉松弛药,应注意有反流与误吸、增高颅内压和导致高血钾的可能。非去极化肌肉松弛药以中、长效为主,如罗库溴铵($0.6\sim1.0$ mg/kg)、维库溴铵(0.1 mg/kg)、哌库溴铵(0.1 mg/kg)。麻醉用药的顺序对诱导的平稳也有影响,先给予芬太尼(1.5 μg/kg),后给咪达唑仑,再给肌肉松弛药,30秒后给丙泊酚。这种给药方法既可避免丙泊酚注射痛刺激,又能使各种麻醉诱导用药的作用高峰时间叠加一致,可减少气管内插管应激反应。气管内插管前采用2%利多卡因行气管表面麻醉,可使插管反应降到理想程度,最大限度地维持麻醉诱导平稳。

对于全身状况较差、合并其他脏器损伤或伴有其他合并症的患者,麻醉诱导应当慎重。

(1)对病情危重、反应极差或呼吸微弱甚至停止的患者,可直接或气管表面麻醉下插管。

(2)对于发生过呕吐的患者,应在吸引清除口咽部滞留物后,再进行诱导用药。在面罩加压控制呼吸之前,应由助手压迫喉结,防止胃内容物再次溢出而加重误吸。在气管内插管成功后,用生理盐水灌洗,尽可能吸引清除误吸物,以利于气体交换。

(3)对其他合并症的患者,特别是心功能较差甚至心力衰竭的患者,首先应用强心药,再选择诱导药物,如采用咪达唑仑、依托咪酯等,配合适量的芬太尼和肌肉松弛药。

(4)合并其他脏器损伤的患者,尤其是内脏大出血者,应进行积极的抗休克治疗,在血压回升、心率接近正常的情况下,谨慎地进行麻醉诱导与气管内插管,以免延误手术时机。诱导用药应选择对血压影响轻且对大脑有保护作用的药物,如咪达唑仑,即使这样,用药量也应减少,以避免血压剧烈波动。

(五)麻醉维持

颅脑外伤的患者一般都存在不同程度的颅内压增高,因此,麻醉维持一般不单独采用吸入全身麻醉,目前较多采用静脉复合全身麻醉或静脉吸入复合麻醉。静脉复合全身麻醉的维持采用静脉间断注射麻醉性镇痛药和肌肉松弛药,持续泵入静脉全身麻醉药。麻醉性镇痛药以芬太尼为主,有条件的可用舒芬太尼和阿芬太尼,哌替啶较少使用。麻醉性镇痛药的用量一般应根据患者的实际情况决定,切忌量大,静脉全身麻醉药也是如此。肌肉松弛药应选择对颅内压影响小的阿曲库铵、维库溴铵和哌库溴铵等。静脉全身麻醉药目前最为常用的是咪达唑仑和丙泊酚。丙泊酚优势更为明显,因手术医师希望术后能尽早评估者的神经系统功能,丙泊酚起效和苏醒都快,而且还有脑保护作用,故选用丙泊酚更为有益。

静脉吸入复合麻醉维持是在静脉复合麻醉的基础上增加了气管内挥发性麻醉药的吸入。静脉复合麻醉的维持同上。应该注意的是吸入麻醉药的选择,吸入麻醉药有脑血管扩张作用,异氟烷扩张作用最弱,适合应用。

(六)术中管理

颅脑外伤患者容量管理非常重要。临床上常用脉搏、血压、尿量等指标进行监测。需要注意的是,脑外伤患者常用脱水剂,用尿量判断液体平衡情况不准确。最好监测中心静脉压,尤其是合并内脏出血休克者。在液体种类上,晶体液以乳酸钠林格液、平衡盐液和生理盐水为好,应避免应用含糖液。有大出血者,紧急时可选用胶体液,如代血浆、琥珀酰明胶、羟乙基淀粉 130/0.4 氯化钠注射液等。颅脑外伤患者血脑屏障可能存在不同程度的损害,万汶有预防毛细血管渗漏的作用,从理论上讲,输注羟乙基淀粉 130/0.4 氯化钠注射液可能优于其他血浆代用品。术中应注意失血量估计的准确性,适量输血,防止血液过度稀释,术中红细胞比容最好维持在 0.30 左右。

术中保持过度通气,维持呼气末二氧化碳分压 30～35 mmHg,有利于颅内压的控制。术中除了密切监测患者生命体征外,还应观察手术步骤,对手术的进程有所了解。因为脑外伤患者由于颅内压升高,致交感神经兴奋性增高、血中儿茶酚胺上升,易掩盖血容量不足,一旦开颅剪开脑膜,容易发生低血压,严重者可致心搏骤停。此外,麻醉医师在观察手术操作期间,应结合所监测的生命体征指标变化,及时与手术医师沟通,并根据术中生命体征变化,作出准确的判断和正确的解释及处理。

(七)麻醉恢复期的管理

麻醉恢复期的管理非常重要,不能掉以轻心。麻醉医师应根据病情进行相应的处理。早期拔除气管内插管,有利于手术医师及时进行神经系统检查,对手术效果作出及时评估。但必须掌握拔管时机,若患者出现不耐管倾向且呼之睁眼,可给予少量丙泊酚,吸净气管内和口腔内分泌物后,拔除气管内插管。应尽可能避免麻醉过浅和拔管时剧烈呛咳,以免由此而引起颅内压增高和颅内创面出血。

对术前情况较差、多脏器损伤或有其他严重合并症者,尤其是昏迷患者,宜保留气管导管或做气管切开,以利于术后呼吸道管理,有条件者护送至专科 ICU 或综合 ICU。

三、麻醉注意事项

颅脑外伤患者麻醉的一个最为关键的问题是,一定不能只注意颅脑外伤的情况而忽略了对其他脏器外伤的观察,以免贻误治疗,导致不良后果。入室后开放两条静脉通路,以备快速输血、输液,方便抢救休克和大出血。

无论哪种麻醉方法,麻醉诱导时都应防止误吸,以免使病情复杂化。手术过程中避免使用增高颅内压的药物,控制呼气末二氧化碳分压,维持患者一定程度的过度通气。术中应注意患者水、电解质的情况,特别是患者大量应用脱水剂,极易引起水、电解质紊乱,液体量可以略欠一些,切不可过量,必要时输血,避免应用含糖液体。术中注意避免血压剧烈波动而诱发脑血管痉挛,加重脑损伤,影响术后神经功能的恢复。

脑外伤者术后切不可盲目拔除气管导管,因为严重的脑水肿或脑干损伤随时可能发生呼吸暂停,甚至发生死亡风险。

第七章 泌尿外科手术的麻醉

第一节 泌尿外科手术的体位

泌尿外科手术过程中患者的体位较为复杂,其中一些特殊体位的摆放可能导致严重的并发症,如神经损伤、横纹肌溶解等。因此,麻醉医师有必要详细了解泌尿外科手术的特殊体位摆放及相关并发症等知识。

一、膀胱截石位

膀胱截石位应用于经尿道手术、尿道球部重建术和经会阴前列腺切除术。标准的膀胱截石位患者取仰卧位,下肢屈曲,屈髋屈膝,髋关节和膝关节屈曲约 90°,小腿与地面平行。低位膀胱截石位髋关节屈曲仅 30°~45°,但在某些极端情况下,要求腿部伸展,极度屈髋,以求尽量暴露会阴部位。摆放膀胱截石位时,需要用到各种腿架和足托,包括踝扣带、靴形托、膝托等。另外,摆放膀胱截石位的同时往往结合一定程度的头低位,以求更好地暴露会阴。

膀胱截石位的摆放对于患者呼吸和循环系统的影响包括腹内压的增加和腹内容物向头端移位,可致胸壁和肺顺应性下降,功能残气量下降,肺活量下降。结合头低位时上述改变更甚,可能由于肺膨胀不全而导致低氧血症。尽管人们通常认为头低脚高位可增加静脉回流、心排血量和左室做功,但研究证实,膀胱截石位对患者的心排血量几乎无影响,患者血压升高的原因更有可能是因为全身血管阻力增高的结果。

膀胱截石位手术后患者可发生下肢神经病变,发病率约 1.5%,多为感觉神经的病变,并且均在术后 6 个月内治愈。研究发现,膀胱截石位摆放超过 2 小时是神经并发症发生的危险因素,另外,神经病变的首发症状在术后 4 小时内即可发生,提示手术期间因素的重要性。另有研究显示,高龄和长时间手术也是发生神经病变的危险因素。腿架对腓浅神经的压迫、闭孔神经和股外侧皮神经的牵张、坐骨神经的伸展等可能是导致术后神经病变发生的原因。美国麻醉医师协会专家组推荐意见认为,膀胱截石位中屈髋不应大于 90°,以避免坐骨神经和股神经病变的发生。

腰背痛是膀胱截石位手术后相对常见的并发症,可能是由于造成了患者易受影响的腰椎前凸减少所致。"健腿"间隔综合征伴横纹肌溶解是膀胱截石位罕见但严重的并发症。一项 261 名泌尿外科医师的调查报道了 61 例间隔综合征,大部分发生在根治性膀胱切除术或超过 4 小时的手术后,提示这种并发症的发生率可能比先前认为的更高。长时间手术、极端的体位和腿架对腿的压迫可能是诱发间隔综合征的原因。其发病机制可能与以下因素相关:下肢动脉压降低的同时肌肉间隔内压力增高,导致肌肉低灌注、缺血、水肿,长时间的肌肉低灌注即可导致间隔综合征的发生。下肢动脉压下降可由下肢抬高造成,在低血压患者中这种改变更为明显。同时,腿架的使用显著增加了小腿肌肉的压力,如用踝托则可无此顾虑。由于周围血管搏动消失已经是间隔综合征的晚期表现,术中管理应密切注意观察患者下肢水肿、低灌注、感觉异常等现象,以期预防和早期干预该并发症。如果未能及时行筋膜切开减压术,患者可能发生急性肾衰竭。在长时间手术过程中,使用踝托或填充较好的腿架有助于预防这一并发症的发生。

二、头低位

头低位(或 Trendelenburg 卧位)常用于泌尿外科手术中,以增进会阴部的暴露或便于下腹部腔镜检查。

头低位对生理功能的影响包括:内脏向头侧的移位限制了膈肌的运动,造成肺容量的下降,使患者易于发生肺膨胀不全;身体上部的血液由于重力作用流向头端,可使颅内压增加,这在有颅内占位性病变的患者中应尽量避免。尽管这一体位经常被用于低血容量的患者,但实际上其对血流动力学的影响并未完全清楚。长期以来的观点认为,头低位时患者静脉回流量及心排血量增加,但也有学者认为头低位对于低血压患者的血流动力学并无有益的影响。

显著头低位的患者常需要用到托肩带以防止患者向下移位,这一器械的应用可能造成患者臂丛神经损伤,其原因可能是引起臂丛神经张力持续增加所致,在上肢外展时尤其应该注意。基于以上考虑,美国麻醉医师协会专家组不建议使用托肩带,而在不得不使用这一器械时,双臂应紧贴身体两侧而不是外展放置,以防臂丛神经受到牵拉。

三、侧卧位、折腰位和腰桥的使用

为了便于肾的暴露,往往要用到侧卧、折腰体位及升高腰桥。此时,患者侧卧于手术台上,一侧髂嵴正对手术台折点,即腰桥所在位置,调节手术台弯折到 30°左右,腰桥升高,抬高下侧髂嵴,从而使术侧腰部得到更好的暴露。同时在手术台和上胸壁之间放置一腋窝枕,以防臂丛神经受压。一般下侧腿取屈膝位,对侧腿自然伸展,从而使患者身体能稳定侧卧在手术台上,也可使用小沙袋来增加体位的稳定性。

这一体位对患者呼吸生理的影响有相关的肺膨胀不全及通气血流比例失调等,其对循环系统的影响包括全身动脉压下降、心排血量下降和肾动脉压力下降。由于在一般的侧卧体位患者中不能观察到上述影响,一般认为这些变化与肾手术的特殊体位相关。其血流动力学变化的具体机制尚不明确,可能与压迫和牵拉引起腔静脉血流量减少有关。另外,在此体位下,患者右心房高于四肢,可引起暂时性回心血流量降低。因此,应注意此体位下患者血流动力学的变化,一旦发现低血压,应积极给予液体治疗或放低腰桥。

有报道,肾切除体位下发生过间隔综合征和横纹肌溶解,可能与臀肌受到极度挤压有关。

四、过伸仰卧位

这一体位通常用于耻骨后前列腺切除术以利于盆腔器官的暴露。患者仰卧于手术台上,髂嵴正对手术台折点,然后调节手术台弯折,抬高髂骨,使患者身体过伸,此时患者上半身处于头低位,手术部位仍保持平行于地面。如患者需行胸腹部切口,则应摆成半仰卧位,用一肩枕使手术侧肩部垫高约 30°,同侧手臂置于手架上,非手术侧腿处于半屈曲位,对侧腿保持伸展。

过伸仰卧位的患者发生背部和神经损伤的可能性较小,但是和其他头低体位一样,有发生气体栓塞的可能。一旦出现难以解释的血流动力学不稳,即应考虑气体栓塞的可能。

第二节　输尿管、膀胱、尿道创伤手术的麻醉

大多数输尿管、膀胱、尿道创伤手术均可在硬膜外阻滞、蛛网膜下腔阻滞或腰硬联合阻滞下完成。输尿管上段手术可选 $T_{8\sim9}$ 或 $T_{9\sim10}$ 间隙,向头侧置管,麻醉范围控制在 $T_6\sim L_2$。输尿管下段手术麻醉范围控制在 $T_{10}\sim S_4$,选择 $L_{1\sim2}$ 间隙穿刺,向头侧置管。膀胱手术可选 $L_{1\sim2}$ 间隙。结肠代膀胱手术穿刺点可选 $T_{11\sim12}$ 间隙,麻醉范围控制在 $T_6\sim S_1$。前列腺手术常选用 $L_{2\sim3}$ 间隙或 $L_{3\sim4}$ 间隙穿刺置管。椎管内麻醉具有镇痛完善、肌肉松弛良好、呼吸循环功能较稳定、对体液超负荷具有良好耐受性、对肾血流影响小等优点。在具体实施中,应注意下列问题:肾功能不全患者局部麻醉药中不宜加用肾上腺素,否则将导致肾血流量降低;因局部麻醉药主要在血液或肝脏代谢降解,如果并存低蛋白血症,血浆中局部麻醉药与蛋白结合减少,游离成分增高,易出现局部麻醉药不良反应,因此,需控制局部麻醉药用量。全身麻醉适用于手术范围广、创伤大、出血多的病例。采用气管内全身麻醉应注意:①全身麻醉药对肾功能可能有损害;②肾功能障碍可能影响药物的清除,使药物的时效延长;③要避免气管插管损伤,防止肺部感染等问题。

一、输尿管创伤手术的麻醉

输尿管创伤的原因可分为外源性创伤和医源性创伤两大类。单纯的外源性输尿管创伤比较少见,多见于枪弹伤、交通事故、刀刺伤等。常合并有腹腔脏器或全身脏器创伤,有时输尿管创伤易被掩盖。医源性输尿管创伤多见于盆腔及下腹部的开放性手术,特别是输尿管有移位、畸形、广泛粘连、显露不良、出血等情况时更易发生。有时虽未直接伤及输尿管,但破坏了输尿管的血液供应,也会导致输尿管部分缺血、坏死及穿孔。器械损伤多见于泌尿外科输尿管插管及输尿管镜检术。放射性创伤比较罕见,多见于盆腔肿瘤高强度放射性物质照射后。输尿管创伤后症状和体征常受多种因素影响,如创伤原因、性质、发现的时间、单侧或双侧创伤等,往往易误诊。在处理外伤或在手术中若能及时发现输尿管创伤并及时处理,则效果好,不会遗留后遗症。术后数天或数周发现尿少、血尿、漏尿、肾区胀痛并有叩痛、腰部肌肉紧张等,应考虑输尿管创伤的可能。

输尿管创伤手术治疗的目的为恢复正常的排尿通路和保护患侧肾功能。如患者全身情况好,此类手术多可在硬膜外阻滞或蛛网膜下腔阻滞下完成。近年来腰硬联合阻滞麻醉已广泛应用于此类手术,该麻醉方法操作简单,效果确切,根据手术的需要容易调节阻滞平面,对输尿管创伤探查手术不失为一种较好的麻醉方法。硬膜外局部麻醉药可选用 2% 利多卡因、0.75% 罗哌卡因和丁哌卡因等药物,蛛网膜下腔用药可选用 0.5% 丁哌卡因或罗哌卡因,可采用重比重或等比重液。如患者伴有复合伤、全身情况差、病情危重或以探查性质为主的手术则可选用在气管插管全身麻醉下完成。对于患者病情危重、休克、脱水、失血严重或合并有其他重要脏

器创伤时,应先纠正全身情况及优先处理重要器官的创伤。在处理患者时需遵循"抢救生命第一,保护器官第二"的原则,首先处理威胁生命的创伤。输尿管创伤手术患者往往伴有肾功能损害,在麻醉期间尽量避免应用影响肾功能的药物,以免加重肾损害。另外,硬膜外腔用药由于腰骶部神经根粗大,宜用较高浓度的局部麻醉药来获得较为满意的效果。在追加硬膜外麻醉时应量足、浓度高,以保证阻滞完善,使麻醉效果满意。

二、膀胱创伤手术的麻醉

由于膀胱在骨盆的包围下,一般不易损伤,其大小、形状、位置及壁的厚度均随着储尿量而变化,当膀胱充盈达 300 mL 以上时,高出于耻骨联合上,如下腹部受到外力的作用时,有可能导致膀胱破裂;或当骨盆受到强大外力的作用导致骨盆骨折时,骨折断端有可能刺破膀胱,使并发膀胱破裂的可能性大大增加。据统计,骨盆骨折与膀胱创伤关系密切,车祸等暴力损伤是膀胱破裂损伤的主要原因,并常伴有合并伤。枪弹伤是造成膀胱破裂损伤的另一原因,同时合并有其他脏器损伤。膀胱创伤根据损伤原因分为闭合性膀胱损伤、开放性膀胱损伤和医源性膀胱损伤。有下腹部外伤史、骨盆骨折史、难产、膀胱尿道器械操作后出现出血与休克、排尿困难和血尿、腹膜炎等症状者,应考虑膀胱创伤的可能。膀胱破裂的治疗原则应包括早期的防治休克、急诊手术及后期的膀胱修补等。膀胱破裂处理方式应根据受伤原因和膀胱破裂类型而定。膀胱挫伤仅需留置导尿管数天。

膀胱手术可选用对呼吸、循环影响较小的区域神经阻滞,一般情况下多可满足此类手术的要求。诊断性或手术治疗性膀胱镜检查等这类相对较小的手术,基本上都在门诊手术室实施,蛛网膜下腔阻滞、腰段硬膜外阻滞、骶管阻滞均可获得较理想的麻醉效果。尿道膀胱器械检查操作,尤其是女性患者,通常可在 2% 利多卡因凝胶表面麻醉下进行,而且操作中患者不会出现不适感。椎管内麻醉尤其是硬膜外阻滞或腰硬联合阻滞,如果阻滞平面、局部麻醉药剂量、注药速度控制适当,则对呼吸、循环功能影响较小,是较好的麻醉方法选择。因椎管内麻醉阻滞平面低,术后肺部并发症比全身麻醉少,而且术中可保持患者清醒,有利于术后精神功能的恢复;此外,椎管内麻醉具有一定扩张肾血管的作用,可增加和改善肾血流,对伴有肾功能障碍或尿毒症者,采用此麻醉方法更为合适。但对于手术复杂、涉及范围较大,同时伴有全身复合伤以及心、肺功能不全者,选用气管内插管全身麻醉较为安全,有利于术中对呼吸、循环功能的管理。

膀胱创伤手术多在截石位下完成,这种体位对患者心、肺功能皆有不利影响。截石位时横膈凭重力上移,肺脏受挤压,通气功能受到一定影响。心输出量因胸内压的增高及心脏位置的改变而减少,尤其是肥胖或腹腔积液的患者,这种体位的不利影响更值得注意。患者情况较好者,可考虑采用单纯蛛网膜下腔阻滞、连续硬膜外阻滞或腰硬联合阻滞。此外,截石位时双腿屈曲外展,时间长久以后静脉血流迟滞,易引起下肢深静脉血栓形成,构成术后肺栓塞的后患。因此,术中应补充适量的液体,使血液不致过于黏稠,避免栓塞的发生。手术结束时,应将下肢缓慢、轻巧复位,以免引起血流动力学剧烈波动。对于血压明显下降者,应给予少量血管收缩剂及时处理。

三、尿道创伤手术的麻醉

尿道创伤是泌尿系统最常见的损伤，多发生于男性，青壮年居多。若处理不及时或处理不当，会产生严重的并发症或后遗症。女性尿道损伤发生率很低，只有严重的骨盆骨折移位导致膀胱颈或阴道损伤才可能产生尿道损伤。尿道内暴力伤常见于医源性损伤，多因尿道器械操作不当造成；尿道外暴力开放损伤常见于火器或利器伤，常发生在尿道阴茎部；尿道外暴力闭合性损伤主要由会阴部骑跨伤和骨盆骨折所致。骨盆骨折所致的尿道损伤最好发于交通事故，骨折端刺伤尿道或骨折导致骨盆变形、牵拉撕裂尿道。尿道损伤的临床表现取决于损伤的部位、程度和是否合并有骨盆骨折及其他脏器损伤。根据外伤史、受伤时的体位、暴力性质、临床表现、尿外渗的部位、直肠指检、X线摄片检查及其他必要的全身检查可明确尿道损伤的部位、程度及有无其他脏器损伤。

尿道创伤的全身治疗目的是防治休克、控制感染及并发症。对危及生命的合并伤应先处理，等病情稳定后再处理尿道损伤。尿道创伤局部治疗的主要目的是恢复尿道的连续性、引流膀胱尿液及引流尿外渗。小儿尿道创伤手术常需要在基础麻醉加局部麻醉、区域阻滞或全身麻醉下完成，而成人则可在 2% 利多卡因凝胶表面麻醉或低位蛛网膜下腔阻滞下完成，尤其是年龄较大或对自主神经反射不敏感的截瘫患者。在良好的麻醉前用药和静脉镇静处理下，表面麻醉可广泛应用于身体状况极差的高龄患者。对于尿道远端的手术，阴茎神经阻滞也能提供良好的镇痛效果，而且对于门诊患者来说其操作非常简单。阴茎神经阻滞的并发症最少，而且可由各临床科室的手术医师实施。

外伤性后尿道断裂手术时间通常较长，患者要保持截石体位 4～5 小时，对呼吸、循环的影响较大，但需施行此类手术的病例多为年轻人，对体位的适应较老年人强。采用蛛网膜下腔阻滞时，应待阻滞平面固定后再改变体位，以免麻醉平面意外升高。轻比重局部麻醉药的蛛网膜下腔阻滞更为适宜。采用硬膜外阻滞时，导管可于 $L_{3\sim4}$ 或 $L_{4\sim5}$ 向骶侧置入，采用最小剂量，使阻滞范围局限于会阴部即可。尿道断裂而行经膀胱及会阴联合修补术时，阻滞平面需达 $T_{9\sim10}$ 并包括全部骶神经，故采用两点连续硬膜外阻滞，导管可由 $L_{1\sim2}$ 向头及 $L_{3\sim4}$ 或 $L_{4\sim5}$ 向骶侧分别置入。对部分病例也可考虑经 $L_{2\sim3}$ 或 $L_{3\sim4}$ 间隙穿刺采用腰硬联合阻滞，蛛网膜下腔注入长效局部麻醉药丁卡因或丁哌卡因，然后向骶侧置入硬膜外导管，根据麻醉平面和手术时间经导管注入局部麻醉药。对于有椎管内阻滞禁忌证者，应考虑在全身麻醉下完成手术。

第三节　尿流改道和膀胱替代手术的麻醉

临床上对膀胱癌、无法手术修复的膀胱外翻、晚期神经源膀胱、挛缩的膀胱等施行膀胱切除术，用乙状结肠或回肠重建成贮尿囊替代膀胱与尿道吻合，使新膀胱贮尿、排空等均接近生理状态。膀胱全切术后尿液的贮存与排出一直是未能满意解决的问题。自从 1852 年 Simon 报道输尿管乙状结肠吻合以来，经过不断地改进与创新，特别是 1982 年 Kock 用去管重建法制作贮尿囊的可控性膀胱以来，尿流改道与膀胱重建有了跨时代的进步和发展，显著地提高了患者术后生活质量。因膀胱全切、回肠代膀胱术是泌尿外科手术时间较长、创伤大、出血多的手术,如管理不当,手术后期有可能发生创伤失血性休克,对此应做好充分的术前准备,术前要备好充足的血源。手术期间在大量输血、输液补充血容量的同时,纠正酸中毒,补充钙剂,以防治大量输血所致的并发症也至关重要。

一、经腹全膀胱切除尿流改道术的麻醉

膀胱癌在我国泌尿系统肿瘤中发病率最高,其预后与肿瘤分期分级密切相关。全膀胱切除是治疗浸润性膀胱癌的金标准,对于广泛性、多发性浅表膀胱癌亦是膀胱切除的指征。尿流改道和全膀胱替代手术是泌尿外科手术较为复杂的手术,故对麻醉的要求也有一定的特殊性。部分患者术前一般情况较差且多为高龄,对于不能耐受手术者可考虑分期手术(第一期做膀胱全切除及输尿管外置,第二期做膀胱成形),缩短手术时间,以保证患者的安全,此类手术多可选择在椎管内阻滞下完成。一般可在 $T_{12} \sim L_1$ 穿刺,头侧置管及 $L_{3\sim4}$ 或 $L_{4\sim5}$ 向骶侧置管。当手术限于盆腔时,主要经下管注药,当手术涉及腹腔时,经上管注药,如此使麻醉有效,对患者的影响亦可减少。如果膀胱全切除及尿流改道需要一次完成,则麻醉处理较为复杂。由于手术时间较长(可长达 6～10 小时),麻醉时间必须满足手术要求。膀胱手术时要求盆腔内神经得到充分的阻滞,而回肠手术时内脏牵拉的刺激较大,要求有足够高的麻醉平面($T_{4\sim6}$),增加管理难度。对于此类患者现多采用全身麻醉,可使这类患者耐受长时间手术并可保证良好的肌肉松弛,但对部分患者的术后恢复存有顾虑。而采用椎管内阻滞联合全身麻醉的方法,近年来应用比较广泛,术中有良好的镇痛和肌肉松弛作用,术后患者恢复也比较迅速。

由于全膀胱切除手术范围较广,术中出血较多,内脏暴露时间长,体液蒸发较多,如未及时补足容量,极易发生休克。对此类患者手术时应保证两路以上的输液通道,最好行颈内静脉或锁骨下静脉穿刺置管,术中监测中心静脉压(CVP)以指导输血、输液。术中应常规进行呼吸和循环功能、血气和体温的监测,对老年高危患者可考虑进行动脉穿刺置管动脉直接测压和进行动态血气监测。术中要根据出血和实验室检查情况适时输血和输液,以维持机体内环境和体液的平衡。

二、腔镜下全膀胱切除尿流改道术的麻醉

中晚期膀胱癌施行腹腔镜全膀胱切除盆腔淋巴结清扫加原位回肠代膀胱手术,是近年来泌尿外科开展的一种新的手术方式,对麻醉要求较高。腹腔镜下手术并发症比开腹少,但也不可避免地对患者的呼吸和循环功能产生明显的影响。在手术中,人工气腹使腹内压升高、膈肌上抬,引起肺泡无效腔量增大、功能残气量降低、肺顺应性下降和气道阻力的增大,易导致高碳酸血症的发生。另外,头低脚高仰卧位也导致通气血流比例失衡,加上超长时间的 CO_2 气腹,常引起 CO_2 吸收增加而出现高碳酸血症。此类患者麻醉应力求平稳,手术时垫高头部以利于脑部血液回流;开放与半开放通气模式可促使 CO_2 的排出,降低血内 CO_2 分压,减轻脑血管扩张。减少晶体液输入,提高胶体渗透压,激素的应用可预防面部和脑水肿,提高患者的耐受性。

老年患者由于对麻醉药排泄缓慢,往往易出现术后苏醒延迟,因而易发生呼吸抑制、舌后

坠、上呼吸道梗阻,造成通气不足而缺氧,所以必须在患者完全清醒、呼吸恢复正常、气道分泌物吸净后才可拔除气管导管。另外,老年人心血管代偿能力较差,易引起直立性低血压,离室搬动时需注意防止血压变化。老年人由于对缺氧耐受性差,术后应常规给予吸氧,维持血氧饱和度正常。老年人由于某种原因而血管硬化、血流迟滞,血液呈高凝状态,术后应尽早让患者下床活动,避免下肢深静脉血栓形成、栓子脱落而导致肺栓塞。

第四节　前列腺手术的麻醉

前列腺由 4 个紧密相连的完整区域组成,即前区、外周区、中央区和前列腺前区。每个区又由腺体、平滑肌和纤维组成。所有区都被包在一个包膜里。前列腺血供丰富,动脉和静脉穿过前列腺包膜,在腺体内分支,静脉窦邻近包膜而且非常大。在 40 岁左右,前列腺区的前列腺组织即开始有结节增生,形成中叶、侧叶和后叶,中叶和后叶与尿道梗阻有密切关系。前列腺和前列腺段尿道接受交感和副交感神经的支配,这些神经来自由副交感神经盆丛发出的前列腺丛,而副交感神经盆丛又有下腹丛神经加入,这些脊神经主要来源于腰骶段。

前列腺手术多见于 60 岁以上老年男性患者。近年来,随着前列腺增生(BPH)的发病率逐渐上升,各种治疗 BPH 的术式也在不断地发展和改良。常见的术式有经腹或会阴前列腺切除术(开放手术)、经尿道前列腺电切术(TURP)、经尿道前列腺汽化电切术(TVP)、经尿道前列腺等离子电切术(PKRP)等。目前最常用的是 TURP、TVP、TURP＋TVP 和 PKRP 等术式。但如果腺体过大就须做开腹切除。高龄前列腺增生患者的身体功能呈进行性退化,各器官存在不同程度的病理变化,重要器官的代偿功能下降,对手术、麻醉耐受力差,麻醉风险大。

一、经腹前列腺切除术的麻醉

经腹前列腺手术适用于前列腺巨大肿瘤的切除,可在区域阻滞或全身麻醉下进行。这类手术患者多为老年人,且常合并有心脑血管病、糖尿病或慢性肺功能不全等疾病。部分患者还伴有不同程度的尿路梗阻、肾功能不同程度的损害,给麻醉和手术带来一定的困难。

对于一般情况较好的患者,可以考虑在蛛网膜下腔阻滞、硬膜外阻滞或腰硬联合阻滞麻醉下完成手术。椎管内阻滞的优点不仅在于术后并发症少,而且由于骶部副交感神经亦被阻滞,前列腺部血管收缩,失血得以减少。但对此类患者施行椎管内阻滞时,麻醉平面应严格控制在 $T_{8\sim10}$ 以下,否则血流动力学难以稳定。同时术中要保证静脉输液通路畅通,要密切观察失血量及内环境的变化,及时输血、输液补充血容量,以维持血流动力学的稳定。而对于全身情况较差尤其是合并心血管功能不全者,或者合并脊柱畸形以及椎管内麻醉失败者,应采用气管内全身麻醉。

经腹前列腺切除手术对患者侵袭性大,手术部位较深,前列腺血运丰富并与周围粘连,术中出血较多。术中失血主要发生于前列腺剥出时,由于失血较为集中,因此可对病情有不同程度的影响。所采用手术方式的不同,失血量也可有明显的差别,如采用缝合前列腺被膜的术式时,失血量常可较不缝合者显著减少。同时术中还常挤压前列腺,使腺体内含有的胞浆素原活化,大量进入血液循环,将血液内的胞浆素原转化为胞浆素,从而产生血纤维蛋白溶解现象,导致术中、术后渗血增多、血压下降。遇此情况时,除彻底电凝或压迫止血外,可输注新鲜血或纤维蛋白原,并给予肾上腺皮质激素处理。术后患者创面都有不同程度的渗血,创面血管即便已有血栓形成,但由于尿内激酶有使溶纤维蛋白系统激活的能力,从而使已形成的凝血块重新溶解,以致形成术后的大量渗血。6-氨基己酸具有抗纤溶作用,因此可以避免尿激酶的不利影响,减少失血量,但近年来由于有前列腺手术使用 6-氨基己酸后发生脑血管栓塞及心肌梗死的报道,已不再强调 6-氨基己酸的应用。实际上,防止术中、术后出血的关键仍在于术中彻底止血。药物止血的理论虽很有吸引力,但实际掌握起来有一定的困难。

二、经尿道前列腺电切术的麻醉

经尿道前列腺电切术(TURP)由于具有不开刀、创伤小、恢复快、并发症少和安全性大的优点而易被患者所接受,是治疗前列腺增生症(BPH)的有效方法。但由于接受此类手术的多为高龄患者,其机体各重要器官存在不同程度的病理变化,各器官的代偿和贮备功能降低,对手术和麻醉耐受力差,麻醉风险较大。临床观察认为,TURP 麻醉不同于一般日常麻醉。因此,术前应详细询问病史,完善各项检查,术前及时处理各种并发症,对于合并心律失常、心力衰竭、高血压、糖尿病及水、电解质、酸碱平衡紊乱的老年患者应先由内科会诊,进行有效的治疗,而后再行手术,可大大提高麻醉和手术的安全性。如对高血压患者先行降压治疗,将血压最好控制于 140/80 mmHg 左右才行手术治疗;并发糖尿病患者术前应将血糖控制在 8.3 mmol 以下时再进行 TURP 手术;对有肾功能不全者给予护肾治疗,当血清肌酐水平降至 300 μmol/L 时再行 TURP 手术治疗。

经尿道前列腺切除可根据病情选择蛛网膜下腔阻滞、硬膜外阻滞、腰硬联合阻滞、骶管阻滞或全身麻醉下进行。椎管内阻滞可提供良好的肌肉松弛,给术者提供有利的操作条件;全身麻醉可以消除患者紧张情绪,亦可提供肌肉松弛条件,利于膀胱适当充盈,便于观察视野。以前 TURP 的麻醉主要是选择硬膜外阻滞,而近年来腰硬联合阻滞可以同时发挥两种麻醉方法的优点,减少或克服各自的缺点和不足,在临床得到广泛的应用。硬膜外阻滞穿刺点可选择在 $L_1 \sim L_4$ 椎间隙,腰硬联合阻滞通常选择在 $L_2 \sim L_4$ 椎间隙。局部麻醉药可选择利多卡因、丁哌卡因、罗哌卡因和左旋丁哌卡因等药物。麻醉平面控制在 T_{10} 以下,减少因麻醉平面过高所引起的并发症。椎管内阻滞可增加膀胱的容量,便于手术操作。但椎管内阻滞需要注意:老年患者脊柱僵硬、韧带钙化,增加了操作难度;老年人硬膜外间隙的容积较小、椎间孔狭窄,因而麻醉平面易于扩散,要注意剂量的调整;另外,阻滞平面以下小血管张力下降,可能增加术中出血倾向和灌注液吸收倾向。而全身麻醉易掩盖 TURP 综合征等手术并发症,术中、术后麻醉并发症也较多,通常只有在椎管内阻滞失败后才考虑应用。

前列腺切除手术患者的麻醉管理需重视老年人病理生理特点及合理选择麻醉方法,要加强术中麻醉管理。老年前列腺切除患者麻醉管理有如下特点:手术的全程要加强呼吸、血压、心率、脉搏、血氧饱和度监测。保证整个手术全程吸氧,维持呼吸和循环功能的稳定。老年人由于全身脏器功能减退,术前合并症多,心肺功能储备差,动脉硬化是组织变化的必然趋势,临床表现为血压升高,心排血量减少,麻醉危险性增高,尤其是高血压患者,要避免血压大幅度波动。前列腺切除术患者易于发生深静脉血栓,究其原因可能与高龄、合并恶性肿瘤、心脏疾患、静脉曲张和肥胖等因素有关。椎管内阻滞是比较适合老年前列腺切除患者的麻醉方法,椎管内阻滞后由于阻滞了交感神经,血管扩张作用使血流阻力下降,扩容作用能使血液稀释,血液黏滞度下降使血流加速,有防止红细胞聚集、改善循环功能的作用。此外,椎管内麻醉期间患者可保持清醒合作,而且术中管理方便,有术后恢复快、并发症少的优点。

老年人对失血和失水的耐受性差,应根据术前、术中的病情选择液体种类。入手术室后尽早补液,可使有效循环血容量增加,并可纠正由于阻滞区域血管扩张引起的血压下降。要结合患者心、肾功能状况补充液体,若有心、肾功能损害,补液切忌过快过量,以防心力衰竭、肺水肿的发生。术中要高度重视呼吸功能的监测。老年人功能残气量增加,肺组织弹性减少,肺顺应性下降,呼吸功能减弱,肺活量减少,对缺氧的耐受性较差。术中尽量少用镇痛、镇静类药物,因为此类药物对呼吸功能有明显影响。术中应保证氧供并重视心率、血氧饱和度监测,防止发生缺氧。维持血压平稳是麻醉处理的关键,血压波动剧烈如不及时处理,可造成前列腺手术期间出血增多、心肌缺血,甚至心力衰竭。术中发现病情变化时,要及时果断地采取措施,合理使用血管活性药物,尽量保证手术期间的血压平稳。此外,TURP术后患者常由于伤口疼痛及膀胱痉挛性收缩,强烈的尿急可引起患者的疼痛和烦躁,可引起继发性出血和引流管阻塞,通过静脉或硬膜外镇痛处理可有效地缓解术后疼痛,且对运动阻滞程度轻,便于术后早期活动,可减少术后压疮和下肢深静脉血栓形成。

三、前列腺癌根治手术的麻醉

前列腺癌在欧美是一常见恶性肿瘤,在我国较少见。但随着人口老龄化,前列腺癌的发病率有上升的趋势。前列腺癌的治疗有根治性手术切除及姑息性治疗(放射治疗、内分泌治疗、化疗及物理治疗)。前列腺癌根治手术的范围包括前列腺体和前列腺包膜,以达到清除体内所有肿瘤组织的目的。既往常用经会阴前列腺切除术,近年普遍采用耻骨后前列腺癌根治术,前列腺、射精管、贮精囊和部分膀胱颈随同盆腔淋巴结一起切除。腹腔镜技术用于根治性前列腺癌手术有日渐增多的趋势。前列腺癌根治手术中最常见的问题是术中大量出血。术前自体血采集、使用重组红细胞生成素、术中急性等容性血液稀释都是减少患者对异体血需求的常用方法。早期术后并发症包括深静脉血栓形成、肺栓塞、血肿、浆液瘤和伤口感染,发生率为$0.5\%\sim2.0\%$。根治性前列腺手术时患者体位处于仰卧位、背部过伸和耻骨高于头部的特伦德伦伯格体位,此体位易发生空气栓塞。

硬膜外阻滞、蛛网膜下腔阻滞、腰硬联合阻滞、全身麻醉都可用于这种手术。目前国内外普遍采用硬膜外阻滞复合全身麻醉这种联合麻醉方式,主要是利用硬膜外阻滞的良好镇痛作用,再加上全身麻醉的辅助或控制呼吸作用,使麻醉更加平稳与安全。既往研究证实,实施硬膜外阻滞或硬膜外阻滞复合全身麻醉保留自主呼吸时,中心静脉压和外周静脉压低于间歇正压通气的患者,这就是间歇正压通气者的出血量多于自主通气者的原因。与全身麻醉相比,椎管内阻滞或复合全身麻醉可降低患者术后血液的高凝状态,因此可降低术后血栓栓塞的风险。另外,硬膜外阻滞的超前镇痛可降低术后疼痛和对镇痛的要求,也能更好地维持神经内分泌反射的稳态,肠道功能也比全身麻醉恢复快。随着腹腔镜用于根治性耻骨后前列腺切除术的增多,单独椎管内阻滞已无法满足手术和患者的要求,故以选用全身麻醉为宜。术后镇痛对老年患者尤为重要,可使患者早期活动,减少术后并发症,促进伤口愈合,缩短住院日和减少经济负担。

第五节 肾结石手术的麻醉

一、肾结石的临床表现、诊断及治疗

(一)临床表现

肾结石和输尿管结石又称上尿路结石,主要的临床表现为血尿和疼痛,其程度与结石部位、结石大小、有无感染、尿路梗阻有关。肾结石可引起肾区疼痛和肾区叩击痛,活动后出现上腹部或腰部钝痛。输尿管结石可引起肾绞痛,发作时表现为剧烈疼痛,疼痛可在腹部、上腹部或中下腹部,也可以放射至同侧腹股沟,同时伴有恶心、呕吐。肾结石患者大多数有肉眼血尿。如果结石并发肾盂肾炎、肾积脓或肾周脓肿时,患者可有发热、寒战等症状。

(二)肾结石的诊断

结合病史、疼痛部位、疼痛性质、有无血尿进行诊断,实验室检查血尿阳性。B超、泌尿系X线摄片、CT、放射性核素肾显像以及内镜检查有助明确诊断。发生肾绞痛时,须与外科急腹症如异位妊娠、卵巢囊肿蒂扭转、急性胆囊炎鉴别诊断。

(三)治疗

1.药物治疗

药物治疗包括碱化尿液,口服别嘌呤醇、枸橼酸钾、碳酸氢钠,此外,改变饮食结构亦有治疗作用。在药物治疗中须大量饮水、利尿并控制感染。中草药如金钱草、车前子有助于排石。

2.手术治疗

传统的开放性尿路结石手术包括肾实质切开取石、肾盂切开取石、肾部分切除、肾切除、输尿管切开取石。本节主要介绍肾结石手术的麻醉。

二、术前准备和术前用药

(一)术前准备

术前常规检查心电图,血常规,尿常规,肝、肾功能,胸部X线摄片,凝血功能,电解质及酸碱平衡变化,尿素氮及血肌酐等。全面了解病史,根据全身各器官功能状态评定ASA分级,重点了解肾功能及肾结石对泌尿系统及全身影响。对于合并有心脏病、高血压、糖尿病、甲状旁腺功能亢进、肾性贫血、低蛋白血症患者,应予以相应的积极治疗以提高麻醉安全性。泌尿系感染患者术前应用抗生素控制感染。由于肾结石手术多在硬膜外麻醉下完成,采用侧卧位手术,术前应注意患者有无呼吸道感染、肺部疾病,保持良好的呼吸功能。

（二）术前用药

术前酌情应用镇静安定类药物使患者安静,消除对手术、麻醉的恐惧、焦虑和紧张心理,取得良好配合。麻醉性镇痛药可用于手术前有明显疼痛症状的患者,抗胆碱药以选择东莨菪碱为宜。

三、肾结石手术的麻醉与管理

（一）麻醉方法选择

传统的肾结石手术体位一般采用侧卧位,患侧在上,选择经腰切口。麻醉方法根据手术部位及方法、患者的全身状况、麻醉医师的经验或习惯及麻醉设备条件来选择。多数肾结石手术可在硬膜外麻醉下完成,且术后尚可进行患者自控硬膜外镇痛。硬膜外麻醉的效果确切,不仅能满足手术的要求,而且交感神经阻滞后,肾血管扩张,血流增加,氧供增加,有利于保护肾功能。硬膜外麻醉可选择 $T_{10\sim11}$ 椎间隙穿刺,向头端置管注药。局部麻醉药可选择 $1.5\%\sim2.0\%$ 利多卡因或 $0.75\%\sim1.00\%$ 罗哌卡因,使阻滞平面达 $T_6\sim L_2$,有较满意的麻醉效果。对于老年人、小儿、合并有严重心肺疾病的患者、手术难度较大的患者,宜选择气管内插管全身麻醉,或全身麻醉联合硬膜外麻醉。全身麻醉用药参照肾肿瘤手术麻醉。

（二）麻醉中监测

麻醉中应常规监测心电图、无创血压、心率、脉搏血氧饱和度、呼气末二氧化碳分压、中心静脉压和尿量。

（三）麻醉管理及注意事项

肾结石手术多采用侧卧位,侧卧位时腰部垫高,对呼吸有一定的影响,使下侧肺的肺功能残气量减少,由于重力的影响,肺血流也较多地分布于下侧肺,可造成肺通气血流比例失调。故硬膜外麻醉中必须仔细观察患者呼吸变化,并做好呼吸急救准备,保证侧卧位时呼吸道通畅。为使椎管内麻醉效果满意,并减轻手术牵拉反应,可使用镇痛、镇静药物,如芬太尼、丙泊酚、咪达唑仑等。实施全身麻醉时选用对肾功能、循环功能影响较小的药物。在麻醉前应建立通畅的静脉通路,包括中心静脉导管置入,以保证术中输液和在术中发生大出血时快速补充血容量。围手术期肾功能的保护关键在于维持较好的肾灌注,避免发生低血压,在低血压时及时补充血容量,同时可用麻黄碱、多巴胺等提升血压,保证肾的灌注。

第六节 经皮肾镜取石或碎石的麻醉

一、经皮肾镜取石及碎石术

经皮肾镜取石术(PCNL)采用微创肾镜或输尿管镜先建立皮肤到肾集合管系统的手术通道,俯卧位下选择在第12肋上缘或下缘腋后线区域经B超引导进行经皮肾穿刺,见尿液后置入导丝,用经皮肾扩张管通过导引钢丝,逐级扩张至F16留置扩张鞘,经鞘置入肾镜或输尿管镜来观察肾盂、肾盏、输尿管上段的结石。常规在经皮肾穿刺前应在膀胱镜下经输尿管内置入输尿管导管。在B超监视下采用超声碎石、弹道碎石或激光碎石设备进行碎石。

（一）超声碎石

超声碎石是指频率在 $10\sim20$ kHz 的机械振动波,每次碎石间隔 $0\sim15$ 秒。原理为以电压效应制成换能器,将电能转换成机械能,通过一个金属管即超声电极传递至电极远端的振动探头上,振动探头使结石发生高频共振而碎石。超声碎石由超声发生器、换能装置、碎石探头和负压吸引泵组成,超声碎石效能较低。超声碎石是利用结石表面和激光头之间形成的气态等离子区膨胀产生的声学冲击波而碎石。目前用的钬激光是利用氪闪烁光源激活嵌在钇－铝－石榴石晶体上的稀有元素钬而产生的脉冲式激光,激光 $2\,140$ nm,组织穿透度 <0.5 mm,脉冲发射时间 0.25 毫秒,钬激光功率为 $20\sim100$ W,能粉碎各种结石。由于钬激光可能会造成眼损伤,因此操作医师需戴防护眼罩。

（二）弹道碎石

弹道碎石是将压缩空气产生的能量驱动碎石机手柄内的弹丸,以 12 kHz 频率击打和手柄相连的金属杆的底部,通过金属杆的机械运动冲击结石,是较理想的腔内碎石方法。探头直径 $0.8\sim2.0$ mm,输出能量 $80\sim100$ mJ,是超声碎石能量的 50 倍。

二、经皮肾镜取石的体位

经皮肾镜取石术多采用俯卧位,这种体位可使术者有一个好的操作空间,易于选择合适的穿刺部位,但俯卧位时由于身体重力压迫胸腔,可导致肺功能残气量及肺活量下降,同时因腹垫的影响,使下腔静脉及髂静脉受压,回心血量减少,前负荷降低,可引起循环功能的紊乱,尤其是对肥胖患者及肺功能障碍患者影响更大。

对于肥胖、心肺功能障碍、脊柱后凸患者可选择侧卧位,由于腰桥升起后使患者头侧和臀部向下降,腰部向上凸,导致肋骨和髂峰间距改变,有利于手术操作,出现并发症时能及时行开放手术。

采取平卧位,体位舒适,对患者血流动力学及呼吸功能影响小,有利于高危手术患者在麻醉中观察和处理。但此体位在经皮肾穿刺时结肠损伤的概率增大。

三、麻醉前准备

麻醉前做好患者心理及体位指导工作,了解患者心肺功能、凝血功能、肝肾功能、电解质平衡状况。对合并有糖尿病、高血压、心律失常、贫血者,术前给予相应治疗。常规心电图、血常规、尿常规、凝血功能检查。

四、麻醉方法选择

经皮肾镜的取石术多采用二期手术。第一期的经皮肾造瘘术可在放射科或手术室进行,采用局部浸润麻醉或硬膜外麻醉;第二期的取石、碎石术在造瘘后几天进行,可采用硬膜外麻醉或气管插管全身麻醉。

（一）硬膜外麻醉

选择 $T_{10\sim11}$ 椎间隙穿刺,向头置管注药,应用 $1.5\%\sim2.0\%$ 的利多卡因或 $0.50\%\sim0.75\%$ 的罗哌卡因,使脊神经阻滞范围在 $T_5\sim L_2$,术中常规吸氧。为使麻醉满意,可辅助咪达唑仑或芬太尼等镇静、镇痛类药物。也可选择 $L_{2\sim3}$ 及 $T_{10\sim11}$ 椎间隙两点穿刺置管双管给药,先给 2%

的利多卡因 3~5 mL 试验量,出现阻滞平面后再给 0.50%~0.75%的罗哌卡因,但要掌握局部麻醉药剂量,防止麻醉平面过宽。也可选择 $T_{10~11}$ 硬膜外穿刺置管,然后选用针内针法行 $L_{3~4}$ 蛛网膜下腔阻滞,使麻醉平面上界达 $T_{7~8}$,下界达 S_5。如果手术时间长,可从硬膜外导管给药,这种方法镇痛、肌松作用好。

(二)气管内插管全身麻醉

适宜于老年人、小儿、合并心肺疾病、凝血功能异常的患者以及双侧行经皮肾镜取石或碎石的患者。

(三)经尿道黏膜浸润麻醉

目前常用 1%~2%丁卡因或 2%~4%利多卡因。这种麻醉方法可以完成输尿管下段结石气压弹道碎石术。采用尿道黏膜浸润麻醉结合经皮肾穿刺点的局部麻醉也可以完成 B 超引导的微创经皮肾镜取石术。在行局部麻醉时穿刺点的局部浸润麻醉要充分并达到肾包膜,且须掌握局部麻醉药的浓度及剂量。在局部麻醉下患者会有不同程度的疼痛,感到不舒适,术中需用镇痛药。

五、麻醉中管理

麻醉中监测包括:心电图、无创血压、SpO_2、$PetCO_2$、心率等,并准备好麻醉机、气管插管用具、急救药品。

经皮肾镜取石或碎石术实施过程中,患者应先于截石位经尿道行输尿管镜下置入输尿管导管,然后改为俯卧位或侧卧位进行手术。术中体位变化、俯卧位或侧卧位时垫物放置不合适,除了患者感到不舒适外,也会引起呼吸、循环功能的变化。因此要仔细观察患者呼吸及血压变化,注意治疗中灌注液的用量,如果灌注液吸收过多,应给以呋塞米 5~20 mg。术中使用的灌注液应加温至 37 ℃,因为麻醉及低体温可能引起寒战,导致氧耗增加,诱发心、肺并发症。寒战时可用地塞米松、曲马朵等药物治疗。在行蛛网膜下腔阻滞麻醉时控制麻醉平面不要过宽。

六、并发症及防治

(1)肾损伤、肋间血管损伤、肾门处血管损伤:可引起术中出血,应严密观察,及时补充容量。

(2)胸膜腔损伤:与经皮肾穿刺有关,可造成气胸、血胸,表现为呼吸困难,可放置胸腔闭式引流。

(3)稀释性低血钠血症:是由于治疗中灌注液大量吸收造成(血钠<120 mmol/L),可引起中枢神经系统症状,表现为头痛、头晕、意识障碍、恶心等,进一步发展为昏睡、昏迷。因此,术中注意灌注液的入量和出量,限制液体入量,监测血电解质变化,并给以利尿剂等治疗。

(4)渡边道哉报道,行肾镜取石的合并症除出血、气胸外,还会出现发热、感染、败血症和心搏骤停,建议在俯卧位手术时最好选择气管插管全身麻醉,有利于出现意外时能及时复苏治疗。

(5)结肠损伤:经皮肾镜通道建立过程中会损伤结肠,出现腹胀、腹膜感染等征象,需手术探查治疗。

第七节　肾肿瘤手术的麻醉

肾肿瘤是泌尿系统常见肿瘤之一,肾肿瘤的发病率与病死率在全身肿瘤中占 2% 左右。在我国,泌尿外科恶性肿瘤中膀胱肿瘤最常见,肾癌占第二位。肾肿瘤多采取手术治疗。肾肿瘤可能会有其他一些合并症,麻醉实施及管理上有一些特点。

一、肾肿瘤的病因

肾肿瘤发病的原因可能与吸烟、肥胖、职业、高血压、输血史、糖尿病、放射、药物、饮酒、饮食、家族史等有关。吸烟使肾癌的危险增加,肥胖与肾癌发病也有相关性。焦炭工人、石油工人及印刷工人因接触有害化学物质有增加肾癌发病的危险。

二、肾肿瘤的分类及治疗

(一)肾恶性肿瘤

1.肾癌

(1)临床表现及诊断:肾癌又称肾细胞癌。肾癌经血液和淋巴转移至肺、脑、骨、肝等,也可直接扩散到肾静脉、下腔静脉形成癌栓。临床表现有血尿、疼痛、肿块以及发热、夜间盗汗、消瘦、红细胞沉降率增快、肾功能异常。肾肿瘤压迫肾血管,肾素分泌过多会引起高血压,肺转移引起咯血,骨转移可继发引起病理性骨折,脊椎转移引起神经病变等。诊断依靠上述临床表现,以及超声、泌尿系 X 线平片、CT 及 MRI、选择性肾动脉数字减影进行诊断。

(2)治疗:根治性肾切除是肾癌的基本治疗方法。肾动脉造影常用于手术困难或较大的肾癌,在术前造影和进行肾动脉栓塞可以减少术中出血。肾癌有肾静脉和(或)下腔静脉癌栓的,术前必须了解静脉内癌栓情况再决定手术方式。手术切口采用经腰切口,或经腹腔手术、胸腹联合切口。近年来开展了经后腹膜腹腔镜下行肾癌根治的新方法,创伤小、恢复快。

2.肾母细胞瘤

其为小儿泌尿系统中最常见的恶性肿瘤,临床症状有腹部肿块、腹痛、发热、高血压及红细胞增多症,晚期出现消瘦、恶心、呕吐、贫血症状。早期可经腹行肾切除术。

(二)肾良性肿瘤

1.肾囊肿

肾囊肿内容物为清亮浆液性液体而不是尿液,肾囊肿一般肾功能正常。如果肾囊肿对肾组织压迫并破坏严重时可出现肾功能改变。肾囊肿压迫肾盏、肾盂、输尿管可引起尿路梗阻,如果肾囊肿增大,对肾功能有影响,可采用手术或经皮腔镜微创手术治疗。

2.肾血管平滑肌脂肪瘤

肾血管平滑肌脂肪瘤又称错构瘤,可通过超声、CT 鉴别诊断,较大的肾血管平滑肌脂肪瘤可突然破裂,出现急腹痛,腹腔内大出血,伴有休克症状,须急诊手术切除或行介入性肾动脉栓塞。

3.其他肾良性肿瘤

其他肾良性肿瘤有肾皮质腺瘤、肾嗜酸细胞瘤、肾血管瘤等,应考虑保留肾组织手术或部分肾切除等。

三、肾肿瘤手术的麻醉处理

(一)术前评估

术前常规对肾肿瘤患者进行评估,对患者呼吸功能、循环功能、肝功能、肾功能进行相应检查。注意肾肿瘤患者术前有无合并冠心病、高血压、糖尿病、贫血、低蛋白血症,有无咯血、血尿、呼吸系统疾患等情况。常规检查心电图,胸部 X 线摄片,尿常规,血常规,肝、肾功能,凝血功能等。

(二)麻醉前准备及用药

肾肿瘤手术多为择期手术或限期手术,术前有合并症的应做相应内科治疗,如纠正贫血、控制高血压、纠正低蛋白血症、控制血糖等,术前应用利尿剂、钾制剂的患者应注意纠正电解质紊乱、酸碱失衡。术前适当应用镇静安定类药物或麻醉性镇痛药,可减轻患者的焦虑及紧张情绪。麻醉前酌情给予抗胆碱药以减少麻醉中腺体分泌。肾脏手术前应用抗胆碱药最好选用东莨菪碱,因为东莨菪碱在肾排泄之前几乎完全被代谢,而静脉注射阿托品大约有50%是以原形从肾排泄。长期服用血管紧张素转换酶抑制剂(ACEI)的患者会增加术后肾功能不全的危险性。

(三)麻醉方法选择

肾脏肿瘤手术的麻醉根据手术切口可选用硬膜外麻醉、气管内插管全身麻醉或全身麻醉联合硬膜外麻醉。硬膜外麻醉宜选择 $T_{10\sim11}$ 椎间隙穿刺,向头端置管注药,局部麻醉选择 $1.5\%\sim2.0\%$ 利多卡因或 $0.75\%\sim1.00\%$ 罗哌卡因,或以上两种药联合应用。使神经阻滞范围达到 $T_5\sim L_2$ 会产生良好的麻醉效果。利多卡因与罗哌卡因都是酰胺类药物,主要在肝代谢,仅有少量以原形形式经肾排泄。有研究证实,注射利多卡因或丁哌卡因后,经肾脏以原形排泄的比例分别是10%和16%,因此可以安全用于肾功能不全患者的麻醉。为提高椎管内麻醉的满意度和减轻术中牵拉反应,术中辅助镇静、镇痛药物,如咪达唑仑 2 mg 静脉注射,咪达唑仑 5 mg/mL 肌内注射;芬太尼 $0.05\sim0.1$ mg 静脉注射,或辅助丙泊酚泵注。硬膜外麻醉不仅可满足手术要求,而且交感神经阻滞后,肾血管扩张,肾血流增加,在维持较好的血压下有利于保护肾功能。术后还可采用留置硬膜外导管进行患者自控镇痛(PCEA)。非甾体抗炎药(NSAID)如双氯芬酸钠不减少肾血流量,不降低肾小球滤过率,可用于肾手术后疼痛治疗,但也有学者执不同观点。

肾癌合并有肾静脉癌栓或上腔静脉癌栓患者、肾上腺手术、老年患者、并存严重心肺疾患、糖尿病患者、凝血功能不良患者宜选择气管插管全身麻醉或联合硬膜外麻醉。Brodner 推荐在大的泌尿外科手术中全身麻醉并用硬膜外麻醉可降低应激反应,减少儿茶酚胺分泌,改善胃肠功能,促进患者恢复。全身麻醉药物选择可参考肾创伤手术患者麻醉用药。近年来腹腔镜肾上腺和肾肿瘤微创手术的开展,在腹腔镜下阻断肾蒂出血减少,效果好,但这种手术也须在全身麻醉下完成。

（四）麻醉中监测

麻醉中常规监测心电图、心率、无创血压、脉搏血氧饱和度、呼气末二氧化碳分压、尿量。实施麻醉时应建立通畅的静脉通路，置入中心静脉导管，监测中心静脉压以指导输液量和速度很有必要，有创动脉血压在肾肿瘤手术中应当建立，可及时观察术中血压的瞬时变化，有条件的可做动脉血气监测。

肾癌手术时可能会发生癌栓脱落，造成肺动脉栓塞，导致严重并发症，因此，应注意心电监测和呼吸功能监测，维持血流动力学稳定。

（五）麻醉中处理

肾肿瘤手术多采用特殊体位，如侧卧位、侧卧肾垫起位，患者在硬膜外麻醉下采取这种体位多感不舒适，且这种体位对呼吸、循环也有一定影响。因此，硬膜外麻醉时应用辅助药更要注意患者呼吸幅度、频率、血氧饱和度及血压变化。

全身麻醉选用对肾功能、循环功能影响较小的全身麻醉药，术中避免低血压、低血容量。通过已建立的中心静脉导管监测中心静脉压来调整输液量和输液速度，调整好麻醉机呼吸参数，维持较高的血氧饱和度和适宜的呼气末二氧化碳分压。

慢性肾功能不全的患者术后肾衰竭发生率高达 $10\%\sim15\%$，因此，术中避免低血压和低血容量、保证肾脏血液灌注，术前尿素氮、血肌酐升高预示术后发生肾功能不全的可能。肾肿瘤患者在术中易发生大出血，因此，术前应准备好库存血，当术中失血量大时注意补充容量和维持血压。

（六）肾癌并发静脉癌栓手术的麻醉

对于肾癌发生肾静脉和下腔静脉癌栓甚至累及右心房者，手术范围大，术中出血较多，手术和麻醉有较大难度和危险性。Novick 等提出，在全身麻醉、体外循环转流下采用深低温停循环取出腔静脉和右心房癌栓。这种手术采取胸正中和腹部正中切口，全身麻醉后肝素化，当ACT＞450 秒，行主动脉插管，右房插管，采用膜式氧合器，用平衡液或胶体预充，建立体外循环，动脉流量维持 $50\sim80$ mL/（kg·min），血液降温，阻断升主动脉后灌注冷停跳液使心脏停搏，保护心肌。转流中行血液稀释，HCT 维持在 $20\%\sim25\%$，当肛温降到 $18\sim20℃$ 时，降低动脉灌注流量到 $10\sim20$ mL/（kg·min），直到停止转流。深低温下停循环时间可维持在 $45\sim60$ 分钟，在此期间行肾及癌栓切除手术，肿瘤及癌栓切除后恢复体外循环转流并复温，心脏复跳后在维持较好的动脉血压、血气、电解质及酸碱平衡的基础上停止体外循环转流，用鱼精蛋白中和肝素。这种方法对肾癌合并有腔静脉或右房癌栓的患者会取得良好的手术效果。但由于手术时间长，肝素化后术野渗血多，术中输血较多，体外循环转流对机体的影响，以及深低温停循环对中枢神经系统的影响，仍存在不利因素。

（七）肾肿瘤手术麻醉中输血问题

肿瘤患者往往由于慢性消耗、失血性贫血、低蛋白血症，以及肾癌根治术中失血较多，需要在手术中输入大量异体血，因此肿瘤手术患者术前备血很重要。但前瞻性研究表明，输入同种异体血会抑制机体免疫功能,使肿瘤患者术后肿瘤复发率高,生存期缩短。因此,对肿瘤手术患者应提倡自身输血,自身输血就是将手术患者的自身血液预先采集,或将术中失血回收后再回输,从而减少异体血的输入,减少输血反应,避免病毒和感染性疾病的传播,减轻免疫功能抑制。常用的自身输血有:①术前3天或术日采集自身血液,在术中需要时再输入;②术前稀释性自身输血法,麻醉后采集患者自身血,同时补充晶体或胶体以维持较好循环容量,术中或术后回输自身血;③术中用血液回收机回收术野自身血,这种回收系统可将血液中55%～76%的肿瘤细胞滤除,再回输患者,这种自身输血方法对良性肿瘤患者无疑是有利的。目前对于恶性肿瘤手术不主张术中自体血回输。

第八节　肾创伤手术的麻醉

一、肾创伤的临床分类、诊断及治疗

(一)肾创伤的分类

肾创伤目前多以 Sargent 分类与美国创伤外科协会分级为诊断标准。Sargent 将肾创伤分为4类。Ⅰ类:肾挫伤。Ⅱ类:不涉及集合系统的轻微裂伤。Ⅲ类:伴有或不伴有尿外渗的深度裂伤及碎裂伤。Ⅳ类:涉及肾蒂的损伤。美国创伤外科协会将肾创伤分为5度。Ⅰ度:肾挫伤。Ⅱ度:肾小裂伤。Ⅲ度:肾大裂伤,累及肾髓质,但并未入集合系统。Ⅳ度:肾全层裂伤伴肾盂、肾盏撕裂,肾碎裂、横断及贯通伤。Ⅴ度:肾动脉和静脉主干破裂或肾碎裂及横断,同时伴有肾门区肾段动静脉断裂、肾盂撕裂。

还可以按受伤机制分为以下3种类型。①开放性创伤:多见于刀刺伤,子弹穿透伤,多合并有胸、腹及其他器官创伤。②闭合性创伤:包括直接暴力,上腹部或肾区受到外力的撞击或挤压,如交通事故、打击伤、高空坠落后双足或臀部着地、爆炸冲击波。会伤及肾实质、肾盂以及肾血管破裂,出现肾包膜下、肾周围及肾旁出血。③医源性肾创伤:手术时意外撕裂或经皮肾镜术、体外冲击波碎石术有引起肾创伤的可能。

(二)肾创伤的诊断及检查

1.外伤史

详尽的外伤史对肾创伤的诊断很有价值,如受伤原因、事故性质、受伤着力部位、伤后排尿情况,以及有无血尿、昏迷、恶心及呕吐、呼吸困难、休克等。

2.临床表现

(1)血尿:为肾创伤最常见的症状,94.3%～98.0%的肾创伤患者有肉眼血尿或镜下血尿。

(2)疼痛及肿块:多数患者就诊时有肾区或上腹部疼痛,可放射到同侧背部或下腹部。肾区可触及肿块。

(3)休克:是肾严重创伤及合并有多脏器创伤并危及生命的临床表现。表现为低血容量性休克。开放性肾创伤休克发生率高达85%。

(4)合并伤:无论是开放性还是闭合性肾创伤,还可能同时有肝、结肠、肺、胸膜、胃、小肠、脾及大血管损伤。临床表现更严重,病情危重,须及时进行手术、麻醉,以抢救患者生命。

3.实验室检查及影像学检查

(1)尿常规检查:可能表现镜下血尿、肉眼血尿。

(2)血常规检查:动态观察血红蛋白,如果血红蛋白及红细胞比容持续下降,说明存在活动性出血,白细胞计数增高则提示合并感染或其他部位有感染灶存在。

(3)血清碱性磷酸酶:在肾创伤后 8 小时升高有助于诊断。

(4)超声作为闭合性肾创伤的检查方法有助于诊断。CT 及 MRI 诊断肾创伤的敏感度高,可确定肾创伤的程度、范围及肾实质裂伤、肾周血肿的诊断。X 线摄片可见肾轮廓增大或局部肿大、伤侧膈肌升高。

(三)肾创伤的治疗

1.非手术治疗

排除了肾蒂伤、肾粉碎伤需紧急手术处理的肾创伤外,轻度的肾挫伤、裂伤的患者,无其他脏器合并伤的可入院观察行保守治疗,卧床休息,观察血压、脉搏、呼吸、体温,动态观察血、尿常规。予以补充容量,保持足够尿量,应用抗生素预防感染等治疗。

2.手术治疗

对于开放性肾创伤合并有其他脏器创伤、伴有休克的患者应急症手术进行抢救。闭合性肾创伤一旦确定为较严重的肾挫伤也须尽早手术探查。手术包括肾修补、肾动脉栓塞、肾部分切除或肾全切除,手术切口可以经腰切口或经腹切口。

二、肾创伤手术的麻醉处理

(一)术前评估及准备

手术前熟悉病史,对创伤患者行头部、胸部、腹部、脊柱及四肢检查,并对呼吸功能、循环功能、肝肾功能、神经系统功能等做相应评估。根据 ASA 评估分级及创伤严重程度分级评估对麻醉的耐受性。麻醉前观察患者的意识、精神状态、血压、心率、呼吸状态,注意患者有无烦躁不安、疼痛、出汗、血尿、恶心、呕吐等症状。常规行心电图、血常规、尿常规、凝血功能等检查,按急诊手术患者处理。肾创伤后腹膜后肾周血肿会突发破裂危及生命,如救治不当,病死率很高,术前做好创伤急救准备工作。

(二)麻醉前用药

严重肾创伤患者病情变化快,常伴有失血性休克或合并有其他脏器创伤。因此,术前慎用或禁用镇静、镇痛药物,以免造成呼吸抑制。

(三)麻醉中监测

麻醉中监测包括心电图、心率、无创血压、脉搏血氧饱和度、呼气末二氧化碳分压、尿量及体温。危重患者行中心静脉导管置入监测中心静脉压、有创动脉压监测。必要时置入肺动脉漂浮导管,监测心排血量(CO)、每搏量(SV)、心脏指数(CI)、肺毛细血管楔压(PCWP)、混合静脉血氧饱和度(SVO_2),指导目标治疗达到较好氧供(DO_2)。

(四)麻醉方法选择

对于病情较轻的行肾创伤探查术的患者可选择硬膜外麻醉。对于严重肾创伤合并有其他脏器创伤、伴有失血性休克的患者或急诊探查性质手术患者应选择气管插管全身麻醉。创伤手术患者实施硬膜外麻醉容易发生明显的血流动力学改变,安全性明显低于全身麻醉。肾创伤伴有休克的患者对全身麻醉药耐药性差,因此,合理地选择全身麻醉药及剂量非常重要。

（五）麻醉中药物选择

1.麻醉中常用的依赖肾清除的药物（表7-1）

表 7-1　麻醉中常用依赖肾清除的药物

依赖	部分依赖
地高辛、正性肌力药	静脉麻醉药——巴比妥类
氨基糖苷类、万古霉素	肌肉松弛药——泮库溴铵
头孢菌素、青霉素	抗胆碱类——阿托品、格隆溴胺
	胆碱酯酶抑制剂——新斯的明、依酚氯铵
	其他——米力农、肼苯哒嗪

2.静脉全身麻醉药

依托咪酯对循环影响轻,可作为循环不稳定时麻醉诱导及维持,但休克及低血压患者慎用。丙泊酚有较强的循环功能抑制作用,它通过直接抑制心肌收缩力和扩张外周血管双重作用引起血压下降,因此,对有效循环血量不足的患者及老年人用量要减少。丙泊酚用于肾衰竭患者与正常人的总清除率相似,在肾切除的患者中,其清除率也不受明显影响,因此,丙泊酚对肾功能影响不大。硫喷妥钠对循环影响较大,不主张用于休克患者,肾功能不全时应慎用。

3.麻醉性镇痛药

吗啡主要在肝代谢为无活性的葡萄糖苷酸,经肾排泄,肾功能不全患者应用镇痛剂量吗啡时,时效不会延长。瑞芬太尼、舒芬太尼、阿芬太尼及芬太尼镇痛作用强,对血流动力学影响轻,是创伤休克患者首选的麻醉药。芬太尼也在肝代谢,仅仅 7% 以原形排泄。瑞芬太尼和舒芬太尼的药代动力学和药效动力学在肾功能不全患者与正常人之间无显著差异,瑞芬太尼长时间用于严重肾功能不全的患者也是安全的。

4.吸入麻醉

氧化亚氮、异氟烷、七氟烷和地氟烷无肝、肾毒性,可安全用于肾脏手术麻醉。Higuchi 报道,七氟烷在＞5MAC 的浓度下维持 1 小时也不增加血浆肌酐的含量。Morio 等研究低剂量七氟烷(0.4%～3.0%)和异氟烷(0.2%～1.5%)麻醉后测出的复合物 A 平均值为(11.2±7.2)ppm,含量极微,即使用于术前有肾功能不全的患者也影响不大,尿素氮和肌酐值术前和术后无差异。地氟烷稳定性强,用于肾衰竭患者是安全的。

5.肌肉松弛药

箭毒类药物基本上从肾排泄,因此肾手术麻醉不宜选用。琥珀胆碱及阿曲库铵在体内削除不依赖肝和肾,可以安全地用于肝、肾手术的患者,但创伤患者使用琥珀胆碱可致一过性的血钾升高,诱发心律失常,应慎用。约 30% 的维库溴铵由肾排泄,研究发现肾功能不全患者使用该药后神经肌肉阻滞作用时间长于肾功能正常者。泮库溴铵和哌库溴铵也主要由肾排泄,因此用于肾功能不良患者时效会延长。胆碱酯酶拮抗剂新斯的明约 50％、溴吡斯的明和依酚氯胺约 70％在肾排泄,致使肾功能不全患者用此药后排泄会延长。

(六)肾创伤手术的麻醉处理

创伤患者多为饱胃,如何防止呕吐物误吸是麻醉诱导中必须重视的问题。疼痛、恐惧、休克均可使胃排空时间延长,麻醉前应行胃肠减压,准备吸引装置。全身麻醉气管插管最好采用清醒状态下气管内表面麻醉下插管,如果做快速诱导插管,应采取措施预防反流误吸,如压迫环状软骨。

麻醉应维持在合适水平,以减轻应激反应,降低肾-血管紧张素-醛固酮系统的反应,增加肾灌注,保护肾功能。注意术中电解质、酸碱平衡的调节,补充血容量,用血管活性药物稳定血流动力学,提高组织氧供,降低氧耗。长时间低血压和手术时间过长都可导致肾血流量减少而影响肾灌注,保持良好的循环功能是保护肾功能的先决条件。肾功能不仅受麻醉药物、手术创伤、低血压、低血容量等因素的影响,还受到合并症如高血压、糖尿病等影响,麻醉中应综合考虑,给以相应治疗。

肾创伤伴低容量性休克患者应在有创血流动力学监测下指导治疗,如 CVP、有创动脉压,利用 Swan-Ganz 导管监测肺毛细血管楔压、心排血量等,及时补充血容量,包括血液、胶体液、乳酸林格液。琥珀酰明胶、羟乙基淀粉(6％130/0.4 或 200/0.5),都可安全用于扩容而不影响肾功能。在扩容的同时可使用血管活性药物,如多巴胺、多巴酚丁胺、肾上腺素、去甲肾上腺素、苯肾上腺素等维持较好灌注压。维持 CVP 在 8～12 cmH$_2$O,平均动脉压在 60 mmHg 以上,混合静脉血氧饱和度大于 70％,心脏指数大于 4.5 L/(min·m^2),组织氧供指数大于 600 mL/(min·m^2)。小剂量多巴胺 1.0～10.0 μg/(kg·min)可激动多巴胺受体产生作用,扩张肾血管、肠系膜血管、冠状动脉血管及脑血管,增加心肌收缩力,提高心排血量和肾血流,如果多巴胺对提高血压效果不佳时,可用肾上腺素或去甲肾上腺素,呋塞米可增加肾血流量,增加肾脏氧供,有利于保护缺血后肾功能,降低肾损害。

肾创伤手术麻醉中应保持呼吸道畅通,保证足够的通气量,避免缺氧和二氧化碳潴留,重视动脉血气监测。创伤休克患者术中防止体温过低,注意术中保温。严重创伤患者的呼吸、循环功能障碍,肝、肾功能继发受损,即使使用较少的麻醉药物,也会使术后苏醒明显延迟,因此应加强术后患者的监护与治疗。

第八章 骨外科手术的麻醉

第一节 脊柱手术的麻醉

一、脊柱急症手术

(一)概述

随着汽车的普及,交通事故也在上升,其为造成脊柱创伤的主要原因之一,另一主要原因是工伤事故。脊柱创伤最常见的是脊柱骨折、椎体脱位和脊髓损伤。脊柱创伤后常因骨折、脱位、血肿导致脊髓损伤,一旦出现脊髓损伤,后果极为严重,可致终身残疾,甚至死亡。据统计,脊髓损伤的发病率为(8.1~16.6)/100万人,其中80%的患者年龄在11~30岁。因此,对此类患者的早期诊断和早期治疗至关重要。

(二)麻醉应考虑的问题

1.脊髓损伤可以给其他器官带来严重的影响

麻醉医师对脊髓损伤的病理生理改变应有充分认识,以利于正确的麻醉选择和合理的麻醉管理,减少继发损伤和围手术期可能发生的并发症。

2.兼顾伴发伤

脊柱损伤常合并其他脏器的损伤,麻醉过程中应全面考虑,尤其是伴有颅脑、胸腹严重损伤者。

3.困难气道

颈椎损伤后,尤其是高位颈椎伤患者常伴有呼吸和循环问题,其中气道处理是最棘手的问题,全身麻醉选择何种气管插管方式方可最大限度地减少或避免因头颈部伸曲活动可能带来的加重脊髓损伤情况,是麻醉医师必须考虑的至关重要的问题。高位脊髓伤患者可出现气管反射异常,是交感与副交感神经平衡失调所致,刺激气管时易出现心动过缓,如并存缺氧,可致心搏骤停,因此,对该类患者在吸痰时要特别小心。

(三)麻醉用药选择

1.麻醉选择

大部分脊柱损伤需行椎管减压和(或)内固定手术,手术本身较复杂,而且组织常有充血、水肿,术中出血较多;另外,硬脊膜外和蛛网膜下腔阻滞麻醉均因穿刺及维持平面方面有一定的困难,体位变动也常列为禁忌,如伴有脊髓损伤,病情常较复杂,术中常有呼吸及循环不稳等情况发生,故一般均应采取气管插管全身麻醉。

鉴于脊髓损伤有较高的发病率,并常有复合损伤,特别是颈段和(或)上胸段损伤者,麻醉手术的危险性较大,任何的操作技术都有可能产生不良后果,甚至加重原发损伤,故在诊断之始及至麻醉后手术期间,对此类患者,麻醉医师均应仔细观察处理,特别是对那些身体其他部位合并有致命创伤的患者尤然。

麻醉选择足够深的全身麻醉和神经阻滞麻醉均可有效地预防副交感神经的过度反射,消除这一过度反射是血流动力学稳定的基础;仔细地决定麻醉药用量和认真细致地注意血容量的变化并加以处理是血流动力学稳定的重要因素。

2.麻醉用药

脊髓损伤后,由于肌纤维失去神经支配,致使接头外肌膜胆碱能受体增加,这些异常的受体遍布肌膜表面,产生对去极化肌肉松弛药的超敏感现象,注入琥珀胆碱后会产生肌肉同步去极化,大量的细胞内钾转移到细胞外,从而大量的钾进入血液循环,产生严重的高血钾,易发生心搏骤停。一般脊髓损伤后 6 个月内不宜使用琥珀胆碱,应选用非去极化肌肉松弛药。鉴于脊髓损伤的病理生理改变,在选择麻醉前用药时应慎用或不用有抑制呼吸功能和可导致睡眠后呼吸暂停的药物。麻醉诱导时宜选用依托醚酯、咪达唑仑等对循环影响较小的药物,并注意用药剂量及给药速度,同时准备好多巴胺及阿托品等药物。各种吸入和非吸入麻醉药虽然对脊髓损伤并无治疗作用,但氟烷、芬太尼、笑气和蛛网膜下腔使用的利多卡因均可以延长从脊髓缺血到脊髓损伤的时间,这种保护作用的可能机制包括:①抑制了脊髓代谢;②对脊髓血流的影响;③内源性儿茶酚胺的改变;④阿片受体活性的改变;⑤与继发损伤的介质如前列腺素相互作用的结果。

麻醉维持多采用静吸复合的方法。

(四)麻醉操作和管理

1.麻醉操作

脊柱骨折可为单纯损伤和(或)合并其他部位的损伤,在脊髓损伤的急性期,任何操作都可能加重或造成新的脊髓损伤。麻醉医师术前应仔细检查、轻微操作。需要强调的是麻醉诱导插管时,不应为了插管方便而随意伸曲患者头颈部,应尽量使其头部保持在中位,以免造成脊髓的进一步损伤。另外,在体位变动时同样要非常小心。

2.麻醉管理

脊柱骨折常可合并其他部位的损伤,尤其对其他部位的致命损伤,如闭合性颅脑损伤等,须及时诊断和处理,若有休克,须鉴别是失血性休克还是脊髓休克,这是合理、安全麻醉的基础。

(1)术中监测:脊柱创伤患者病情复杂,故术中应加强对该类患者中枢、循环、呼吸、肾功能、电解质及酸碱平衡的综合动态监测,以便及时发现并予以相应的处理,只有这样才能提高创伤患者的救治成功率。其实,对该类患者的监护不应只局限于术中,而是在整个围手术期均应加强监护,以降低病死率。

(2)呼吸管理:术中应根据血气指标选择合适的通气参数,以维持正常的酸碱平衡和适当的脊髓灌注压,这是至关重要的。动物实验表明,高碳酸血症或低碳酸血症均对脊髓功能恢复不利,但创伤后低碳酸血症比高碳酸血症对组织的危害小,一般维持 $PaCO_2$ 4.7～5.3 kPa

(35～40 mmHg)为宜,如合并闭合性颅脑损伤,伴有颅内压增高,$PaCO_2$应维持在较低水平3.3～4.0 kPa(25～30 mmHg)为佳。如围手术期出现突发的、不能解释的低氧血症及二氧化碳分压升高,应考虑有肺栓塞、肺水肿或急性呼吸窘迫综合征的可能,缓慢进展的或突发的肺顺应性下降,预示有肺水肿的发生,常表现为肺间质水肿,肺部听诊时湿啰音可不清楚。机械通气时可加用呼气末正压通气。对高位脊髓损伤患者,术后拔除气管导管时应特别慎重,最好保留气管导管直至呼吸循环稳定后再拔,如估计短时间内呼吸功能不能稳定者,可做气管切开,以便于气道管理。

(3)循环管理:对脊柱创伤伴有休克的患者,首先,应分清是失血性休克还是脊髓休克,以便进行正确处理。前者以补充血容量为主,而对脊髓休克者可采用适当补液和 α 受体激动药(去氧肾上腺素或多巴胺)治疗,且不可盲目补液,特别是四肢瘫痪的患者已存在心功能不全和血管张力的改变,在此基础上如再过量输液,可增加循环负荷而导致心力衰竭及肺水肿。其次,脊髓损伤患者麻醉时既不可过浅致高血压,也不可过深致低血压。麻醉诱导时常出现低血压,尤其体位变动时可出现严重的低血压,甚至心搏骤停,多见于脊髓高位损伤者。为预防脊髓损伤的自主神经反射引起的心血管并发症,应选择相应的血管活性药物治疗。对脊髓损伤早期出现的严重高血压可选用直接作用到小动脉的硝普钠,α 受体阻滞剂(酚妥拉明);对抗心律失常可用 β 受体阻滞剂、利多卡因和艾司洛尔等药,对窦性心动过缓、室性逸搏可选用阿托品对抗;也可适当加深麻醉来预防和治疗脊髓损伤患者的自主神经反射亢进。对慢性脊髓损伤合并贫血和营养不良的患者,麻醉时应注意补充红细胞和血浆,必要时可输清蛋白。

在脊髓休克期间,一般是脊髓损伤后的 3 天至 6 周,为维持血流动力学的稳定和防止肺水肿,监测中心静脉压(CVP)和肺毛细血管楔压(PAWP),尤其是 PAWP 不仅可直接监测心肺功能,还能估计分流量。

(4)体位:脊柱创伤患者伴有呼吸及循环不稳等情况,而手术大多采取俯卧位,必须注意胸腹垫物对呼吸、循环和静脉回流的影响,同时还应注意眼或颌面部软组织压伤及肢体因摆放不妥所带来的损伤等。另外,应注意体位变动时可能发生的血流动力学剧变。

3.术中输血补液

术中应详细记录出入量,输液不可过量,并注意晶胶体比例,一般维持尿量在每小时 25～30 mL,必要时可予以利尿。研究表明,围手术期的高血糖可加重对脊髓神经功能的损害作用,因此,术中一般不补充葡萄糖。根据患者术前的血色素和出血情况而决定是否输血。

(五)颈椎损伤的气道处理

对颈椎损伤患者的进展性创伤生命支持(ATLS)方案已由美国创伤学会提出,方案如下:①无自主呼吸又未行 X 线摄片检查者,如施行经口插管失败,应改行气管切开;②有自主呼吸,经 X 线摄片排除颈椎损伤可采用经口插管,如有颈椎损伤,应施行经鼻盲探插管,若不成功再行经口或造口插管;③虽有自主呼吸,但无时间行 X 线摄片检查可施行经鼻盲探插管,若不成功再行经口或造口插管。

ATLS方案有它的局限性,到目前为止,对颈椎损伤的呼吸道处理尚无权威、可行的方案。

对麻醉医师来说,重要的是意识到气道处理与颈椎进一步损伤有密切关系的同时,采用麻醉医师最为娴熟的插管技术,具体患者具体对待,把不因行气管插管而带来副损伤或使病变加重作为指导原则。必要时可借助纤维支气管镜引导插管。颈椎制动是治疗可疑颈椎损伤的首要问题,所以,任何操作时均应保持颈椎处于相对固定的脊柱轴线位置。

1.各种气道处理方法对颈椎损伤的影响

常用的气管插管的方法有经口、经鼻及纤维支气管镜引导下插管3种。其他插管方法,如逆行插管、环甲膜切开插管及 Bullard 喉镜下插管等目前仍较少应用。

(1)经口插管:颈椎损伤多发生在 $C_{3\sim7}$,健康志愿者在放射线监测下可见,取标准喉镜插管体位时,可引起颈椎的曲度改变,其中尤以 $C_{3\sim4}$ 的改变更为明显。

(2)经鼻气管插管:虽然在发达国家施行经鼻盲探插管以控制患者的气道已经比较普及,但对存在自主呼吸的颈椎损伤患者,仍无有力证据表明采用这种插管技术是安全的。原因在于:①插管时间较长;②如表面麻醉不充分,患者在插管过程中常有呛咳,从而导致颈椎活动,可能加重脊髓损伤;③易造成咽喉部黏膜损伤和呕吐误吸而致气道的进一步不畅;插管时心血管反应较大,易出现心血管方面的意外情况。

有学者对大量颈椎创伤合并脊髓损伤的患者采用全身麻醉,快速诱导经鼻或口插管的方法收到良好的临床效果。在此,要强调的是插管操作必须由有经验的麻醉医师来完成,而不应由实习生或不熟练的进修生来操作。

(3)纤维支气管镜引导下插管:纤维支气管镜是一种可弯曲的细管,远端带有光源,操作者可通过光源看到远端的情况,并可通过调节使其能顺利通过声门。与气管插管同时使用时,先将气管导管套在纤维支气管镜外面,再将纤维支气管镜经鼻插至咽喉部,调节光源,使其通过声门,然后将气管导管顺着纤维支气管镜送入气管内。纤维支气管镜插管和经鼻盲探插管比较,具有试插次数明显减少,完成插管迅速,可保持头颈部固定不动,并发症少等优点,纤维支气管镜插管的成功率几乎可达 100%,比经鼻盲探插管成功率明显提高,且插管的咳嗽、躁动发生率低。

2.颈椎损伤患者气管插管方式的选择

如上所述,为了减少脊柱创伤后的继发损伤,选用何种插管方法是比较困难的,但有一点是肯定的,有条件者首选纤维支气管镜引导下插管;另外,要判断患者的插管条件,如属困难插管,千万不可勉强,可借助纤维支气管镜插管或行气管切开;另外,要选麻醉者最熟练的插管方法插管。只有这样,才能将插管可能带来的并发症降到最低。

二、择期类手术

(一)概述

脊柱外科发展很快,尤其最近十几年,新的手术方法不断涌现,许多国际上普遍使用的脊柱外科手术及内固定方法在国内也已逐渐推广使用。开展脊柱外科新手术的医院也越来越多,在这方面做得较好的是上海长征医院,已有手术患者 8 000 多例,手术方法及内固定材料等方面基本上与国际接轨。脊柱外科手术大多比较精细和复杂,而且一旦发生脊髓神经损伤,将造成患者的严重损害,甚至残疾。因此,在手术前做好充分准备,选择恰当的手术方案及麻醉方法,以确保麻醉和手术的顺利进行显得尤为重要。

(二)脊柱择期手术的特点

脊柱外科手术同胸腹和颅脑手术相比,虽然对重要脏器的直接影响较小,但仍有其特点,麻醉和手术医师对此应有足够的认识,以保证患者围手术期的安全。

1.病情差异较大

脊柱手术及接受手术的患者是千变万化和参差不齐的,患者可以是健壮的,也可以是伴有多系统疾病的,年龄从婴儿到老年;疾病种类繁多,既有先天性疾病,如先天性脊柱侧凸,又有后天性疾病,如脊柱的退行性变;既可以是颈椎病,也可以是骶尾部肿瘤等。手术方法多种多样,既可以经前方、侧前方减压,也可以经后路减压,有的需要内固定,有的则不需要,即使是同一种疾病,由于严重程度不等,其治疗方法也可完全两样。因此,麻醉医师术前应该准确了解患者病情及手术方式,以便采取恰当的麻醉方法,保证手术顺利进行。

2.手术体位对麻醉的要求

脊柱外科手术患者的正确体位可以减少术中出血,易于手术野的暴露和预防体位相关的损伤。根据脊柱手术进路的不同,常采取不同的体位,仰卧位和侧卧位对循环和呼吸功能影响不大,麻醉管理也相对较为简单。当采用俯卧位时可造成胸部和腹部活动受限,胸廓受压可引起限制性通气障碍,使潮气量减少,如果麻醉深度掌握不好,使呼吸中枢受到抑制,患者则有缺氧的危险;而腹部受压可导致静脉回流障碍,使静脉血逆流至椎静脉丛,加重术中出血。另外,如果头部位置过低或颈部过分扭曲等都可造成颈内静脉回流障碍,而致球结膜水肿甚至脑水肿。因此,俯卧位时应取锁骨和髂骨为支撑点,尽量使胸腹部与手术台之间保持一定空隙,同样要将头部放在合适的位置上,最好使用软的带钢丝的气管导管,这样可以避免气管导管打折和牙垫可能造成的硌伤。较长时间的手术建议采用气管内麻醉。如果采用区域阻滞麻醉,则应加强呼吸和循环功能的监测,特别是无创血氧饱和度的监测,以便及时发现患者的氧合情况。患者良好体位的获得要靠手术医师、麻醉医师和手术护士的共同努力。

3.充分认识出血量大

脊柱手术由于部位特殊,止血常较困难,尤其是骶尾部的恶性肿瘤手术,失血量常可达数千毫升,因此术前必须备好血源,术中要正确估计失血量,及时补充血浆成分或者全血。估计术中有可能发生大量失血时,为减少大量输血带来的一些并发症,有时可采取血液稀释、自体输血及血液回收技术,也可采用术中控制性降压,但这些措施可使麻醉管理更加复杂,麻醉医师在术前应该有足够的认识,并做好必要的准备,以减少相关并发症。

(三)术前麻醉访视和病情估计

1.术前麻醉访视

(1)思想工作:通过麻醉前访视尽量减少患者术前的焦虑和不安情绪,力争做到减轻或消除对手术和麻醉的顾虑和紧张,使患者在心理和生理上均能较好地耐受手术。麻醉医师术前还应向患者及其家属交代病情,说明手术的目的和大致程序、拟采用的麻醉方式,以减少患者及其家属的顾虑。对于情绪过度紧张的患者,手术前晚可给予适量的镇静药,如地西泮 5～10 mg,以保证患者睡眠充足。

(2)病史回顾:详细询问病史,包括常规资料(如身高、体重、血压、内外科疾病、相关系统回顾、用药情况、过敏史、本人或家族中的麻醉或手术的意外情况、异常或过分出血史)和气道情况估计,以便正确诊断和评价患者的疾病严重程度以及全身状况,从而选择适当的麻醉方法以保证手术得以顺利进行。虽然脊柱手术的术后并发症和病死率都较低,但也应同样重视术前的准备工作,包括病史采集工作。特别是对于脊柱畸形手术患者,要注意畸形或症状出现的时间及进展情况,畸形对其他器官和系统功能的影响,特别要注意是否有呼吸和循环系统并发症,如心悸、气短、咳嗽和咳痰。

(3)体格检查:对于麻醉医师来说,在进行体格检查时,除了对脊柱进行详细的检查外,对患者进行系统的、全身状况的检查也非常重要,特别是与麻醉相关项目的检查,如气管插管困难程度的判断及脊椎麻醉、硬膜外穿刺部位有无畸形和感染等,以便为麻醉方式的选择做好准备。另外,对脊柱侧凸的患者,要注意心、肺的物理检查。

(4)了解实验室检查和其他检查情况:麻醉医师在术前访视时,对已做的各项实验室检查和其他检查情况应进行详细了解,必要时可做一些补充检查。对于要施行脊柱手术的患者,除了要进行血常规、尿常规、肝功能、肾功能、凝血功能、电解质检查等以外,还应进行心电图检查。如疑有心功能异常的患者,术前可做超声心动图检查,有助于对心功能的进一步评价,从而估计对手术的耐受性。但近年来国外的趋势是减少一些常规检查,术前实验室检查、胸部 X 线摄片、心电图和 B 超等应根据患者的年龄、健康情况及手术的大小而定,对健康人的筛选试验如表 8-1 所示。

表 8-1　手术、麻醉前常规检查

年龄(岁)	胸部 X 线摄片	心电图	血液化验
<40	−	−	肌酐
40～59	−	+	肌酐、血糖
>59	+	+	肌酐、血糖及全血常规

2.病情估计

在评价患者对麻醉和手术的耐受性时,首先要注意的是患者的心肺功能状态。在脊柱手术中,脊柱侧凸对患者的心肺功能影响最大,因此,严重脊柱侧凸和胸廓畸形的患者术前对心肺功能的估计特别重要,由于心肺可以直接受到影响,如机械性肺损害或者作为一些综合征(如马方综合征,它可有二尖瓣脱垂、主动脉根部扩张和主动脉瓣关闭不全)的一部分而受到影响,可表现为气体交换功能的障碍,肺活量、肺总量和功能残气量常减少,机体内环境处于相对缺氧状态,术中和术后易出现缺氧、呼吸困难甚至呼吸衰竭,因此术前应进行血气分析和肺功能测定,以评价患者的肺功能状态,这对判断其能否耐受手术和预后有重要意义。一般肺功能检查显示轻度损害的患者,只要在术中加强监护一般可耐受麻醉和手术,对中度以上损害的患者,则应在术前根据病因采取针对性的处理。另外,根据病史情况,必要时应行彩色超声心动图检查及心功能测定。

一般认为脊柱侧凸程度越重,则影响越大,预后也越差。任何原因导致的胸部脊柱侧凸,均有可能导致呼吸和循环衰竭。据报道许多这种病例在 45 岁以前死亡,而在尸检中右心室肥厚并肺动脉高压的发生率很高。特发性脊柱侧凸常于学龄前后起病,如得不到正确治疗,其病死率可比一般人群高 2 倍,其原因可能是由于胸廓畸形使肺血管床的发育受到影响,单位肺组织的血管数量比正常人少,从而导致血管阻力的增加。另外,由于胸廓畸形使肺泡被压迫,肺泡的容量变小,导致通气血流比率异常,使肺血管收缩,最后导致肺动脉高压。术前心电图检查 P 波大于 2.5 mm 示右房增大,如果 V_1 和 V_2 导联上 R 波大于 S 波,则提示有右心室肥厚,这些患者对麻醉的耐受性降低,在围手术期应注意避免缺氧和增加右心室负荷。

对于脊柱畸形的患者,还应注意是否同时患有神经肌肉疾患,如脊髓空洞症、肌营养不良、运动失调等,这些疾患将影响麻醉药的体内代谢过程。

有些脊柱手术患者由于病变本身造成截瘫,患者长期卧床,活动少,加上胃肠道功能紊乱,常发生营养不良,对麻醉和手术的耐受力降低。对这类患者术前应鼓励其进食,必要时可以采取鼻饲或静脉高营养,以尽可能改善其营养状况。高位截瘫患者易合并呼吸道和泌尿道感染,术前应积极处理,另外,截瘫患者由于瘫痪部位血管舒缩功能障碍,变动体位时易出现直立性低血压,应引起麻醉医师的注意。部分患者可合并有水、电解质和酸碱平衡紊乱,也必须在术前予以纠正。长期卧床患者因血流缓慢和血液浓缩,可引起下肢深静脉血栓形成,活动或输液时可引起血栓脱落,一旦造成肺动脉栓塞,可产生致命性后果,围手术期前后应引起重视并予以妥善处理。

(四)麻醉方法的选择和术中监测

1.麻醉方法的选择

以前,脊柱手术通常选用局部浸润麻醉,由于麻醉效果常不理想,术中患者常有疼痛感觉,因此,近年来已逐渐被全身麻醉和连续硬膜外麻醉所取代。腰段简单的脊柱手术可以选用连续硬膜外麻醉,但如果手术时间较长,患者一般不易耐受,必须给予辅助用药,而后者可以抑制呼吸中枢,有发生缺氧的危险,处于俯卧位时又不易建立人工通气,一旦发生危险,抢救起来也非常困难,因此,对于时间较长的脊柱手术,只要条件允许,应尽量采用气管内麻醉。对于高位颈椎手术或俯卧位手术者,应选择带加强钢丝的软气管导管做经鼻插管,前者可避免经口插管时放置牙垫而影响手术操作,后者是为了便于固定和头部的摆放而气管导管不打折。

大部分脊柱手术患者术前可以给予苯巴比妥 0.1 g、阿托品 0.5 mg 肌内注射,使患者达到一定程度的镇静。如果使用区域阻滞麻醉,术前也可以只使用镇静药,特殊病例可根据情况适当调整术前用药。

2.术中监测

术中监测是保证患者安全及手术顺利进行的必不可少的措施,血压、心电图、SpO_2 以及呼吸功能(呼吸频率、潮气量等)的监测应列为常规,有条件的可监测呼气末二氧化碳($ETCO_2$)。

在脊柱畸形矫正术及脊柱肿瘤等手术时,由于创面大,失血多,加上采用俯卧位时,无创血压的监测可能更困难,因此,在有条件的情况下,应行桡动脉穿刺直接测压,如有必要,还应行CVP 的监测,以便指导输血和输液。对术前有心脏疾病者或老年人可放置漂浮导管,监测心功能及血管阻力等情况。在行控制性降压时,ABP 和 CVP 的监测更是十分必要。

在行唤醒试验前,应了解肌松的程度,可用加速度仪进行监测,如果 T_4/T_1 恢复到 0.7 以上,此时可行唤醒试验。如果用周围神经刺激器进行监测,则 4 个成串刺激均应出现,否则在唤醒前应先拮抗非去极化肌肉松弛药。目前有的医院已用体表诱发电位等方法来监测脊髓功能。

(五)常见脊柱手术的麻醉

脊柱外科手术种类很多,其麻醉方法也各有其特点,以下仅介绍几种复杂且较常见手术的麻醉处理。

1.脊柱畸形矫正术的麻醉

脊柱畸形的种类很多,病因也非常复杂,其手术方式也不相同,其麻醉方法虽不完全相同,但一般均采用气管内麻醉。下面以脊柱侧凸畸形矫正的麻醉为例介绍。

(1)术前常规心肺功能检查:特发性脊柱侧凸是危害青少年和儿童健康的常见病,可影响胸廓和肺的发育,使胸肺顺应性降低,肺活量减少,甚至可引起肺不张和肺动脉高压,进而影响右心,导致右心肥大和右心衰竭。限制性通气障碍和肺动脉高压所导致的肺源性心脏病是严重脊柱侧凸患者的主要死因。因此,术前除做常规检查外,必要时应做心肺功能检查。

(2)备血与输血:脊柱侧凸矫形手术涉及脊柱的范围很广,有时可超过 10 个节段,有的需经前路开胸、开腹或胸腹联合切口手术,有的经后路手术,即使经后路手术没有大血管,但因切口长,手术创伤大,尤其是骨创面出血多,常可达 2 000～3 000 mL 甚至更多,发生休克的可能性很大,术前必须做好输血的准备。估计术中的失血量,一般备血 1 500～2 000 mL。近年来,不少学者主张采用自体输血法,即在术前采集患者的血液,在术中回输给患者自己。一般在术前 2～3 周内,可采血 1 000 mL 左右,但应注意使患者的血红蛋白水平保持在 100 g/L 以上,血浆总蛋白在 60 g/L 左右。另外,可采用血液回收技术,回收术中的失血,经血液回收机处理后回输给患者,一般患者术中不需再输异体血。采用这两种方法可明显减少异体输血反应和并发症。

(3)麻醉选择:脊柱侧凸手术一般选择全身麻醉,经前路开胸手术者,必要时可插双腔气管导管,术中可行单肺通气,按双腔管麻醉管理;经后路手术者,可选择带加强钢丝的气管导管经鼻插管,并妥善固定气管导管,以防止术中导管脱落。诱导用药可使用芬太尼 1～2 μg/kg、异丙酚 1.5～2.0 mg/kg 和维库溴铵 0.1 mg/kg。也可用硫喷妥钠 6～8 mg/kg 和其他肌肉松弛药,但对截瘫患者或先天性畸形的患者使用琥珀胆碱时,易引起高钾(从而有可能导致心室颤动甚至心搏骤停)或发生恶性高热,应特别注意。对全身情况较差或心功能受损的患者也可以选择依托咪酯 0.1～0.3 mg/kg。麻醉的维持有几种不同的方式:吸入麻醉(如安氟醚、异氟醚或地氟醚＋笑气＋氧气)＋非去极化肌肉松弛药,中长效肌肉松弛药的使用在临近唤醒试验时应特别注意,最好在离唤醒试验 1 h 左右停用,以免影响唤醒试验;静脉麻醉(如静脉普鲁卡因复合麻醉和静脉吸入复合麻醉)中,各种麻醉药的组合方式很多,一般认为以吸入麻醉为佳,因为使用吸入麻醉时麻醉深度容易控制,有利于术中做唤醒试验。

(4)控制性降压的应用:由于脊柱侧凸手术切口长,创伤大,手术时间长,术中出血较多,为减少大量异体输血的不良反应,可在术中采用控制性降压术。但应掌握好适应证,对于心功能不全、明显低氧血症或高碳酸血症的患者,不要使用控制性降压,以免发生危险。用于控制性降压的措施有加深麻醉(加大吸入麻醉药浓度)和给血管扩张药(如 α 受体阻滞药、血管平滑肌扩张药或钙通道阻滞剂)等,但因高浓度的吸入麻醉药影响唤醒试验,且部分患者的血压也不易得到良好控制,所以临床上最常用的药物是血管平滑肌扩张药(硝普钠和硝酸甘油)及钙通道阻滞剂(尼卡地平)。控制性降压时,健康情况良好的患者可较长时间耐受 $8.00 \sim 9.33$ kPa($60 \sim 70$ mmHg)的平均动脉压(MAP)水平,但对血管硬化、高血压和老年患者则应注意降压程度不要超过原来血压水平的 $30\% \sim 40\%$,并要及时补充血容量。

(5)术中脊髓功能的监测:在脊柱侧凸矫形手术中,既要最大限度地矫正脊柱畸形,又要避免医源性脊髓功能损伤。因此,在术中需进行脊髓功能监测,以便术中尽可能早地发现各种脊髓功能受损情况并使其恢复。其方法有唤醒试验和其他神经功能监测。唤醒试验多年来在临床广泛应用,因其不需要特殊的仪器和设备,使用起来也较为简单,但是受麻醉深度的影响较大,且只有在脊髓神经损伤后才能做出反应,对术后迟发性神经损伤不能作出判断。正因为唤醒试验具有上述缺点,有许多新的脊髓功能监测方法用于临床,这些方法各有其优缺点。

唤醒试验:在脊柱畸形矫正后,放置好 TSRH 支架后,麻醉医师停用麻醉药,并使患者迅速苏醒后,令其活动足部,观察有无因矫形手术时过度牵拉或内固定器械放置不当而致脊髓损伤,出现下肢神经并发症甚至是截瘫。要做好唤醒试验,首先要在术前把唤醒试验的详细过程向患者解释清楚,以取得配合。手术医师应在做唤醒试验前 30 分钟通知麻醉医师,以便让麻醉医师开始停止静脉麻醉药的输注和麻醉药的吸入。如使用了非去极化肌肉松弛药,应使用加速度仪或周围神经刺激器以及其他方法了解肌肉松弛的程度,如果肌松没有恢复,应在唤醒试验前 5 分钟左右使用阿托品和新斯的明拮抗。唤醒时,先让患者活动其手指,表示患者已能被唤醒,然后让患者活动其双脚或脚趾,确认双下肢活动正常后,立即加深麻醉。如有双手指令动作,而无双足指令动作,应视为异常,有脊髓损伤可能,应重新调整矫形的程度,然后进行唤醒试验,如长时间无指令动作,应手术探查。在减浅麻醉过程中,患者的血压会逐渐升高,心率也会逐渐增快,因此,手术和麻醉医师应尽量配合好,缩短唤醒试验的时间。有报道,以地氟醚、笑气和小剂量阿曲库铵维持麻醉时,其唤醒试验的时间平均只有 8.4 分钟,可明显缩短应激反应时间。另外,唤醒试验时应防止气管导管及静脉留置针脱出。目前神经生理监测体感诱发电位(SEP)和运动诱发电位(MEP)正在逐渐取代唤醒试验。

体感诱发电位:是应用神经电生理方法,采用脉冲电刺激周围神经的感觉支,而将记录电极放置在刺激电极近端的周围神经上或放置在外科操作远端的脊髓表面或其他位置,连接在具有叠加功能的肌电图上,接受和记录电位变化。刺激电极常置于胫后神经,颈段手术时可用正中神经。SEP 记录电极可置于硬脊膜外(脊髓体感诱发电位,SSEP)或头皮(皮质体感诱发电位,CSEP),其他还有硬膜下记录、棘突记录及皮肤记录等。测定 CSEP 值,很多因素可影响测定结果,SSEP 受麻醉药的影响比 CSEP 小,得到的 SEP 的图形稳定且质量好。CSEP 是在电极无法置于硬膜外或硬膜下时的选择,如严重畸形时。CSEP 的监测结果可能只反映了脊髓后束的活动。应用 SEP 做脊髓功能监测时,需在手术对脊髓造成影响前导出标准电位,再将手术过程中得到的电位与其进行比较,根据振幅和潜伏期的变化来判断脊髓的功能。振幅反映脊髓电位的强度,潜伏期反映传导速度,两者结合起来可作为判断脊髓功能的重要测量标志。通常以第一个向下的波峰称第一阳性波,第一个向上的波峰称为第一阴性波,依此类推。目前多数人以第一阴性波峰作为测量振幅和潜伏期的标准。在脊柱外科手术中,SSEP 波幅偶然减少30%～50%时,与临床后遗症无关,总波幅减少 50% 或者一个阴性波峰完全消失才提示有脊髓损伤。CSEP 若完全消失,则脊髓完全性损伤的可能性极大;若可记录到异常的CSEP,则提示脊髓上传的神经纤维功能尚存在或部分存在,并可依据潜伏期延长的多少及波幅下降的幅度判断脊髓损伤的严重程度;脊柱畸形及肿瘤等无神经症状者,CSEP 可正常或仅有波幅降低,若伴有神经症状,则可见潜伏期延长及波幅降低约为正常的 1/2,此时提示脊柱畸形对脊髓产生压迫或牵拉,手术中应仔细操作;手术中牵拉脊髓后,若潜伏期延长大于 12.5毫秒或波幅低于正常 1/2,10 分钟后仍未恢复至术前水平,则术后将出现皮肤感觉异常及二便障碍或加重原发损伤。影响 CSEP 的因素有麻醉过深、高碳酸血症、低氧血症、低血压和低体温等,SSEP 则不易受上述因素影响。

运动诱发电位:在脊髓功能障碍中,感觉和运动功能常同时受损。SEP 仅能监测脊髓中上传通道活动,而不能对运动通道进行监测。有报道,SEP 没有任何变化,但患者术后发生运动功能障碍。动物实验表明,用 MEP 观察脊髓损害比 SEP 更敏感,且运动通道刺激反应与脊髓损害相关。MEP 监测时,刺激可用电或磁、经颅、皮质或脊柱,记录可在肌肉、周围神经或脊柱。MEP 永久消失与术后神经损害有关,波幅和潜伏期的变化并不一定提示神经功能损害。MEP 监测时受全身麻醉和肌肉松弛药的影响比SEP 大,MEP 波幅随刺激强度的变化而变化。高强度电刺激引起的肌肉收缩难以被患者接受,临床上取得成功的 MEP 较困难,尤其是在没有正常基础记录的患者。因头皮刺激可引起疼痛,故使运动诱发电位的术前应用受到限制。Barker 等用经颅磁刺激诱发 MEP(tcMEP)监测,具有安全可靠、不产生疼痛并可用于清醒状态的优点,更便于手术前后对照观察。MEP 和 SEP 反应各自脊髓通道功能状态,理论上可互补用于临床脊髓功能监测,但联合应用 SEP 和 MEP 还需要更多的临床研究。在脊柱外科手术中,各种监测脊髓功能的方法都有其优缺点,需正确掌握使用方法,仔细分析所得结果。一旦脊髓监测证实有脊髓损伤,应立即取出内固定器械并采取其他措施,取出器械的时间与术后神经损害恢复直接相关,有学者认为若脊髓损伤后 3 小时取出内固定物,则脊髓功能难以在短期内恢复。术中脊髓功能损伤可分为直接损伤和间接损伤,其最终结果都会引起脊髓微循环的改变。动物实验发现,MEP 潜伏期延长或波形消失是运动通道缺血的显著标志。但仅通过特殊诱发电位精确预测脊髓缺血、评价神经损害还有困难。

2.颈椎手术的麻醉

常见的颈椎外科疾病有颈椎病、颈椎间盘突出症、后纵韧带骨化、颈椎管狭窄症及颈椎肿瘤等,多数经非手术治疗可使症状减轻或明显好转,甚至痊愈。经非手术治疗无效且症状严重者可选择手术治疗,以期治愈、减轻症状或防止症状的进一步发展。由于在颈髓周围进行手术,有危及患者生命安全或者造成患者严重残废的可能,故麻醉和手术应全面考虑,慎重对待。

(1)颈椎手术的麻醉选择:颈椎手术的常见方法有经前路减压植骨内固定、单纯后路减压或加内固定等,根据不同的入路,麻醉方式也有所不同。后路手术可选用局部浸润麻醉,但手术时间较长者,患者常难以坚持,而且局部麻醉效果常不够确切,故宜选择气管内插管全身麻醉。前路手术较少采用局部浸润麻醉,主要采用颈神经深、浅丛阻滞,这种方法较为简单,且患者术中处于清醒状态,有利于与术者合作,但颈前路手术中常需牵拉气管,患者有不适感,这是颈丛阻滞难以避免的,因此,近年来颈前路手术中,颈丛阻滞已逐渐被气管内插管全身麻醉所取代。上海长征医院骨科在全身麻醉下行颈椎手术已有数千例,取得了良好的效果。

在行颈前路手术时需将气管和食管推向对侧,方可显露椎体前缘,故在术前常需做气管、食管推移训练,即让患者用自己的2~4指插入手术侧(常选右侧)的气管、食管和血管神经鞘之间,持续地向非手术侧(左侧)推移。这种动作易刺激气管,引起干咳,术中反复牵拉还易引起气管黏膜、喉头水肿,导致患者术后常有喉咙痛及声音嘶哑,麻醉医师在选择和实施麻醉时应注意到这一点,并向患者解释。

(2)麻醉的实施。局部浸润麻醉:常选用0.5%~1.0%普鲁卡因,成人一次最大剂量1.0 g,也可选用0.25%~0.50%利多卡因,一次最大剂量不超过500 mg,两者都可加或不加肾上腺素。一般使用24~25 G皮内注射针沿手术切口分层注射。先行皮内浸润麻醉,于切口上下两端之间推注5~6 mL,然后行皮下及颈阔肌浸润麻醉,可沿切口向皮下及颈阔肌推注局部麻醉药4~8 mL,切开颈阔肌后,可用0.3%丁卡因涂布至术野表面直至椎体前方,总量一般不超过2 mL。到达横突后,可用1%普鲁卡因8 mL行横突局部封闭。行浸润麻醉注药时宜加压,以使局部麻醉药与神经末梢广泛接触,增强麻醉效果。到达肌膜下或骨膜等神经末梢分布较多的地方时,应加大局部麻醉药的剂量,在有较大神经通过的地方,可使用浓度较高的局部麻醉药行局部浸润。须注意的是每次注药前都应回抽,以防止局部麻醉药注入血管内,并且每次注药总量不要超过极量。

颈神经深、浅丛阻滞:多采用2%利多卡因和0.3%丁卡因等量混合液10~20 mL,也可以采用2%利多卡因和0.5%布比卡因等量混合液10~20 mL,一般不需加入肾上腺素。

因颈前路手术一般选择右侧切口,故麻醉也以右侧为主,必要时对侧可行颈浅丛阻滞。麻醉穿刺定位:患者自然仰卧,头偏向对侧,先找到胸锁乳突肌后缘中点,在其下方加压即可显示出颈外静脉,两者交叉处下方即颈神经浅丛经过处,相当于第4及第5颈椎横突处,选定此处为穿刺点,第4颈椎横突,常为颈神经深丛阻滞点。穿刺时,穿刺针先经皮丘垂直于皮肤刺入,当针头自颈外静脉内侧穿过颈浅筋膜时,此时可有落空感,即可推注局部麻醉药4~6 mL,然后在颈浅筋膜深处寻找横突,若穿刺针碰到有坚实的骨质感,而进针深度又在2~3 cm,此时退针2 mm,使针尖至横突骨膜表面,可再推药3~4 mL以阻滞颈神经深丛。每次推药前均应回抽,确定无回血和脑脊液后再推药。如有必要,对侧也可行颈浅丛阻滞。

气管内插管全身麻醉:颈椎手术时全身麻醉药的选择无特殊要求,但是在麻醉诱导特别是插管时应注意切勿使颈部向后过伸,以防止引起脊髓过伸性损伤。最好在术前测试患者颈部后伸活动的最大限度。颈前路手术时,为方便行气管、食管推移,应首选经鼻气管内插管麻醉。颈椎病患者常有颈髓受压而伴有心率减慢,诱导时常需先给予阿托品以提升心率,另外,术中牵拉气管时也引起心率减慢,需加以处理。还有前路手术时,反复或过度牵拉气管有可能引起气管黏膜和喉头水肿,如果术毕过早拔除气管导管,有可能引起呼吸困难,而此时再行紧急气管插管也比较困难。其预防措施:①术前向对侧退松气管;②术中给予地塞米松 20 mg,一方面可以预防和减轻因气管插管和术中牵拉气管可能造成的气管黏膜和喉头水肿,另一方面可预防和减轻手术可能造成的脊髓水肿;③术后待患者完全清醒后,度过喉头水肿的高峰期时拔除气管导管。

3.脊柱肿瘤手术的麻醉

脊柱肿瘤在临床上并不少见,一般分为原发性和转移性两大类,临床上脊柱肿瘤以转移性为多见,而其中又以恶性肿瘤占多数,故及时发现、及时治疗十分重要。过去对脊柱恶性肿瘤,特别是转移性肿瘤多不主张手术治疗,现在随着脊柱内固定技术的发展和肿瘤化疗的进步,手术治疗可以治愈、部分治愈或缓解疼痛而使部分患者生活质量明显提高。

(1)术前病情估计和准备:脊柱良性肿瘤病程长,发展慢,一般无全身症状,局部疼痛也较轻微。恶性肿瘤的病程则较短,发展快,可伴随有低热、盗汗、消瘦、贫血、食欲减退等症状,局部疼痛也较明显,并可出现肌力减弱、下肢麻木和感觉减退,脊柱活动也受限。无论良性或恶性肿瘤,随着病程的进展及椎骨破坏的加重,常造成椎体病理性压缩骨折或肿瘤侵入椎管,压迫或浸润脊髓或神经根,引起四肢或肋间神经的放射痛,出现大小便困难。颈胸椎部位的肿瘤晚期还可引起病变平面以下部位的截瘫和大小便失禁。由于脊柱的部位深,而脊柱肿瘤的早期症状多无特殊性且体征也不明显,因此,拟行手术治疗的患者病程常已有一段时间,多呈慢性消耗病容,部分患者呈恶病质状态。化验检查会发现贫血、低蛋白血症、红细胞沉降率增快等。术前除应积极进行检查外,还应加强支持治疗,纠正贫血和低蛋白血症等异常情况,提高患者对手术和麻醉的耐受力。

脊柱肿瘤的手术包括瘤体切除和椎体重建术,手术创伤大,失血多,尤其是骶骨肿瘤切除术,由于骶椎为骨盆后壁,血液循环十分丰富,止血也很困难,失血可达数千毫升甚至更多,故术前须根据拟手术范围备足血源,为减少术中出血,可于术前行 DSA 检查,并栓塞肿瘤供血动脉。

(2)麻醉选择和实施:脊柱肿瘤手术一般选择气管内插管全身麻醉,较小的肿瘤可以选择连续硬膜外麻醉。估计术中出血可能较多时,应行深静脉穿刺和有创动脉测压,可以在术中施行控制性降压术,骶尾部巨大肿瘤患者术中可先行一侧髂内动脉结扎。

全身麻醉一般采用静吸复合方式,药物的选择根据患者的情况而定。如果患者的一般情况好,ASA 分级在 Ⅰ～Ⅱ级,麻醉药物的选择没有什么特殊要求,但如果患者的全身情况较差,则应选择对心血管功能抑制作用较小的药物,如静脉麻醉药可选择依托咪酯,吸入麻醉药可选择异氟醚,而且麻醉诱导时药物剂量要适当,注药速度不要过快。对行骶骨全切除术或次全切除术的患者,术中可实施轻度低温和控制性降压术,一方面可降低患者的代谢和氧需求量,另一方面可减少失血量,从而减少大量输入异体血带来的并发症。

4.胸椎疾病手术麻醉

胸椎疾病以后纵韧带骨化症和椎体肿瘤为多见,而肿瘤又以转移性为多见。前者常需经后路减压或加内固定术,一般采用经鼻气管插管全身麻醉;后者常需经前路开胸行肿瘤切除减压内固定术,也采用全身麻醉,必要时需插双腔气管导管,术中可行单肺通气,以便于手术操作,此时麻醉维持不宜用笑气,以免造成术中 SpO_2 难以维持。术中出血常较多,需采用深静脉穿刺,以便术中快速输血输液用。开胸患者需放置胸腔引流管,麻醉苏醒拔管前应充分吸痰,然后进行鼓肺,使萎陷的肺泡重新张开,并尽可能排出胸膜腔内残余气体。

5.脊柱结核手术的麻醉

脊柱结核为一种继发性病变,95%继发于肺结核。脊柱结核发病年龄以 10 岁以下儿童最多,其次是 11~30 岁的青少年,30 岁以后则明显减少。发病部位以腰椎最多,其次是胸椎,而其中 99%是椎体结核。

(1)麻醉前病情估计:脊柱结核多继发于全身其他脏器结核,所以患者的一般情况较差,多合并有营养不良,如合并有截瘫,则全身情况更差,可出现心肺功能减退。患者可有血容量不足,呼吸功能障碍以及水、电解质平衡紊乱。因此,术前应加强支持治疗,纠正生理紊乱。对消瘦和贫血患者,除了积极进行支持治疗外,应在术前适当予以输血,以纠正贫血。合并截瘫者,围手术期要积极预防和治疗压疮、尿路感染和肺炎。术前尤其要注意的是应仔细检查其他器官,如肺、淋巴结或其他部位有无结核病变,若其他部位结核病变处于活动期,则应先进行抗结核治疗,然后择期行手术治疗。

一般脊柱结核患者手术前均应进行抗结核治疗。长期使用抗结核药治疗的患者,应注意其肝功能情况,如肝功能差,应于术前 3 天开始肌内注射维生素 K_3,每天 5 mg。

(2)麻醉的选择和实施:脊柱结核常见的手术方式有病灶清除术、病灶清除脊髓减压术、脊柱融合术和脊柱畸形矫正术。手术宜在全身麻醉下进行,由于脊柱结核患者全身情况较差,因此,对麻醉和手术的耐受力也较差,全身麻醉一般选择静吸复合麻醉,并选择对心血管系统影响较小的麻醉药物,如依托咪酯,不选择硫喷妥钠和异丙酚。麻醉过程中应注意即时补充血容量。颈椎结核可合并咽后壁脓肿,施行病灶清除的径路如下。①经颈前路切口:可选用局部麻醉或全身麻醉下进行手术。②经口腔径路:适用于高位颈椎结核,采用全身麻醉加经鼻气管插管或气管切开,术中和术后要注意呼吸管理,必要时可暂时保留气管导管。

6.腰椎手术的麻醉

腰椎常见疾病有腰椎间盘突出症、腰椎管狭窄及腰椎滑脱等。椎间盘突出可发生在脊柱的各个节段,但以腰部椎间盘突出为多见,而且常为 L_5/S_1 节段。由于椎间盘的纤维环破裂和髓核组织突出,压迫和刺激神经根可引起一系列症状和体征。

椎间盘突出症一般经过保守治疗大部分患者的症状可减轻或消失,只有极少数患者须手术治疗。常规手术方法是经后路椎间盘摘除术。近年来出现了显微椎间盘摘除术和经皮椎间盘摘除术等方法,麻醉医师应根据不同的手术方式来选择适当的麻醉方法。行前路椎间盘手术时可选择气管内插管全身麻醉或连续硬膜外麻醉,其他手术方式可选择全身麻醉、连续硬膜外麻醉、脊椎麻醉或局部麻醉。连续硬膜外麻醉和局部麻醉对患者的全身影响小,术后恢复也较快,但有时麻醉可能不完全,在暴露和分离神经根时须行神经根封闭,而采用俯卧位时如果手术时间较长,患者常不能很好耐受,须加用适量的镇静安定药或静脉麻醉药。腰椎管狭窄的手术方式为后路减压术,可采用连续硬膜外麻醉或全身麻醉。腰椎滑脱常伴有椎间盘突出或椎管狭窄,术式常为经后路椎管减压加椎体复位内固定,由于手术比较大,时间也较长,故一般首选气管插管全身麻醉。

第二节　关节置换术的麻醉

人工关节的材料和工艺越来越先进,接受人工关节置换的患者也越来越多。此类手术确实使患者解除了疼痛,改善了关节活动功能,提高了生活质量。人工关节置换术的不断发展给麻醉带来了新的课题,提出了更高的要求,因为该类患者往往有许多特殊的方面,对此,麻醉医师需要有较深的认识,做好充分的术前准备,注意做好严密的术中监测和良好管理以及术后并发症的防治工作。

一、关节置换术麻醉的特殊问题

(一)气管插管困难和气道管理困难

类风湿性关节炎和强直性脊柱炎的患者常有全身多个关节受累。前者可累及寰枢关节、环杓关节及颞下颌关节等,可使寰枢关节脱位、声带活动受限、声门狭窄、呼吸困难及张口困难等;后者主要累及脊柱周围的结缔组织,使其发生骨化,脊柱强直呈板块状,颈屈曲前倾不能后仰,颞下颌关节强直不能张口。患者平卧时常呈"元宝状",去枕头仍保持前屈,如果头部着床,下身会翘起。这两种患者行气管插管非常困难,因为声门完全不能暴露,且患者骨质疏松,有的患者还有寰枢关节半脱位,如果插管用力不当,可造成颈椎骨折,反复插管会造成喉头水肿和咽喉部黏膜损伤、出血,气道管理更加困难。一些患者合并有肺纤维化病变,胸壁僵硬,致肺顺应性下降,通气和弥散功能均降低,可致 SpO_2 下降。对此类患者,麻醉医师在术前访视时,如估计气管插管会有困难者,应事先准备好纤维支气管镜以便帮助插管。合并肺部感染者呼吸道分泌物增多,且易发生支气管痉挛,给呼吸道的管理更增加了难度。

(二)骨黏合剂

为了提高人工关节的稳定性,避免松动和松动引起的疼痛,促进患者早期活动和功能恢复,在人工关节置换术中常需应用骨黏合剂(骨水泥),通常是在骨髓腔内填入骨水泥,再将人工假体插入。骨黏合剂为一种高分子聚合物,又称丙烯酸类黏合剂,包括聚甲基丙烯酸甲酯粉剂和甲基丙烯酸甲酯液态单体两种成分,使用时将粉剂和液态单体混合成面团状,然后置入髓腔,自凝成固体而起作用。在聚合过程中可引起产热反应,温度可高达 $80\sim90℃$,这一产热反应使骨水泥更牢固。单体具有挥发性,易燃,有刺激性气味和毒性,因此,房间内空气流通要好。未被聚合的单体对皮肤有刺激和毒性,可被局部组织吸收,引起"骨水泥综合征"。单体被吸收后大约 3 分钟达峰值血液浓度,在血中达到一定浓度后可致血管扩张并对心脏有直接毒性,使体循环阻力下降,组织释放血栓素致血小板聚集,肺微血栓形成,因而患者可感胸闷、心悸,心电图可显示有心肌损害和心律失常(包括传导阻滞和窦性停搏),还可有肺分流增加而致低氧血症、肺动脉高压、低血压及心排血量减少等。单体进入血液后可以从患者的呼气中闻到刺激性气味。肺脏是单体的清除器官,清除速度很快,故一般不会受到损害,只有当单体的量达到全髋关节置换时所释放的单体量的 35 倍以上时,肺功能才会受到损害。因此,对肺功能而言,骨水泥的使用一般是安全的。为减少单体的吸收量,混合物必须做充分搅拌。

除单体吸收引起的对心脏、血管和肺的毒性反应外,骨黏合剂填入骨髓腔后,髓腔内压急剧上升,使髓腔内容物包括脂肪、空气微栓子及骨髓颗粒进入肺循环,引起肺栓塞,致肺血管收缩,肺循环阻力增加和通气灌流比例失调,导致肺分流增加、心排血量减少和低氧血症。为了减少髓腔内压上升所致的并发症,用骨水泥枪高压冲洗以去除碎屑,从底层开始分层填满髓腔,这可使空气从髓腔内逸出,以减少空气栓塞的发病率,也可从下位的骨皮质钻孔并插入塑料管,以解除髓内压的上升。

骨黏合剂使用时对心肺可能造成影响,对此必须高度重视,采取预防措施。应在用骨水泥时严密监测 PaO_2、$PaCO_2$、$ETCO_2$、SpO_2、血压、心律及心电图等。补足血容量,必要时给予升压药,保证气道通畅,并予充分吸氧。下肢关节置换手术在松止血带时,要注意松止血带后所致的局部单体吸收,还要注意骨髓、空气微栓子或脂肪栓等进入肺循环而引起的心血管反应,甚至有可能出现心搏骤停的意外。

(三)止血带

四肢手术一般都需在止血带下进行,以达到术野无血的目的。但是止血带使用不当时也会出现一些并发症。

(四)激素的应用

1.概述

行人工关节置换的患者常因其原发病而长期服用激素,因此,可有肾上腺皮质萎缩和功能减退,在围手术期如不及时补充皮质激素,会造成急性肾上腺皮质功能不全(危象)。对此类患者应详细询问服用激素的时间、剂量和停用时间,必要时做 ACTH 试验检查肾上腺皮质功能。对考虑可能发生肾上腺皮质功能不全的患者,可在术前补充激素,可提前 3 天起口服泼尼松,5 mg,每天 3 次,或于术前一天上午和下午各肌内注射醋酸可的松 100 mg,在诱导之前及术后给予氢化可的松 100 mg 静脉滴注。

2.急性肾上腺皮质功能不全的判定

如果麻醉和手术中出现下列情况,则应考虑发生了急性肾上腺皮质功能不全。

(1)原因不明的低血压休克,脉搏增快,指(趾)、颜面苍白。

(2)在补充血容量后仍持续低血压,甚至对升压药物也不敏感。

(3)不明原因的高热或低体温。

(4)全身麻醉患者苏醒异常。

(5)异常出汗、口渴。

(6)血清钾升高或钠、氯降低。

(7)肾区痛(腰痛)和胀感、蛋白尿。

(8)在上述症状的同时,可出现精神不安或意识淡漠,继而昏迷。

3.处理

如果考虑为肾上腺皮质功能不全,立即给予氢化可的松 100 mg 静脉推注,然后用氢化可的松 200 mg 静脉滴注。

(五)深静脉血栓和肺栓塞

骨关节手术有许多患者为长期卧床或老年人,静脉血流淤滞,而手术创伤或肿瘤又使凝血功能改变,皆为静脉血栓的高危因素,在手术操作时有可能导致深静脉血栓进入循环。长骨干骨折患者有发生脂肪栓塞的危险性,使用骨水泥时有可能发生空气栓塞。对麻醉医师来说,对术中发生的肺栓塞有足够的警惕非常重要,因为术中肺栓塞发病极其凶险,患者病死率高,而且容易与其他原因引起的心搏骤停相混淆。因此,术中应密切观察手术操作步骤及患者的反应,严密监测心率、血压、SpO_2、$ETCO_2$ 等。心前区或经食管超声心动对肺栓塞诊断有一定帮助。如果患者术中突然出现不明原因的气促、胸骨后疼痛、$ETCO_2$ 下降、PaO_2 下降、肺动脉高压、血压下降而用缩血管药纠正效果不好等表现时,应考虑有肺栓塞的可能。

为了预防和及时发现因静脉血栓脱落而致肺栓塞,术中须维持血流动力学稳定,补充适当的血容量,并在放骨水泥和松止血带时需严密监测生命体征的变化。

对严重肺栓塞的治疗是进行有效的呼吸支持及循环衰竭的纠正与维持。主要方法包括吸氧、镇痛、纠正心力衰竭和心律失常及抗休克。空气栓塞时,应立即置患者于左侧卧头低位,使空气滞留于右心房内,防止气栓阻塞肺动脉及肺毛细血管,也可通过经上肢或颈内静脉插入右心导管来抽吸右心内空气。对血栓性肺栓塞,如无应用抗凝药的禁忌,可用肝素抗凝治疗,或给予链激酶、尿激酶进行溶栓治疗。高压氧舱可促进气体尽快吸收并改善症状。

二、术前准备及麻醉选择与管理

虽然有许多青壮年患者需行关节置换术,但以老年人多见。老年人常伴有各系统、各器官的功能减退和许多并存疾病,致围手术期和麻醉中并发症增多,其病死率也比年轻人为高。术前需对高龄患者并存的疾病及麻醉的危险因素进行正确评估,对并存疾病应给予积极的治疗。如对于高血压和冠心病患者,术前应给予有效的控制血压及改善心肌缺血,维持心肌氧供需平衡,以减少围手术期心脑血管并发症;慢性气管炎患者应积极治疗,训练深呼吸及咳嗽,以减少术后肺部感染。老年人心、肺、肝、肾功能减退,药物代谢慢,诱导和术中用药应尽量选用短效、代谢快及对循环影响小的药物,如用依托咪酯诱导,以异氟醚、七氟醚、地氟醚等吸入麻醉药为主维持麻醉,尽量减少静脉用药。

(一)术前准备

1.麻醉前访视与病情估计

关节置换的患者,老年人较多,他们常合并有心血管疾病、肺部疾病、高血压及糖尿病等。类风湿性关节炎和强直性脊柱炎患者累及心脏瓣膜、心包及心脏传导系统者,须详细检查及对症处理。术前一定要了解高血压的程度,是否规律用药(抗高血压药可用至手术日早晨),是否累及其他器官,有无合并心功能不全。对合并房室传导阻滞和病态窦房结综合征的患者应详细询问病史,必要时安置临时起搏器。慢性肺疾患患者,要注意有无合并肺部感染,术前需做肺功能和血气检查。类风湿性关节炎和强直性脊柱炎要检查脊柱活动受限程度,判断气管插管是否困难及胸廓活动受限的程度如何。合并糖尿病的患者,要详细询问病史、服药的类型、检测术前血糖和尿糖值,必要时给予短效胰岛素控制血糖。有激素服药史的患者,应根据服药史及术前的临床表现、化验结果决定围手术期是否需要补充激素。

2.麻醉前用药

一般患者术前常规用药,有严重循环和呼吸功能障碍的患者,镇静药或镇痛药慎用或不用。有肾上腺皮质功能不全倾向的患者,诱导前给予氢化可的松 100 mg,加入 100 mL 液体中滴注。

3.术前备血

估计术中出血较多的患者,术前要准备好充分的血源。为了节约血源和防止血源性疾病传播和输血并发症,可采用术中血液回收技术或术前备自体血在术中使用。血红蛋白在 10 g 或红细胞比容在 30% 以下,不宜采集自体血。最后一次采血至少在术前 72 小时前,以允许血容量的恢复。做纤维支气管镜引导下气管插管时,要准备好必备用品,如喷雾器、支气管镜等。

4.维持气道困难的预测与气管插管困难的评估

对类风湿性关节炎和强直性脊柱炎影响到颈椎寰枢关节、颞下颌关节致头不能后仰和(或)张口困难的患者,应仔细检查,估计气管插管的难易程度,以决定麻醉诱导和插管方式。目前,预测气道困难的方法很多,现介绍几种方法。

(1)张口度:是指最大张口时上下门牙间的距离,正常应≥3 指(患者的示指、中指和无名指并拢);2~3 指,有插管困难的可能;<2 指,插管困难。不能张口或张口受限的患者,多置入喉镜困难,即使能够置入喉镜,声门暴露也不佳,因此可造成插管困难。

(2)甲颏间距:是指患者颈部后仰至最大限度时,甲状软骨切迹至下颏间的距离,以此间距来预测插管的难度。甲颏间距≥3 指(患者的示、中及无名指),插管无困难;2~3 指,插管可能有困难,但可在喉镜暴露下插管;<2 指,则无法用喉镜暴露下插管。

(3)颈部活动度:是指仰卧位下做最大限度仰颈,上门牙前端至枕骨粗隆的连线与身体纵轴相交的角度,正常值>90°;<80°为颈部活动受限,直接喉镜下插管可能遇到困难。

(4)寰枕关节伸展度:当颈部向前中度屈曲(25°~35°),而头部后仰,寰枕关节伸展最佳。口、咽和喉 3 条轴线最接近为一直线(又称"嗅花位"、Magill 位),在此位置,舌遮住咽部较少,喉镜上提舌根所需用力也较小。寰枕关节正常时,可以伸展 35°。寰枕关节伸展度检查方法:患者端坐,两眼向前平视,上牙的咬颌面与地面平行,然后患者尽力头后仰,伸展寰枕关节,测量上牙咬颌面旋转的角度。上牙旋转角度可用量角器准确地测量,也可用目测法进行估计分级:1 级为寰枕关节伸展度无降低;2 级为降低 1/3;3 级为降低 2/3;4 级为完全降低。

(二)麻醉方法的选择

1.脊椎麻醉和硬膜外麻醉

只要患者无明显的脊椎麻醉或硬膜外麻醉禁忌证及强直性脊柱炎导致椎间隙骨化而使穿

刺困难,都可选用脊椎麻醉或硬膜外麻醉。我院近年来在脊椎麻醉或硬膜外麻醉下进行了大量的髋、膝关节置换术,包括>80岁的高龄患者,均取得了良好效果。而且有研究表明,选用脊椎麻醉和硬膜外麻醉具有如下优点。

(1)深静脉血栓率发生率降低,这是因为硬膜外麻醉引起的交感神经阻滞可使下肢动静脉扩张,血流灌注增加。

(2)血压和CVP轻度降低,可减少手术野出血。

(3)可减轻机体应激反应,从而减轻患者因应激反应所引起的心肺负荷增加和血小板激活导致的高凝状态等。

(4)局部麻醉药可降低血小板在微血管伤后的聚集和黏附能力,对血栓形成不利。

(5)可通过硬膜外导管行术后椎管内镇痛。

2.全身麻醉

对有严重心肺并发症的患者、硬膜外麻醉或脊椎麻醉穿刺困难者以及其他禁忌证的患者,宜采用气管插管全身麻醉。

(1)注意要点:①选用对心血管功能影响小的诱导和维持药物;②尽量选用中、短效肌肉松弛药,术中严密监测生命体征,术后严格掌握拔管指征;③强直性脊柱炎等气管插管困难者,应在纤维支气管镜帮助下插管,以免造成不必要的插管损伤;必要时可行控制性降压,以减少出血。

总之,在满足手术要求和保证患者安全的前提条件下,根据患者的病情、手术的范围、设备条件和麻醉医师自身的经验与技术条件来决定麻醉方法。

(2)全身麻醉诱导:对年老体弱者,全身麻醉诱导时给药速度要慢,并需密切观察患者的反应,如心血管反应、药物变态反应等。常用静脉药物及其诱导剂量如下。①异丙酚:成人2.0～2.5 mg/kg,在30秒内给完,年老体弱者宜减量和减慢给药速度。②咪达唑仑:未用术前药的患者,<55岁,0.30～0.35 mg/kg;>55岁,0.30 mg/kg;ASAⅢ～Ⅳ级,0.20～0.25 mg/kg。已用术前药的患者,适当减量。③依托咪酯:0.2～0.6 mg/kg,常用量0.3 mg/kg,小儿、老弱、重危患者应减量,注药时间在30秒以上。④硫喷妥钠:4～8 mg/kg,常用量6 mg/kg。⑤常用肌肉松弛药及插管剂量:琥珀胆碱1～2 mg/kg;泮库溴铵0.10～0.15 mg/kg;维库溴铵0.08～0.10 mg/kg;哌库溴铵0.1 mg/kg。

(3)麻醉维持:一般用静吸复合全身麻醉,特别是以异氟醚、七氟醚为主的静吸复合全身麻醉,对患者心血管功能抑制小、苏醒快,是理想的麻醉维持方法,因此,尽量减少静脉用药,而以吸入麻醉为主。

(4)预知气道困难患者的插管处理:预知气道困难的患者,应根据患者情况选择插管方式,切忌粗暴强行插管,特别是有颈椎半脱位、骨质疏松、全身脱钙的患者。气管插管技术的选择如下。①直接喉镜:一般插管无困难的患者,可快速诱导、直接喉镜下气管插管。估计可能有困难,不宜快速诱导,而应在咽喉表面麻醉和环甲膜穿刺气管内表面麻醉或强化麻醉下行清醒气管插管。②盲探经鼻插管:用于插管困难的患者。患者清醒,多采用头部后仰、肩部垫高的体位,并可根据管口外气流的强弱进行适当的头位调整,气流最大时,表明导管正对声门,待患者吸气时将导管送入气管内。③纤维光导喉镜引导气管插管:患者有明显困难插管指征时,应直接选择在纤维支气管镜帮助下插管;有条件者可选用喉罩处理气道困难和插管困难。

(三)术中麻醉管理

(1)术中严密监测患者的生命体征,维持循环功能的稳定和充分供氧。监测包括血压、心率、ECG、SpO_2、$ETCO_2$ 等项目。

(2)对术前有冠心病或可疑冠心病的患者,应予充分给氧,以保证心肌的氧供需平衡。

(3)硬膜外麻醉要注意掌握好阻滞平面,特别是用止血带的患者,如果阻滞范围不够,时间长则会使患者不易耐受。

(4)对老年或高血压患者,局部麻醉药用量要酌减,掌握少量分次注药原则,防止阻滞平面过广导致血压过低,要及时补充血容量。

(5)注意体位摆放,避免皮肤压伤,搬动体位要轻柔,要注意保持患者的体温。

(6)在一些重要操作,如体位变动、放骨水泥、松止血带前要补足血容量,密切观察这些操作对机体的影响,并做好记录。

(7)体液平衡很重要,既要补足禁食、禁水及手术中的丢失,满足生理需要量,又要注意不可过多、过快而造成肺水肿。

(8)心血管功能代偿差的患者,在总量控制的前提下,胶体液比例可适当加大,可用琥珀酰明胶、海脉素、中分子羟乙基淀粉及血浆等。

术中失血量要精确计算,给予适量补充,备有自体血的患者需要输血时,先输自体血,有条件者可采用自体血回收技术回收术中失血。

(四)特殊手术的麻醉

1.强直性脊柱炎和类风湿关节炎患者的麻醉

(1)病情评估:术前患者访视应注意如下事项。①了解病情进展情况,是否合并心脏瓣膜、传导系统、心包等病变,应行心电图检查及判断心功能分级;②判断胸廓活动受限情况,决定是否行肺功能和血气检查;③了解颈、腰椎有无强直,颈活动度及张口度,依此考虑诱导和气管插管以何种方式进行;④了解水电解质平衡情况,是否有脱钙;⑤了解是否有激素服用史,服用时间长短、剂量,何时停用,考虑是否用激素准备;⑥术前用药剂量宜小,呼吸受限者术前可免用镇静镇痛药,入室后再酌情给予。

(2)麻醉方式和术中管理:此类患者的脊椎麻醉和硬膜外麻醉穿刺常有困难,而且硬脊膜与蛛网膜常有粘连,易误入蛛网膜下腔,且椎管硬化,容积变小,硬膜外腔很窄,剂量不易掌握,剂量过大可导致平面意外升高,有时又因硬膜外腔有粘连致局部麻醉药扩散差,麻醉效果不好,追加镇静药又顾虑呼吸和循环抑制,颇为棘手。因此,从患者安全出发,一般采用全身麻醉更为合适。全身麻醉可根据患者颈部活动度和张口程度决定诱导和插管方式。估计有困难者,行清醒经鼻盲探气管插管。对脊柱前屈>60°、颈屈曲>20°患者,行快速诱导全身麻醉是危险的。此外,反复不成功的插管可发生咽喉软组织损伤、出血、水肿,以致气道难以保持通畅,而出现缺氧、CO_2 潴留,甚至心搏骤停等严重后果。因此,行纤维支气管镜引导下气管插管是安全可靠的方式。如果条件不具备,可考虑逆行插管术,也可考虑使用喉罩。

有近期或长期服用激素病史者,诱导前给予 100 mg 氢化可的松溶于 100 mL 液体中,输入后开始诱导。全身麻醉忌过深,因此类患者对麻醉药耐量低,用药量应减少,尤其是静脉麻醉药。术中充分供氧,避免低氧血症,并注意液体量和失血量的补充。颈椎强直者,术后需完全清醒后再拔管。

2.髋关节置换术的麻醉

人工髋关节置换术的主要问题是患者多为老年人,长期卧床的强直性脊柱炎、类风湿性关节炎及创伤骨折患者,手术创伤大,失血多,易发生骨黏合剂综合征及肺栓塞。

术前访视患者时,要注意其全身并发症及重要脏器功能情况,如高血压、心脏病、慢性阻塞性肺疾病、糖尿病等,术前应控制血压,改善心肺功能,控制血糖。术前应检查心肺功能。要询问过敏史、服药史、服用激素史等。长期卧床患者要注意心血管代偿功能和警惕深静脉血栓和肺栓塞的危险。术前需准备充分的血源,如备自体血。术前用药需选用对呼吸和循环无抑制的药物。

麻醉方式可根据患者情况和麻醉条件及麻醉医师自身经验来决定。有的医院采用脊椎麻醉或硬膜外麻醉。

当手术截除股骨头颈部、扩大股骨髓腔和修整髋臼时,出血较多。为减少大量输血的并发症,减少输血性疾病的危险,可采用一些措施:①术前备自体血;②术中失血回收;③术前进行血液稀释;④术中控制性降压;⑤注意体位摆放,避免静脉回流不畅而增加出血;⑥术前、术中用抑肽酶可减少出血。

在用骨黏合剂时应警惕骨水泥综合征的发生,充分供氧,保持血容量正常,减浅麻醉,必要时给予升压药。同时要警惕脂肪栓塞综合征,以防意外发生。

3.膝关节置换术的麻醉

膝关节置换术主要注意松止血带后呼吸和血压的变化、骨水泥问题及术后镇痛。膝关节手术一般用止血带减少出血,但要注意由此带来的并发症。少数高血压、心脏病患者在驱血充气后可产生高血压,甚至心力衰竭。在松止血带时可产生"止血带休克"及肺栓塞综合征。在双膝关节同时置换时,要先放松一侧后,观察生命体征的变化,使循环对血液重新分布,有一个代偿的时间,再放松另一侧止血带。

膝关节置换术后疼痛可能比髋关节置换术后更明显,可行各种方法的术后镇痛,以利于早期活动和功能锻炼。

第三节　复杂性创伤手术的麻醉

一、复杂性创伤的临床特点

复杂性创伤一般指对机体功能状态影响较大,引起严重的病理生理改变,且危及生命的创伤。多因休克、大出血、脑干损伤、脑疝、呼吸衰竭等而致生命垂危,即使抢救及时和成功,后期也可能发生其他并发症,如成人呼吸窘迫综合征(ARDS)、多器官功能衰竭(MSOF)、全身感染等而危及生命。其创伤范围往往涉及两个或两个以上的解剖部位或脏器,其抢救和治疗需要多学科协作。

二、麻醉前估计

虽然急诊科医师会对患者进行全面的检查,麻醉科医师仍需依据麻醉学的原则对患者的伤情程度迅速作出判断,这样才能采取正确的急救措施和麻醉处理方法。

(一)一般情况

通过检查患者的意识、面色、呼吸、血压、脉搏、体位、伤肢的姿态、大小便失禁、血迹、呕吐物等,初步了解患者的全身情况及危及生命的创伤部位。昏迷、半昏迷多由脑外伤引起;烦躁不安、面色苍白、血压下降、脉搏增快多为休克的表现;昏迷患者伴有呕吐应考虑有误吸的可能;大小便失禁患者可能有脊髓的损伤。

(二)呼吸

1.呼吸道

检查呼吸道是否通畅,如果不通畅,应立即找出原因并予以紧急处理。

2.氧合功能

根据患者的呼吸方式,如频率、节律、辅助呼吸肌的运动等,判断是否存在呼吸困难及缺氧,应及时监测 SpO_2,并尽早行动脉血气分析,以便早期作出判断和及时处理。

3.呼吸系统创伤

口腔、颈部创伤应尽早行气管内插管或行紧急气管切开术,否则待病情加重(如水肿、血肿形成),将会使气管内插管或气管切开极为困难。气胸和多发肋骨骨折(连枷胸)引起的矛盾呼吸、反常呼吸及纵隔摆动,严重影响患者的呼吸功能和循环功能,应先行胸腔闭式引流或胸壁固定,必要时应进行机械通气支持治疗。

(三)循环

复杂性创伤患者必然存在较大量的失血。临床判断失血量的方法很多,如根据创伤部位、可见的失血量等。但是对复杂性创伤患者比较可行的方法是根据患者的一般情况进行判断。

三、呼吸道管理的特殊问题

(一)颈髓的保护

对于颈部损伤及颈椎骨折者要采用适当的方法保护脊髓。气管插管过程中应避免颈部过度活动,头部过度后伸属于绝对禁忌。插管时应进行颈部的牵引和制动。气管插管困难者可借助于纤维支气管镜辅助插管。

(二)反流和误吸

所有创伤患者皆应视为"饱胃"患者。饱胃的患者在进行全身麻醉诱导和气管插管过程中会出现胃内容物反流,有引起误吸的危险,是引起所有急诊手术患者术中或术后死亡的一个重要原因,应高度重视。复杂性创伤患者麻醉诱导和气管内插管中预防反流与误吸的唯一可行的有效方法为环状软骨压迫法。

(三)牙齿的损伤和脱落

麻醉医师应在麻醉前对患者的牙齿进行详细检查,如果发现可能引起牙齿脱落的因素,应在病历中记录并向患者家属交代清楚。预防插管过程中牙齿脱落主要应强调采用正确的操作方法,插管时要用肘部、腕部的力量上提喉镜,显露声门,绝不能以牙齿为喉镜的支点。如果插管困难或牙齿松动者,可用纱布或专用牙托保护牙齿。如果发现牙齿丢失,应行胸部 X 线摄片检查,以除外牙齿被吸入肺内,预防由此引起的肺不张及肺部感染。

(四)支气管损伤和出血

支气管损伤、出血或气管断裂可给人工机械通气带来困难,血液流入对侧肺可影响健肺的通气和氧合功能。因此,在手术麻醉时为保护非损伤肺及进行正压通气,必须将双肺分隔开。行双腔支气管插管可以很快地解决此问题。但双腔支气管插管的操作技术较为复杂,导管的插入及插入后位置的判断也需要一定的经验。因此,应由有经验者完成,有时可能需要借助纤维支气管镜来完成。

四、血容量补充

(一)静脉通路的建立

复杂伤患者常伴有大出血,因此,建立多条静脉通路是必要的,应同时开放外周静脉及中心静脉。

(二)抗休克治疗

根据患者的失血情况,应尽快予以补充有效循环血容量,可补充平衡液及胶体液,有失血时应尽早输血。衡量输液效果一般以血流动力学参数是否稳定为标准,但影响因素较多,平时常用的指标可能变得很不敏感。由于创伤性休克的基本病理生理改变是组织灌注不足和缺氧,即氧供和氧需要的失平衡。因此,休克患者的预后主要取决于:因血流灌注降低引起组织缺氧的程度;患者对氧耗(VO_2)增加引起 CI 和氧供(DO_2)增加的代偿能力。

五、复杂性创伤患者的监测

呼吸方面应监测 SpO_2、$ETCO_2$、动脉血气分析及呼吸功能的监测,如呼吸频率(RR)、潮气量(VT)、顺应性(C)、呼吸道压力(P)、每分通气量(MV)等对于判断呼吸功能状态都具有重要意义。血流动力学方面应监测 BP、ABP、CVP、PAWP、ECG 及尿量等,根据这些指标综合判断患者的血流动力学情况。

六、麻醉处理

(一)麻醉前用药

复杂性创伤患者的麻醉前用药应当根据患者的具体情况而定,其原则如下。

1.一般情况较好者

一般情况较好者指意识清楚,呼吸、循环功能稳定的患者,可以在患者进入手术室后经静脉给予镇痛、镇静及抗胆碱药。

2.一般情况较差的患者

此类患者一般只给镇痛药,剂量应减小,给药过程中应小心观察患者的反应。

3.意识不清、怀疑有脑外伤的患者

禁忌给予镇静药和麻醉性镇痛药,以免抑制呼吸,引起颅内压升高。

4.不应单独使用镇静药

为防止不良反应,麻醉前不宜单独使用镇静药,否则由于疼痛会引发烦躁不安,这种现象一般称为镇静剂的"抗镇痛效应"。

5.抗胆碱药

一般在麻醉前经静脉给予。

(二)麻醉诱导

严重创伤患者的麻醉诱导是麻醉过程中最危险、最困难、最重要的步骤。应根据患者的不同状态选择不同药物和采用不同的诱导方法。麻醉诱导期常用的药物有：镇静药，如依托咪酯、异丙酚等；肌肉松弛药，如维库溴铵、琥珀胆碱等；麻醉性镇痛药，如芬太尼、吗啡、哌替啶等。麻醉方法及药物的选用应对血流动力学影响最小为原则。根据患者病情的轻重程度，可选用下列诱导给药方案。

1.心跳停止

直接插管，不需任何药物。

2.深度昏迷

深度昏迷指对刺激无反应者，对此种病例应直接插管，不需任何药物。

3.休克

收缩压低于 10.7 kPa(80 mmHg)时，可用氯胺酮 0.5～1.0 mg/kg＋琥珀胆碱 1～2 mg/kg 静脉注射或维库溴铵 0.1 mg/kg 诱导插管。

4.低血压

对收缩压在 10.7～13.3 kPa(80～100 mmHg)的患者可选用芬太尼＋咪达唑仑＋肌肉松弛药诱导插管。

5.血压正常或升高

可用芬太尼＋咪达唑仑或异丙酚＋肌肉松弛药诱导插管。

(三)麻醉维持

临床麻醉的基本任务是既要保证患者镇痛、催眠、遗忘及肌松，又要保持血流动力学稳定。其原则仍然是要根据患者的情况选择麻醉维持的方法和用药。

一般情况较好的患者麻醉的维持无特殊。一般情况较差的患者可采用芬太尼、氧化亚氮辅以肌松剂的浅全身麻醉维持，情况好转后可辅以低浓度的吸入性麻醉剂。有些创伤严重患者的心血管系统对麻醉药的耐受能力很低，这部分患者可能在极浅或甚至在无麻醉条件下即可完成手术。因此，严重创伤患者诱导及手术早期术中知晓的发生率较高。术中知晓对患者心理是一个恶性刺激，可造成严重的心理障碍。但是如果将麻醉药剂量增加到足以使所有患者不发生术中知晓，则必然导致麻醉过深，其代价是患者的生命安全。在这种情况下，麻醉应当以保持循环稳定、保证生命安全为原则，待患者病情稳定后逐渐加深麻醉。

(四)术后早期恢复

术后常见的问题为呕吐与误吸、恢复延迟、恢复期谵妄、体温过低。

创伤前饱食的患者由于胃排空延迟，手术后可能仍然处于饱胃状态，麻醉恢复过程中发生呕吐的可能性极大。所以，术后拔管应当严格遵守拔管指征，即患者应当意识完全清醒，呛咳反射及吞咽反射恢复，心血管功能稳定，通气及氧合功能正常，无水、电解质及酸碱平衡失调，无麻醉剂及肌松剂残余作用。严重创伤的患者多数无法手术后即刻拔除气管内导管，需要保留气管导管一段时间。影响术后拔管的因素包括麻醉后的苏醒延迟、肺功能损害、心血管功能损害、过度肥胖、严重的胸腹部创伤及脑外伤造成意识不清等。保留气管导管的患者术后需要呼吸支持治疗，在 ICU 进行机械通气是比较好的选择。

第四节　骨癌手术的麻醉

　　原发性骨骼与软组织肿瘤并不常见,而最为常见的大多是骨转移瘤。每年全美国恶性骨癌与软组织肿瘤的新发病例每百万人口中不到 20 例。由此估计,每年的新发骨癌与软组织肿瘤病例全国还不到 6 000 例,而转移的骨癌病例则要比原发骨癌高 2 倍。原发性骨癌与软组织肿瘤多种多样,可发生于人体的任何部位,但原发性骨癌好发于下肢及骶骨,而转移性骨癌常好发于肋骨、骨盆、脊椎及下肢的长骨干。一些已发生骨转移的肿瘤患者,常因转移部位的疼痛或活动受限或病理性骨折而求助于骨科医师,经检查才发现原发肿瘤。

　　既往人们认为患有骨癌的患者实施手术意味着必然会截肢,从而给患者及家属带来巨大的恐惧心理,并给患者日后的生活和行动带来极大的不便。现今,随着辅助治疗方式,如放疗、化疗及骨科技术水平的提高,在切除骨癌的同时,更注重保留患者的肢体或骨盆的功能,如肢体骨癌切除、瘤细胞灭活再移植术和半骨盆肿瘤切除、肿瘤细胞灭活再移植,或者在切除骨癌后,实施假体植入,这种假体可以是整块类似长骨干型的假体植入,也可以是简单的部分假体植入。大部分假体均采用金属合金假体,部分假体则采用骨水泥与金属杆的再塑体。这些治疗措施大大改善了患者的肢体功能与生活质量,同时患者的存活率并没有因此而降低。对于软组织肿瘤,则根据肿瘤组织的恶性特点,采用局部或局部扩大切除,而对于脊椎的原发或转移瘤以及骶骨瘤,多采用瘤细胞刮除术,如果瘤细胞刮除损害了脊柱的稳定性,则还需实施椎体内固定术。

　　骨癌手术由过去简单的手术操作向提高患者术后生活质量发展,在过去被视为手术禁区的部位开展高难度手术,以及手术所引起的巨大创伤与大量出血对患者生命造成的威胁,这些都给麻醉的实施与管理带来了很多的困难。麻醉医师在实施每一例骨癌手术前应有充分的准备,并对术中可能出现的各种问题做出充分的估计和提出相应的处理措施。

　　骨癌患者由于术前已存在的血液高凝状态,使得术中因大量输血而导致的凝血功能紊乱以及使其诊断与治疗复杂化。在骨癌手术中,70％以上的患者均需输血,部分手术,如骶骨与半骨盆部位的骨癌手术,由于出血迅猛且止血困难,常因大量出血导致严重的失血性休克,即使输血、输液充分,顽固性低血压也在所难免,从而给麻醉医师在持久性低血压期间对全身脏器的保护提出了新的挑战。

　　针对骨癌手术的这一特点,应加强患者的术前准备并对术中易发生凝血功能障碍或 DIC 的高危患者进行筛选以及术中采用适当深度的麻醉以降低巨大的外科创伤所引起的应激反应。使用控制性降压技术,特别是在骨癌手术中应用新型钙通道阻滞药尼卡地平控制性降压,不但能减少术中出血量,而且具有对全身脏器特别是心、肾的保护作用,以及抑制血小板聚集和血栓素 A_2（TXA_2）分泌的特点,将其用于易发生失血性休克的骨癌患者有其特殊的适应性。

一、骨癌的病理生理特点及其全身影响

　　骨癌患者因局部包块及疼痛,甚至发生病理性骨折才去求治。难以忍受的疼痛常驱使患者使用大量的镇痛药,其中包括阿片类镇痛药,这些镇痛药长期使用,患者可产生耐受性或成

瘾性。外科手术治疗是解决患者病痛的有效措施。短期使用大量镇痛药,会导致患者的意识恍惚,正常的饮食习惯紊乱,摄水及进食减少,导致身体的过度消耗及体液负平衡,部分患者在术前可有明显的发热现象,体温可超过 39 ℃,常给麻醉的实施带来许多困难,可增加麻醉药的毒性反应以及对循环系统的严重干扰。另外,长期服用阿片类镇痛药增加了患者对此类药物的耐受性,从而使实施手术时所使用的阿片类药物和其他麻醉药的用量增加,因此会造成患者在术毕时的拔管困难。无论是原发性的脊椎骨癌还是转移瘤,都会造成患者的活动困难,一些患者甚至有神经系统功能障碍,此类患者由于长期卧床,会导致全身血管张力下降以及疼痛导致的长期摄水不足,在实施全身麻醉或部位麻醉时,应注意由于严重的低血压可导致循环衰竭,以及由于原发肿瘤和并存的骨转移瘤所致的全身应激力下降,使术中循环紊乱(低血压、心律失常、止血带休克等)的发生率增加。

骨癌的全身转移以肺部转移为多见,这种转移大多为周围性,初期对患者的肺功能及氧合功能不会造成太大影响。一旦发生肺转移,实施开胸手术切除转移的肺叶,可以改善患者的生活质量并提高患者的近期存活率。

研究发现,肿瘤患者,特别是实体肿瘤,如骨癌和白血病,患者血浆中的组织因子有明显升高,组织因子作为一种凝血系统的启动剂,它的表达将导致凝血酶的产生和纤维蛋白形成,从而导致血液的内稳态异常以及凝血系统紊乱,使患者的凝血系统术前就处于高凝状态,加之外科创伤性治疗与大量出血,极易导致术中 DIC 的发生。

高钙血症多见于骨转移癌,其发生机制并非因癌灶对骨质的破坏,而是由原发癌所分泌的类甲状旁腺激素介质介导的。伴有高钙血症的骨转移癌多由乳癌所致,当疼痛性骨损害导致患者活动能力减低时,高钙血症可能发生较早或加重。如果患者应用阿片类强止痛药消除癌性疼痛,患者可因不能活动、呕吐或脱水等,进一步加重高钙血症。高钙血症的结果是骨质的吸收增加,使全身的骨质疏松,导致术中肿瘤切除后植入假体困难;而且由于在高钙血症下,受血液 pH 的影响,钙离子极易在肾小管内沉积,导致潜在的肾功能损害,进而影响经肾代谢和排泄的麻醉药,易引起麻醉药的作用延迟。

二、骨癌手术麻醉的特殊问题

(一)骨癌手术的特点

(1)创伤大、组织损伤严重是骨癌手术一大特点。由于骨癌的好发部位大多在富含肌肉、血管及神经的骨骼,切除癌瘤常需剥离和切断骨骼部位的肌肉,导致大量的软组织和小血管的严重损伤,特别是需要实施骨癌切除、瘤细胞灭活再移植术,这种手术常需将大块骨骼从肌肉、血管及神经组织中剥离出来,并将肿瘤组织从该骨骼上剔除,在特制的溶液中浸泡以灭活残余的肿瘤细胞,然后将骨骼植入原来部位。这种损伤不但造成大量肌肉和小血管的撕裂,而且耗时长,使机体在长时间内处于过高的应激状态下,导致凝血系统、神经内分泌系统和循环系统的严重失调,进而引发一系列的术中及术后并发症。

(2)出血量大、迅猛且失血性休克发生率高是骨癌手术的又一特点。据不完全统计,术中输血率达 70% 以上。出血量多的骨癌手术依次为骶骨癌刮除术、半骨盆肿瘤切除、脊椎肿瘤刮除术以及股骨和肱骨部位的骨癌切除等。这些手术的出血量一般在 2 000 mL 以上,特别是骶骨癌刮除术,出血量可达 4 000 mL 以上,最多的可达 10 000 mL 以上,而且这种手术的出血迅猛,在肿瘤刮除时,常在短短的 5 分钟内,出血量即可高达 2 000～4 000 mL,造成严重的低血压,大部分患者的平均动脉压可降至 4.0 kPa(30 mmHg),如果不及时、快速大量输血和补充体液,较长时间的低血压会导致全身脏器低灌注,进而造成脏器功能损害甚至衰竭。

(二)凝血功能障碍与 DIC 的发生

骨癌手术中易出现凝血功能障碍和 DIC 的发生,造成严重、大范围的组织细胞缺血、缺氧性损害。因此,DIC 不仅是术中的严重并发症,而且是多系统器官功能衰竭的重要发病环节。这是麻醉医师在围手术期要非常重视的一个问题。

(1)癌瘤所致的凝血功能障碍:许多肿瘤包括骨癌,由于细胞内含有大量类似组织凝血活酶物质,当受到术前化疗药物、放射治疗或手术治疗的影响时,细胞常被破坏而致此类物质释放入血循环,引起体内凝血系统激活。此外,恶性肿瘤晚期可合并有各种感染,而感染本身又可通过许多途径促发 DIC。肿瘤侵犯血管系统引起内皮损伤,激活内源性凝血系统等,都可以使患者处于高凝状态。通过术前血凝分析可筛选出此类患者。

(2)手术创伤所致的凝血功能异常:由于骨癌手术本身对大量的肌肉及血管系统造成的严重创伤,导致广泛血管内皮损伤,还可使大量组织凝血活酶由损伤的细胞内质网释放入血液循环并导致外源性凝血系统激活。手术损伤对血管完整性的破坏,使基膜的胶原纤维暴露,激活内源性凝血系统,同时损伤的内皮细胞也可释放组织凝血活酶而引起外源性凝血系统的反应。

手术及创伤时,机体出现反应性血小板增多和多种凝血因子含量增加,血液呈暂时性高凝状态,在手术后 1～3 天尤为明显。Boisclair 等的研究表明,外科手术可使血液中的凝血酶原片段(F_{1+2})和凝血因子Ⅸ激活肽的水平明显增加。因此认为,手术创伤可能也是血液处于高凝状态的原因之一,手术创伤越大,其所引起的血液内稳态失衡越严重。

如何减轻外科创伤所导致的血液高凝状态和凝血因子的消耗,保持手术期间血液内稳态稳定是麻醉医师所要解决的问题之一。

(3)大量失血、输血所造成的凝血功能异常:在癌瘤患者,外科手术创伤所致的大量失血是严重的血凝与抗凝系统紊乱并导致恶性凝血病性出血的主要因素。凝血病性出血最常见于急性大量失血的患者,临床表现为急性 DIC 早期的消耗性凝血病,有大量凝血因子消耗造成的凝血障碍,或者手术创伤后大量输入晶体液和库存血引起的血液稀释性凝血病,凝血因子浓度降低。急性大量失血严重损害了维持血液凝血系统的血小板成分,使血小板数量减少,凝聚力降低,这些因素均可促进广泛而严重出血倾向的发生。

骨癌手术出血迅猛造成的血小板及凝血因子的丢失,以及急性大量失血时组织间液向血管内转移以补充血容量的丢失与大量输血补液后造成的凝血因子的稀释作用(输血量超过4 000 mL 以上),使临床上持续时间甚短的 DIC 的高凝血期之后,DIC 进入消耗性低凝血期或继发性纤溶亢进期,临床上出现广泛而严重的渗血或出血不止。骶骨癌患者发生 DIC 的临床表现只是到手术后期或近结束时,才发现手术部位广泛渗血和引流袋内血量的迅速增加及出血不止,此时查血凝分析,证实已发生了 DIC。这种患者出血量可高达 15 000 mL,连同术后出血,输血量可超过 20 000 mL。所以骨癌患者一旦出现 DIC,则病情极其凶险,应引起麻醉医师的高度警惕,要及时作出诊断和处理。

(三)术前放疗、化疗对机体的影响

骨癌术前化疗药物包括阿霉素、长春新碱、环磷酰胺及甲氨蝶呤等,这些药物对骨髓、心肺、肝、肾功能造成不同程度的毒性损害,使心、肺储备能力低下,肝、肾功能欠佳。术前使用化疗药常对麻醉药的代谢造成影响,从而导致麻醉药的使用超量及作用延迟的机会增加。

阿霉素在使用早期即可出现各种心律失常,积累量大时可致心肌损害,产生严重的心肌病变,导致充血性心力衰竭,它所引起的急性心脏毒性的主要表现为 ECG 急性改变,如非特异性ST-T 改变、QRS 低电压、房性或室性期前收缩,发生率超过 30%,与剂量相关,大多数为暂时性、可逆性;也可引起亚急性心脏毒性,表现为心肌炎和心包炎,多于用药后数天或数周后发生。慢性心脏毒性的表现为渐近性心肌细胞损伤、心肌病变,最终可发展为充血性心力衰竭,给麻醉的实施与管理带来很大困难。

长春新碱主要引起骨髓抑制、白细胞及血小板减少,另外该药还具有中枢和外周神经系统毒性作用,最早的征象是外周感觉异常,继而发展为肌无力和(或)四肢麻痹。术前化疗后出现心、脑毒性的患者,吸入麻醉药可能对心肌收缩力的抑制更加严重,术中应注意患者心功能的保护,选用对心功能抑制轻的麻醉药,并合理选用肌肉松弛药。

环磷酰胺经过肝转化后才具有抗癌活性,较长时间用药后对肝会产生一定影响。因此,术前使用此类药物的患者可能对麻醉药或镇静镇痛药特别敏感,麻醉过程中即使应用常规剂量也可能发生严重反应,所以术前用药及术中用药要减量,以确保患者的安全。另外,它可引起慢性肺炎伴进行性肺纤维性变,应充分估计呼吸功能减损的程度。

许多抗癌药化疗后会导致患者血清胆碱酯酶的活性减低,骨癌患者也不例外。因此,对术前使用化疗的患者,麻醉中慎用去极化肌肉松弛药。由于环磷酰胺和甲氨蝶呤经肾排泄。有引起肾毒性的可能,所以非去极化肌肉松弛药最好选择不经肾排泄的药物,即使选择,其量也需减量,以防止其作用延迟影响术毕拔管。

几乎所有的化疗药物都具有骨髓抑制作用,因而可加重癌瘤患者原已存在的血液不良情况。化疗后,血小板减少出现较早,于用药后 6～7 天即可发生;白细胞减少的出现则更早,可于用药后 4～6 小时发生。常见的血液学障碍包括 DIC、纤维蛋白溶解及血小板功能障碍。DIC 出现于癌肿晚期,特别易见于肝转移患者,血小板功能障碍可因化疗药物引起,也可能是骨髓癌肿伴发的原发性改变,大多数出血是化疗药物引起骨髓消融导致血小板减少的继发结果。

术前化疗药的消化道反应常造成患者食欲下降与腹泻,导致患者的抵抗力下降和水、电解质平衡紊乱,在术前应给予足够的重视并应及时纠治。

放疗可使血小板生成减少,特别是有活力的骨髓包括在照射野之内时。另外,术前放疗虽然可使肿瘤体积缩小和瘤细胞活性减弱,但是照射时放射性损伤造成照射野内组织的纤维性粘连、毛细血管增生和脆性增加,将会增加手术出血量以及导致止血困难,还会造成术后伤口的愈合延迟。麻醉医师术前应了解放疗的部位、照射野的大小及照射量。

胸椎部位原发性或转移性骨癌,经常会因术前胸部的放射治疗导致急性放射性肺损伤(80%),这种肺损伤尽管较少出现症状,但却会使肺的储备功能下降,肺间质血管内皮细胞的通透性改变,术中易发生低氧血症、肺水增多以及术后肺感染率上升。麻醉医师应注意对此类

患者呼吸的监测,同时应给予抗生素预防肺部及伤口感染。

总之,术前接受化疗或放疗的骨癌患者,面临化疗药物的代谢毒性和细胞破坏,器官结构及其功能可能已受损害。麻醉医师必须注意化疗药与麻醉药之间的相互不良影响,围手术期尽量避免重要器官的再损害及注意生命器官的保护。

(四)大量输血与体液补充

手术期间急性大量失血是骨癌手术的特点之一。术中急性大量失血后必然有细胞外液(ECF)的转移和丢失,此时机体有一个代偿过程,中等量失血时 ECF 能以每 10 分钟 500 mL 的速度转移到血管内,以补充有效循环血容量而不产生休克症状。此外,骨癌手术严重、大面积组织损伤使大量的功能性 ECF 转移到"第三间隙",成为非功能性 ECF。由于 ECF 是毛细血管和细胞间运送氧气和养料的媒介,是维持细胞功能的保证,所以在大量输血的同时必须大量补充 ECF 的转移和第三间隙体液的丢失,尤其长时间、严重低血容量时应大量补充功能性细胞外液,这是保证细胞功能的重要措施。因此,在急性大量失血时,需输入平衡液和浓缩红细胞,或输入平衡液和胶体液与浓缩红细胞。在失血性休克或术中大出血时,输入平衡液与失血量的比例为 3∶1。血容量丢失更多时,还需适当增加液量。

(五)骨黏合剂(骨水泥)

(1)骨黏合剂的不良反应:由于骨黏合剂植入骨髓腔后,髓腔内压急剧升高,可使髓腔内容包括脂肪颗粒、骨髓颗粒和气体挤入静脉而到达肺循环,可导致肺栓塞;骨水泥经静脉吸收入血后会引起血管扩张和心肌抑制,导致低血压和心律失常。若肺栓塞和骨水泥造成心血管严重反应,轻者可导致肺内分流增加,心排血量减少,严重低血压及低氧血症,重者可致心搏骤停,须提高警惕,采取预防措施。

(2)骨黏合剂与抗生素的联合使用:过去一直认为,抗生素与肌肉松弛药具有协同作用,可引起肌松作用延迟,影响患者术毕拔管。现骨科医师在实施假体植入时,通常在骨水泥中添加庆大霉素粉剂,以预防假体植入后髓腔感染和导致假体的松动。临床观察到这些患者虽然加用庆大霉素粉剂,但未发现有肌肉松弛药作用延迟的现象。其原因可能为加入骨水泥中的抗生素与骨质的接触面积较小,吸收入血的剂量很少,使得与肌肉松弛药的协同作用不甚明显,所以将庆大霉素粉剂加入骨黏合剂中是否安全仍需进一步观察。

三、骨癌手术的麻醉

(一)麻醉前准备与麻醉前用药

1.麻醉前准备

骨癌患者术前疼痛并由此导致体液和电解质紊乱、术前发热是部分患者的常见表现。此类患者住院后应给予足够的镇痛药,必要时经静脉通路补液、输血,改善患者全身状况。

估计术中出血量大的患者,术前需要准备足够量的库存血,一般骶骨瘤刮除术需要准备5 000~10 000 mL 血,半骨盆切除需准备 3 000~5 000 mL 血,股骨和肱骨骨癌切除并实施假体植入手术需准备 2 000~4 000 mL 血。椎体肿瘤切除需准备 2 000~3 000 mL 血。输血量超过3 000 mL 还应准备血小板、新鲜冷冻血浆(FFP)、纤维蛋白原及凝血酶原复合物,以防凝血功能障碍及出现 DIC。

除常规的实验室检查外,血凝分析是骨癌患者的特殊检查,通过此项检查可筛选部分处于高凝血状态且有可能术中发生 DIC 的高危患者,以便为麻醉管理提供指导。

术前接受化疗和放疗的患者,应特别重视了解化疗或放疗是否已经引起生命器官毒性改变及改变程度,以便对器官采取保护性措施。对此类患者需行血常规和生化检查。如果发现血小板计数少于 $10×10^9/L$,对术中出血量大的骨癌手术,术前需准备血小板;血红蛋白低于 80 g/L 的患者,术前需输入库存血,使血红蛋白至少达到 100 g/L;若生化检查发现多项肝功能指标异常,应考虑化疗药对肝功能已造成损害,此类患者麻醉时,应尽量选择不经肝代谢的麻醉药,若使用,应减少剂量。

至少开放 2 条粗大的周围静脉和中心静脉通路,以保证术中急性大量失血时快速加压输血和大量补液,维持有效循环血容量和血流动力学的稳定。3 条开放静脉分别用于输血、输液和静脉给药,输血通路中不能加入任何药物和液体,以防溶血和发生不良反应。准备加压输血器和血液加温装置,以便快速加压输血和为血液加温。

骨癌麻醉前,除准备常规的麻醉器械、监护仪器外,还应准备微量泵以持续输注药物。对出血量巨大、高龄以及全身应激力低下、有可能发生心搏骤停的患者,还应做好心肺复苏的准备。

2.麻醉前用药

成人术前用药与其他全身麻醉患者无异,但应注意患骨转移癌的患者,其机体对术前用药的耐受性降低,因而术前用药应适当减量或只给东莨菪碱。因癌性疼痛不能平卧但应激力低下的患者,除给予东莨菪碱外,可肌内注射赖氨比林 0.9~1.8 g,以减轻患者麻醉前的痛苦。

部分患者特别是儿童,术前常会体温升高,这可能与骨癌坏死、液化、瘤细胞释放毒性物质有关,或因患者心理性伤害导致下丘脑温度调节功能紊乱所致。对此类患者,术前可不用阿托品,只给予东莨菪碱或解热镇痛药赖氨比林,以缓解癌性发热和疼痛。

(二)麻醉选择

1.肢体手术的麻醉选择

上肢骨癌手术如果瘤体较小,臂丛阻滞是比较理想的麻醉方式。如果肿瘤体积较大或者肿瘤位于肩部且可能与深层组织粘连,选择全身麻醉为宜。对于实施肿瘤切除、瘤细胞灭活再移植术,以及需要行假体植入的手术,应选择全身麻醉。

实施部位麻醉可减少术野的血液丢失。Modig 和 Karlstrom 测定不同方法对血液丢失的影响,发现硬膜外麻醉组的血液丢失量较机械通气组少 38%。有学者将这种血液丢失量的减少归结于较低的动脉压、中心静脉压和外周静脉压,因此,使用硬膜外麻醉可减少患者的出血量。硬膜外麻醉对机体的生理干扰小,麻醉费用低,所以对于手术范围不大、手术时间较短、出血量少的下肢骨癌手术,硬膜外麻醉是较佳的选择。

对于创伤大、耗时长而且出血量大或者需植入假体的下肢骨癌手术,考虑到止血带与骨黏合剂的并发症以及截肢或假体植入对患者造成的心理创伤和对患者循环和呼吸的管理,全身麻醉应是较合理的选择。从麻醉方式与假体植入后的稳定性和术后深静脉血栓的发生率以及失血量的关系看,选择部位阻滞(硬膜外麻醉或脊椎麻醉)有其优点,而且与全身麻醉相比,硬膜外麻醉在减轻机体的分解代谢和抑制机体应激反应方面均优于全身麻醉。基于这方面的考虑,采用全身麻醉结合控制性降压或全身麻醉复合硬膜外阻滞较为合理。

2.脊柱与肩胛骨骨癌手术的麻醉选择

骨盆和肩胛骨部位的骨癌手术,手术范围大,组织损伤严重,出血量和输血量都很多。为了便于循环管理和减少出血量,选择全身麻醉加控制性降压是比较理想的麻醉方法。肩胛骨部位的骨癌手术,如果肿瘤侵犯胸壁,甚至侵入胸腔,此时为减轻开胸对呼吸和循环的生理影响,应加强呼吸、循环的监测与管理。脊柱部位的骨癌包括椎体与骶骨的手术,均应选择全身麻醉并实行控制性降压。胸椎手术有可能损伤胸膜,造成气胸,应及时发现并做好呼吸管理。骶骨癌是出血最多的手术,应采用全身麻醉,可行一侧髂内动脉阻滞和控制性降压,以减少术中出血。

(三)麻醉的实施、术中管理与监测

1.麻醉的实施

(1)硬膜外麻醉:下肢骨癌手术采用硬膜外麻醉及其管理,这和一般手术基本是一致的,但在实施时应注意以下问题。其一,硬膜外穿刺间隙的选择应考虑是否使用止血带,如使用止血带,麻醉阻滞范围应包括到 $T_{10} \sim S_5$,否则如穿刺间隙过低、麻醉平面低于 T_{10} 或不到 S_5,会使止血带疼痛的发生率增加,导致患者术中不配合而影响手术的完成。对使用止血带的患者,一般选择 $L_{1\sim2}$ 或 $L_{2\sim3}$ 间隙,向上置管。其二,在松止血带后,有发生低血压的可能,对心肺功能正常的患者,这种低血压多为一过性,只需在松止血带前补足液体即可避免,但对高龄、恶病质及心功能异常的患者,松止血带有导致严重低血压甚至发生止血带休克的可能,对此类患者,术前应准备好抢救药品,同时准备麻醉机和气管插管盘,并保证其处于可用状态。

硬膜外麻醉常选用的局部麻醉药为 2% 盐酸利多卡因或碳酸利多卡因,后者起效快、作用强,可以选用,但应注意剂量。局部麻醉药首次用量应根据患者的年龄、体质以及所要达到的麻醉平面而定,一般成人 15 mL 左右。以后每次给药给到首次剂量的一半即可,或根据患者对药物的反应作适当调整,既维持一定的麻醉平面与效果,又使血流动力学稳定。

(2)全身麻醉:包括麻醉诱导和麻醉维持。

1)麻醉诱导:骨癌患者的麻醉诱导与一般类型手术的麻醉诱导方法没有多少差异。但对于原发或转移的脊柱肿瘤和由于肢体的病理性骨折卧床较久,或由于肿瘤本身引起的剧烈疼痛使患者的交感神经系统处于亢进状态且同时存在液体摄入不足的患者,前者由于卧床使患者全身血管的交感神经张力下降,后者则存在血管内容量的相对不足,这些患者在麻醉诱导时一定要选用对循环影响较轻的静脉麻醉药,如咪达唑仑(0.15~0.35 mg/kg)、依托咪酯(0.15~0.30 mg/kg)等,且应坚持小量、分次、缓慢给药的原则,麻醉诱导时还要密切观察患者对药物的反应,否则会导致意外发生。阿片类镇痛药可能需要量较大,因为这类患者术前已使用过大量镇痛药,可能对此类药已产生了耐受性,但考虑到术后拔管问题,诱导时芬太尼用量为 2~5 μg/kg;肌肉松弛药最好选用非去极化类肌肉松弛药维库溴铵或派库溴铵。

部分患者可由于癌性剧痛不能平卧,给麻醉诱导带来一些麻烦,对于此类患者,可先给镇静药,待其入睡后,将其放平,再给肌肉松弛药和镇痛药。

2)麻醉维持:骨癌手术采用静吸复合麻醉是最佳选择,这种方法的益处在于可减少单纯使用某一种麻醉药的剂量,同时减轻对心血管功能的抑制。因为大部分骨癌手术患者的应激力较低,而且术中出血量较大,单纯使用吸入麻醉维持或单纯静脉麻醉药维持,会在产生有效麻

醉作用时对患者的循环功能造成明显抑制,不利于患者循环功能的维护及大量失血后低血压的防治。但对体质状况较好的患者,也可使用单纯吸入麻醉维持。吸入麻醉药对循环功能的抑制由轻到重依次为地氟醚、七氟醚、异氟醚、安氟醚,静脉麻醉药依次为依托咪酯、咪达唑仑、异丙酚等。为不影响术毕清醒与拔管,麻醉性镇痛药的用量应减少,如果患者术后要回 ICU,则麻醉性镇痛药的用量可增加,以保持麻醉的平稳。具体做法是经微量泵输注或间断多次推注静脉麻醉药,同时给予吸入麻醉药,并根据手术刺激的强度及术中出血情况调整麻醉药的用量。

考虑到巨大的手术创伤及大量输血引起的输血性免疫抑制,在切皮前给予抗生素可预防患者术中、术后感染。是否给予地塞米松,需根据手术创伤的大小及术中的输血量来决定,术中出血量大的骨癌手术,可预先给予地塞米松 10～20 mg,以预防输血引起的变态反应及由此导致的输血后低血压。

麻醉医师与骨科医师术中的密切配合是保证患者生命安全的重要措施,特别是出血量迅猛的骨癌手术,外科医师在切除或刮除肿瘤以前,必须告知麻醉医师,以便提前做好取血、输血的准备,同时加强对循环指标的监测。在刮除肿瘤过程中,如果循环指标变化剧烈,麻醉医师应及时告知外科医师,或暂停手术操作并压迫止血,或阻滞血管,待循环稳定后再继续手术。

2.术中患者的管理

(1)控制性降压,减少术中出血:目前控制性降压是在全身麻醉状态下,并用血管扩张药达到控制性降低血压的方法。控制性降压确实可以减少手术失血量,有学者认为可减少约50%,而且比术中血液稀释更为有效。硝酸酯类药物,如硝普钠和硝酸甘油是目前最常用的降压药物,这类药物在体内通过与半胱氨酸发生非酶促反应而生成的一氧化氮(NO)来发挥其扩张血管的作用。钙通道阻滞药,特别是二氢吡啶类钙通道阻滞药,如尼卡地平,对外周阻力血管具有高度亲和力(尼卡地平对外周阻力血管与心肌作用的效能比为11.1,而维拉帕米仅为0.1),而且对心脏无变时性与变力性作用,停药后无血压反跳,因而近几年被用于急重症高血压的控制与控制性降压。钙通道阻滞药不但具有降压的特性,而且具有脏器保护作用,特别是对心、肾的保护作用,用于有发生失血性休克可能以及术前有心、肾功能障碍的患者,尤其适应。有学者将钙通道阻滞药尼卡地平用于 40 余例骨癌手术,发现其降压迅速,可控性强,停药后没有血压反跳现象;有部分患者,尽管遭受急性大量失血所致的严重低血压而引起全身脏器的低血流灌注,但术后这些患者均恢复良好,无脏器并发症。尼卡地平控制性降压的具体方法:手术开始后,经中心静脉通路连续泵入,初始输注速率为 4～10 μg/(kg·min),当平均动脉压降至 8.0 kPa(60 mmHg)时,将输注速率降至 1～2 μg/(kg·min),或停用尼卡地平,以利于输血后血压恢复和重要脏器的保护。

应当强调,控制性降压时平均动脉压不应低于 7.33 kPa(55 mmHg),高血压患者的降压幅度(收缩压)不应超过降压前的 30%。同时应根据心电图、心率、脉压、中心静脉压、动脉压、失血量、尿量等监测进行全面评估,来调节降压幅度。在满足手术要求的前提下尽可能维持较高水平的血压,不可一味追求低血压,而使血压失去控制,并需注意防止降压速度过快,以便使机体有一个调整适应过程。降压过程中若发现心电图有心肌缺血性改变,应立即停止降压,并使血压提升,以保证患者安全。适当的麻醉深度和维持足够的血容量是保证控制性降压可控性及平稳的前提。

(2)血液稀释法:包括手术前血液稀释(等量血液稀释)与血液稀释性扩容。等量血液稀释是指在麻醉诱导完成后,经动脉或静脉系统放血,同时按一定比例输入晶体液和(或)胶体液,其目的是降低红细胞比容(HCT)而不是血管内容量。待术中大出血控制后再将所采血液输还给患者。对术前心肺功能正常的患者,放血量可按 10~15 mL/kg 或以 HCT 不低于 0.3 为标准,采血量也可参照以下公式:

$$采血量=BV×(Hi-He)/Hdv$$

式中,BV=患者血容量,Hi=患者原来的 HCT,He=要求达到的 HCT,Hdv=Hi 和 He 的平均值。放血的速度以 5 分钟内不超过 200 mL 为宜。在放血的同时,如果输入晶体液,可按 3:1 的比例输入。如果输入胶体液,可按 1:1 的比例输入;或输入晶体液和胶体液,其比例为 2:1,其效果可能更好。晶体液以平衡液为最佳选择,其电解质成分近似于血浆,输注后既可补充血容量,又可补充功能性细胞外液。胶体液宜选择新一代明胶溶液琥珀酰明胶及尿联明胶,两者是较理想的胶体溶液,已广泛应用于临床。琥珀酰明胶输注后,血浆胶体渗透压峰值可达 4.6 kPa(34.5 mmHg),血管内消除半衰期为 4 小时,主要经肾小球滤过排出,输入后 24 小时大部分从尿中排出。琥珀酰明胶无剂量限制,对交叉配血、凝血机制和肾功能均无不良影响。大剂量(24 小时输 10~15 L)输入也不影响手术止血功能。尿联明胶扩容性能与琥珀酰明胶相似,但其含钙离子、钾离子较高,应用时需加以注意。

血液稀释性扩容是指,在麻醉诱导后,经静脉系统输入一定量的晶体液与胶体液(1:1),使中心静脉压(CVP)达到正常值的高限(10~12 cmH₂O),提高全身血管内与细胞外液的容量,并可通过稀释血液,HCT 以不低于 0.3 为限,以减少失血时血液有形成分的丢失,从而增强机体在大量失血时抵御失血性休克的能力。在临床上使用这种方法既减少了等量血液稀释法带来的许多麻烦,同时又简便易行。

(3)外科减少出血的方法:具体如下。

充分止血:是减少外科出血的有效方法。但在出血量大且迅猛的骨癌手术,由于一部分患者的出血是来自撕裂的肌肉小血管的渗血,另一部分患者的出血则是来自于肿瘤剜除时静脉丛的出血,因而给实施有效止血带来了很大困难。所以在实施出血量大的骨癌手术时,加快肿瘤切除或刮除的速度以及有效的压迫止血是减少骨癌手术时出血的最有效措施。对骶骨癌以及骨盆肿瘤的手术,切除或刮除肿瘤前,经盆腔内暂时阻滞一侧髂内动脉也是降低术野出血的有效方法。

维持血流动力学稳定,防治失血性休克:术中应根据外科手术创伤的大小、部位以及出血量的多少对输血、输液的类型作出合理的选择,以保持血流动力学的稳定。对失血量≤20%、HCT>0.35 的患者,只需输入平衡液即可;对失血量≤20%、HCT<0.35 的患者,可在输入平衡液的同时,输入胶体液;对失血量超过 30%(1 500 mL)的患者,在输入平衡液与胶体液的同时,需输入浓缩红细胞与全血,平衡液与失血量的比例可按 3:1 给予,输血后的最终目标至少应保持 HCT 在 0.3,Hb 在 80 g/L 以上,以保证全身组织有充分的氧供以及细胞功能的正常,为全身血流动力学的稳定提供保证。

另外,手术创伤导致大量功能性细胞外液进入新形成的急性分隔性水肿间隙,又称"第三间隙"，功能性细胞外液转为非功能性细胞外液，这部分细胞外液被封存起来，形成新的水肿区，因此，围手术期必须考虑"第三间隙"体液丢失的补充。补充"第三间隙"丢失的体液宜用近似血浆电解质成分的平衡液，以保证机体内环境的稳定。大手术、严重创伤的"第三间隙"体液丢失的补液量为 8 mL/(kg·h) 或更多。

急性大量出血的骨癌手术，术中失血性休克在所难免，防治失血性休克是围手术期的一项重要任务。治疗失血性休克的措施，一方面要快速加压输血、大量补液，另一方面要求骨科医师及时有效地止血。因为骨癌手术的台上止血只能是用纱垫或纱布压迫出血部位，常给有效止血带来一定困难。如骶骨癌刮除术在几分钟内出血量可达 2 000 mL 以上，使血压和 CVP 急剧下降，即使快速输血、输液也不能在短时间内补充这么多的容量，此时即使肿瘤仍未完全刮除，也常需让外科医师行局部压迫，暂停手术操作，待平均动脉压回升至 8.0 kPa 以上时再行刮除。由于出血量大，除大量的血纱布和血纱垫以及手术部位手术单以外，地面及手术者身上也均是患者的血液，给对失血量的准确估计带来困难，往往估计的失血量低于实际出血量，因而在大量输血的过程中，应多次检测设备动脉血气、Hb、HCT，以指导输血、补液，使血红蛋白不低于 80 g/L 和 HCT 不低于 0.3 为宜。

为了保证输血的有效及快速，除了麻醉前建立粗大静脉通路(3 路外周静脉)以外，在大量出血前，应用加压输血器(进口)是行之有效的方法，因为此装置可将 200 mL 的血液在不到 1 分钟内输入患者体内。在输血的同时，也必须输入晶体液及胶体液，以迅速补充丢失的血容量和细胞外液，以保持内环境的稳定和恢复血容量，升高血压，满足全身脏器的灌注。

当骨癌手术急性大量失血时，在快速大量输血和补液治疗过程中，要注意心脏功能评估，才能维持血流动力学的稳定。此时大部分患者 CVP 已恢复正常，而血压仍然较低，在此情况下，需考虑到心肌功能障碍的问题，其原因如下。

酸碱平衡失调：ACD 血库存 10~14 天，pH 可下降至 6.77，主要由于葡萄糖分解和红细胞代谢产生乳酸和丙酮酸所致，当大量快速输库存血给严重低血压患者时，必将加重代谢性酸中毒。pH 的降低直接影响心肌有效收缩，所以当大量输血或存在长时间低血压、枸橼酸和乳酸代谢降低时，需用碱性药物来纠正酸中毒，并依血气分析调整剂量，以改善心肌功能。

高钾血症：骨癌手术急性大量失血会导致失血性休克，休克可以引起肾上腺皮质功能亢进、肝糖原分解增加，使钾离子从肝内释出，可使血钾增高。而库存血保存 7 天后，血钾为 12 mmol/L，21 天可达 35 mmol/L，因此大量输入库存血后，会引起高血钾的危险。高钾血症可加重低血钙对心肌的抑制，引起心律失常，甚至心搏骤停。此时要密切监测血气、血电解质及 ECG 的变化。应适当补充钙剂，以恢复血钾、血钙的正常比例。或给予胰岛素葡萄糖注射液治疗。研究观察到，大量输血后有 12% 的患者出现低血钾，这是因为机体对钾代谢能力很强，库存血输入后血钾可迅速返回红细胞内，如患者有代谢性或呼吸性碱中毒，更可促进血清钾的下降，从而出现低钾血症。

枸橼酸中毒：并不是枸橼酸本身引起的中毒，而是枸橼酸与血清游离钙结合，使血钙浓度下降，出现低钙血症体征：心肌乏力、低血压、脉压变窄、左室舒张末压及 CVP 升高，甚而心脏停搏。ECG 出现 QT 间期延长。正常机体对枸橼酸的代谢能力很强，枸橼酸入血后迅速被肝脏和肌肉代谢，少量分布至细胞外液，还有 20% 从尿液排出，不会出现枸橼酸在体内的蓄积，同时机体还能有效地动员体内储存的钙以补充血钙的不足。大量输 ACD 血通常并不引起低钙血症的发生。但当大量输血后出现心肌抑制、低血压或 ECG 有低血钙表现时才给予补钙；骨癌急性大量失血需以 100 mL/min 的速度快速输血时，应同时补充钙剂为妥，以维护心功能的稳定。

低体温：大量输入冷藏库存血可引起体温的下降。体温低于 30% 时，容易造成心功能紊乱，可出现血压下降或心室纤颤、心动过缓甚至心跳停止。低温还可使氧解离曲线左移，促进低血钙症和酸中毒，并对钾离子敏感性增加，易引起心律失常。因此，大量输血时应通过输血管道加温的方法使输入血加温，避免上述并发症的发生。

3.术中维护凝血功能和 DIC 的防治

（1）术中凝血功能异常的预测与预防：骨癌患者术前应把血凝分析作为常规检查项目，包括凝血酶原时间（PT）及其活动度（AT）、部分凝血酶原时间（APTT）、纤维蛋白原（FIB）、纤维蛋白（原）降解产物（FDP）、D-二聚体（D-dimer）及血小板计数（BPC）等。通过这些检查来筛选术前已有凝血功能异常的患者或诊断术中 DIC 发生的可能性。对术前已有凝血功能障碍或术中可能发生 DIC 的高危患者，术前应充分准备血小板、新鲜冷冻血浆（FFP）以及凝血酶原复合物、纤维蛋白原及凝血因子等。术中应维持适当的麻醉深度，以避免增加纤溶活性，同时应避免缺氧、酸中毒使微循环淤血而增加创面渗血。术中大量输入库存血时，应输一定比例的新鲜血，输入库存血要加温；为防止枸橼酸中毒致低钙血症，应补钙剂；输注大量的晶体液或胶体液会导致血液过度稀释而引起的稀释性凝血病，此时，要补充浓缩红细胞和凝血因子，以维持血液的携氧能力和凝血功能，减少创面的广泛渗血和减轻组织缺氧。此外，应用具有降压作用且同时对血小板聚集和血栓形成具有抑制作用的钙通道阻滞剂尼卡地平，以保护凝血功能，及时纠正低血压和防治失血性休克。

（2）术中凝血功能异常或 DIC 的诊断与治疗：由于骨癌手术出血量大，加之大量输血、输液，导致严重的凝血因子和血小板的稀释，造成渗血增加，给凝血异常和 DIC 的临床诊断带来一定困难。然而术中手术部位渗血不止、血不凝、注射部位或穿刺部位的持续渗血，首先应考虑 DIC 的可能；随之行血凝分析检查，若血小板计数低于 100×10^9/L 或进行性下降，PT（正常 13 秒左右）延长 3 秒以上，FIB 低于 1.5 g/L 或进行性下降，以及 FDP 高于 20 μg/mL（正常值 $<1 \sim 6$ μg/mL）即可诊断为 DIC。此时应及时去除病因，纠正诱发因素，积极治疗 DIC。输新鲜血，输注血小板、新鲜血浆、凝血酶原复合物或纤维蛋白原。大手术中发生的 DIC 应慎用肝素。

4.保护重要脏器，预防多器官衰竭

急性大量失血的骨癌手术常引起严重低血压，导致全身脏器低灌注。因此，低血压期间，全身重要脏器的保护是麻醉医师的又一项重要任务。

在急性大量失血过程中，迅速而有效的输血、补液，及早纠正血容量的丢失和补充体液，是防治持续性低血压和改善组织低灌注与缺氧状态的根本措施。①利用新型钙通道阻滞药尼卡地平控制性降压，在控制性降压的同时，该药还具有脏器保护作用，能增强脏器抵抗缺血能力，避免低血压期间的脏器损害。实践表明，这一措施可明显减轻低血压后的全身脏器损害以及并发症的发生。②骨癌手术中通过等容血液稀释和血液稀释性预扩容以及失血后血液代偿性稀释,使血液黏滞性明显下降,红细胞在血液中保持混悬,不易发生聚集,使血液更容易通过微循环;血液稀释后血液黏度降低,使外周血管阻力下降,在同样灌注压力下,血流速度增加,有利于组织营养血流增加和代谢产物的排出,血流分布趋于均衡,便于组织对氧的摄取和利用。同时失血后血液稀释可以明显改善由于大量输入 2,3-二磷酸甘油酯(2,3-DPG)含量低的库存血导致的氧解离曲线左移、血红蛋白和氧的亲和力增加而引起的严重组织缺氧现象。因此,血液稀释后外周血管阻力降低,微循环血流增加,心排血量增加,组织氧摄取和利用增加,必然使组织器官的血流灌注得以改善。③ACD 保存 5 天后即开始有血小板聚集物,保存 10 天后才形成纤维蛋白原—白细胞—血小板聚集物。这种聚集物可通过普通滤网于大量输血时进入患者血循环到达重要器官,如脑、肺、肾等,影响其功能。最易受累的器官是肺,可引起肺毛细血管阻塞和肺栓塞,进而导致肺功能不全或成人呼吸窘迫综合征(ARDS)。为避免或减少聚集物引起的重要器官功能障碍,于大量输血时使用微孔滤网,以阻止聚集物的滤过。

骨癌手术的严重创伤、大量失血,导致失血性休克、持续低血压,又大量输血,使肾血流灌注明显减少,并有肾小动脉的收缩,因而使肾小球滤过率减少,患者出现少尿。此时绝不可一开始即作为肾衰竭而限制补液,而应通过中心静脉压和动脉血压监测来判断血容量不足,及时纠正低血容量、低血压,以防止肾由功能性损害转变为器质性病变。使平均动脉压在 6.67 kPa (50 mmHg)以上时,肾实质血流可满足肾代谢需要,同时保持充分供氧和肾血管充分扩张,一般不致引起肾小球和肾小管上皮细胞永久性损害。只有当血容量确已补足而尿量仍不增加时才有使用利尿药的指征。必须警惕急性肾衰竭的发生。保护肾功能、预防肾缺血至关重要。积极预防脑损害,在骨癌手术急性大量失血时,如低血容量、低血压得不到及时纠正,持续时间过久,将会损害脑血管的自身调节功能,从而出现脑缺血缺氧,为此,应选用降低脑代谢率的麻醉药,同时充分提供高浓度氧,以增加脑组织氧的摄取;亦可头部冰袋降温行脑保护。

5.麻醉监测

(1)呼吸监测:除常规的呼吸监测项目,如气道压(Paw)、潮气量、每分通气量、呼吸次数、吸入氧浓度以外,呼气末二氧化碳(ETCO_2)监测和麻醉气体监测对早期发现呼吸异常、合理追加肌肉松弛药以及较为准确地判断麻醉深度将起到重要作用。

(2)血流动力学监测:对于手术损伤小、出血量不多的骨癌手术,监测 ECG、心率、无创血压(NIBP)及 SpO_2 即可满足要求。对创伤范围广、出血量大、手术时间长、容量不易调控的骨癌手术,还需行有创的桡动脉测压、CVP 监测,以利于准确、及时反映血流动力学的变化。对术前患有心血管疾患特别是冠心病患者以及创伤巨大的骨癌手术,也可考虑经右颈内静脉插入 Swan-Ganz 漂浮导管,监测 PCWP、CO、CI、SV、SVI、SVRI、PVRI 以及 $\overline{Sv}O_2$ 等,以便合理地对患者的血流动力学状态作出准确判断和给予正确的处理。

有创监测下,应将压力传感器正确放置在零点水平。平卧位患者,零点水平应在左侧腋中线与第四肋间的交叉点;侧卧位患者的零点水平则在胸骨右缘第四肋间。准确的零点放置与校准对保证监测数值的准确十分重要。

(3)凝血功能监测:凝血功能监测的主要项目是血凝分析,其中包括血小板计数、PT、APTT、FIB、FDP 等,通过血凝分析可以准确判断凝血功能异常和诊断 DIC,并对治疗起指导作用。

(4)血气分析与血乳酸监测:血气分析与血乳酸监测对于易发生失血性休克的骨癌患者特别重要。因为血乳酸含量和血气分析结果不但可反映全身组织是否发生缺血性的无氧代谢、是否存在全身氧债,而且可以结合 CI、SvO_2 判断造成全身氧债的原因,依此拟订出合理治疗方案,并对治疗效果作出判断,以指导麻醉医师围手术期对患者的处理。动脉血乳酸正常值为 0.3~1.5 mmol/L,静脉血可稍高,为 1.8 mmol/L。

(5)肾功能监测:尿量是反映肾血流灌注的重要指标,亦可反映生命器官血流灌注的情况。围手术期宜保持尿量不少于每小时 1.0 mL/kg。如果尿量少于每小时 0.5 mL/kg,提示有显著的低血容量和(或)低血压,而且组织器官灌流不足,或有显著体液负平衡存在。对于血压恢复正常、血容量已补足的患者,若尿量仍少,应考虑以下几方面原因。其一,术前患者过度紧张,导致抗利尿激素分泌过多,肾小管对原尿的重吸收增多而引起少尿。对此类患者,只需给予小量呋塞米(5 mg 静脉推注),即可在 10~15 分钟后尿量有明显增加。其二,机械因素,骨科手术大多在不同的体位下进行,易造成尿管的压迫、打折,甚至尿管插入位置异常。因此,在给予呋塞米以前,应首先检查尿管是否通畅,否则会因给予大量呋塞米后导致大量尿液潴留在膀胱内,引起逼尿肌麻痹。其三,尿量仍少,比重降低,则有可能已发生急性肾衰竭。

输液利尿试验:对少尿或无尿患者,静脉注射甘露醇 12.5~25.0 g,3~5 分钟内注完,如尿量增加到 400 mL/h 以上,表示肾功能良好,属于肾前性少尿;如无反应,可再静脉注射 25 g 甘露醇加呋塞米 80 mg,如仍无反应,可考虑已有肾衰竭。

(6)电解质监测:血钾和血钙是术中常用的电解质指标,特别是对于大量输血的骨癌手术更是必不可少。虽然从理论上看,输入大量库存血易致高血钾,但临床观察发现,低血钾在大量输血后亦较为多见,因此,在大量输血后,不可过于强调高血钾而忽视低血钾的存在,导致处理失误。输血后低血钙比较少见,但在短时间内大量快速输血,仍应注意到有发生低血钙的可能,应根据电解质检测结果给予及时纠正与合理治疗。

第九章 术后镇痛

第一节 术后疼痛及其对机体的影响

一、术后疼痛的分类及影响因素

(一)术后疼痛的分类

1.躯体疼痛(创口疼痛)

为手术直接涉及的部位,如皮肤、肌肉、筋膜、关节、韧带、骨骼及神经等组织损伤的疼痛,表现为局限性、表浅性伤口处疼痛,定位准确,其疼痛程度与创伤程度密切相关。

2.内脏疼痛(牵拉疼痛)

内脏手术或牵拉到内脏所致的内脏疼痛,一般为深在性钝痛,其疼痛强度和内脏的敏感性有关。

(二)影响术后疼痛的因素

1.患者因素

包括患者的性别、年龄和社会文化背景、受教育程度等。男性对疼痛的耐受性较强,而老年人及婴儿对疼痛反应较为迟钝。此外,患者的心理因素在疼痛中也起着十分重要的作用。

2.手术因素

与手术种类、手术创伤的程度和部位有关。胸腔、上腹部手术患者切口疼痛较重,而四肢、头、颈和体表手术后疼痛较轻。

二、术后疼痛的病理生理

手术后疼痛是手术后即刻发生的急性疼痛(通常持续不超过7天),其性质为伤害性疼痛,也是临床最常见和最需紧急处理的急性疼痛。术后痛如果不能在初始状态下充分被控制,可能发展为慢性手术后疼痛(chronic post-surgical pain,CPSP),其性质也可能转变为神经病理性疼痛或混合性疼痛。研究表明,小至腹股沟疝修补术,大到胸腹部和心脏体外循环等大手术,都可发生CPSP,其发生率高达19%~56%,持续痛达半年甚至数十年。

CPSP形成的易发因素包括:术前有长于1个月的中到重度疼痛、易激惹、抑郁、多次手术;术中或术后损伤神经;采用放疗、化疗。其中最突出的因素是术后疼痛控制不佳和精神抑郁。

术后疼痛具有急性疼痛的特点:①激活自主神经系统的交感神经部分,如脉搏、呼吸频率加快及血压升高,瞳孔扩大,出汗;②与组织损害相关,随组织愈合而逐渐消失;③急性疼痛的行为表现,如不能休息、焦虑、痛苦、哭叫、揉擦或固定痛处等;④定位准确,具有较强的保护性意识或反射;⑤可以有明显的组织损伤痕迹。

(一)术后疼痛与传导通路

手术引起组织损伤,导致炎症介质(如组胺)、肽类(如缓激肽)、脂质(如前列腺素类)、神经递质(如5-羟色胺)及神经营养因子(如神经生长因子)等的释放。这些炎症介质可激活外周伤害性感受器(细小的感觉神经末梢),将伤害性感受信息转化为电信号,编码后经传入神经传至脊髓背角并在该部位整合。最简单的伤害性感受通路包括 3 个神经元:①初级传入神经元,负责伤害感受信号的转化并将其传入至脊髓背角;②投射神经元,接受初级神经元的传入信号,并将其投射至脊髓及脑桥、中脑、丘脑和下丘脑神经元;③脊髓上神经元,整合脊髓神经元传来的信号,并将其传至大脑皮质及皮质下区域,产生疼痛感受。传递痛觉的感觉神经包括有髓鞘的 Aδ 纤维和无髓鞘的 C 纤维,后者主要参与损伤、寒冷、热或化学方式等刺激信号的传递。伤害性感受信息经过脊髓的复杂调制后,某些冲动传递到脊髓前角和前外侧角,产生节段性脊髓反射,如骨骼肌张力增加、膈神经功能抑制、胃肠活动减弱;其他冲动则通过脊髓丘脑束和脊髓网状束传递到更高级的中枢,诱发脊髓上中枢与大脑皮质反应,最终产生疼痛感受和情感表达。

(二)痛觉敏化

外周炎症介质的不断释放可使伤害性感受器敏化或外周强烈伤害性刺激冲动的传入可以导致中枢敏化和超反应性,还可能会导致脊髓背角的功能性改变,从而引起更严重的术后疼痛。最终,高阈值痛觉感受器转化为低阈值痛觉感受器,兴奋性阈值降低,兴奋下放电频率增加以及自发性放电频率增加,对超阈值的反应性增强,即痛觉过敏。外周伤害感受器的致敏为原发痛觉过敏,中枢神经系统的致敏为继发痛觉过敏。中枢敏化可发生于脊髓及其以上中枢神经系统,如前扣带回和前腹侧区,其很大程度上是在外周敏化基础上形成的。"上发条"(windup)是中枢敏化的触发机制。外周伤害感受器的持续刺激造成投射神经元长时间细胞内变化,使其感受野扩宽、对非伤害刺激阈值降低。因此,中枢敏化是一种活性依赖性兴奋性增高、感受野扩宽、对伤害或非伤害刺激的反应增强。

三、术后疼痛对机体的影响

术后疼痛是机体受到手术创伤(组织损伤)后生理、心理和行为上发生的一系列反应。

(一)急性影响

伤害性刺激从外周向中枢的传递可引起神经内分泌应激反应,主要涉及下丘脑－垂体－肾上腺皮质系统与交感肾上腺系统的相互作用。疼痛引起交感神经张力增高,儿茶酚胺分泌增加,分解代谢性激素(如皮质激素、促肾上腺皮质激素、抗利尿激素、胰高血糖素、醛固酮、肾素、血管紧张素Ⅱ)分泌增加,而合成代谢性激素分泌减少,从而导致水钠潴留,血糖、游离脂肪酸、酮体和乳酸水平升高,代谢与氧耗增加,出现高代谢性分解代谢状态。神经内分泌应激反应与手术创伤程度呈正相关,它可以强化机体其他部位有害的生理效应,对各大系统有如下影响。

1.增加耗氧量

交感神经系统的兴奋增加全身氧耗,对缺血脏器有不良影响。

2.对心血管功能的影响

心率增快、血管收缩、心脏负荷增加、心肌耗氧量增加,冠心病患者发生心肌缺血及心肌梗死的危险性增加。

3.对呼吸功能的影响

手术损伤后伤害性感受器的激活能触发多条有害脊髓反射弧,使膈神经兴奋的脊髓反射弧抑制,引起术后肺功能降低,特别是上腹部和胸部手术后。疼痛导致呼吸浅快,呼吸辅助肌僵硬致通气量减少,无法有力地咳嗽,无法清除呼吸道分泌物,导致术后肺部并发症的发生。

4.对胃肠运动功能的影响

导致胃肠蠕动的减少和胃肠功能恢复的延迟。

5.对泌尿系统功能的影响

尿道及膀胱肌运动力减弱,引起尿潴留。

6.对骨骼肌肉系统的影响

肌肉张力增加、肌肉痉挛,限制机体活动并促进深静脉血栓形成,不利于患者早期下床活动,影响机体恢复,延长住院时间,增加费用。

7.对神经内分泌系统的影响

神经内分泌应激反应增强。引发术后高凝状态和免疫抑制。交感神经兴奋导致儿茶酚胺和分解代谢性激素的分泌增加,合成代谢性激素分泌降低。

8.对心理情绪的影响

可导致焦虑、恐惧、无助、忧郁、不满、过度敏感、挫折、沮丧;也可造成家属恐慌等。

9.对睡眠的影响

疼痛刺激可导致患者睡眠障碍,产生心情和行为上的不良影响。

(二)慢性影响

(1)术后急性疼痛控制不佳是发展为 CPSP 的危险因素:慢性术后疼痛尚未引起广泛重视,但越来越多的证据表明,急性疼痛转化为慢性疼痛非常迅速;术后早期疼痛就得到控制的患者,其术后近期和远期恢复质量均明显改善。

(2)术后长期疼痛持续 1 年以上,是行为改变的危险因素,也可能转变为神经病理性疼痛。

第二节　术后疼痛的评估及管理

一、术后疼痛评估方法和原则

(一)疼痛强度评分法

镇痛治疗前必须对疼痛强度作出评估。临床采用的疼痛强度评分法有视觉模拟评分法(visual analogue scales,VAS),数字等级评定量表法(numerical rating scale,NRS),语言等级评定量表法(verbal rating scale,VRS)以及 Wong-Baker 面部表情量表法(Wong-Baker faces pain rating scale)等,通常可以将几种评分法结合使用。一般简单的数字评分以"0"分为无痛,"10"分为最痛,"1~3"分为轻度疼痛,"4~7"分为中度疼痛,"7"分以上为重度疼痛。对儿童和不能合作的患者,推荐采用面部表情评分法和精神行为评分法。

(二)治疗效果评价

定期评价药物或治疗方法的疗效和不良反应,并据此作出相应调整。在治疗初期疼痛尚未得到稳定控制时,应缩短评估间隔(持续给药时),或在每次给药后及时测评(根据不同药物的药代动力学特点及给药途径决定)。对暴发性疼痛应立即评估并进行处理以防止各种并发症的发生。疼痛治疗中药物的不良反应,如恶心、呕吐、尿潴留、瘙痒等也应清楚记录并作出分级评价。治疗效果的评价还应包括患者对整个疼痛治疗过程的满意度及对疼痛服务人员的满意度等。

(三)评估原则

(1)评估静息和运动时的疼痛强度,只有运动时疼痛减轻才能保证患者术后躯体功能的最大恢复。

(2)在疼痛未稳定控制时,应反复评估每次药物治疗和方法干预后的效果。原则上静脉给药后5～15分钟、口服用药后1小时,药物达最大作用时应评估治疗效果;对于患者自控镇痛(PCA)应该了解无效按压次数、是否寻求其他镇痛药物。

(3)对疼痛治疗的反应包括不良反应均应清楚记录。

(4)对突如其来的剧烈疼痛,尤其伴生命体征改变(如低血压,心动过速或发热),应立即评估,同时对可能的切口裂开、感染、深静脉血栓等情况作出新的诊断和治疗。

(5)疼痛治疗结束时应由患者对医护人员处理疼痛的满意度及对整体疼痛处理的满意度分别作出评估。

作为术后镇痛治疗小组的一项常规工作,疼痛评估必须定时进行,如能绘制出疼痛缓解曲线图,则可更好地记录患者的疼痛和镇痛过程。

二、术后镇痛的管理

(一)术后镇痛的原则

(1)术后疼痛较剧烈的患者,在麻醉药物作用未完全消失前,应主动预先给药,如手术结束后定时向硬膜外间隙注入小剂量长效局部麻醉药或小剂量麻醉性镇痛药,目前称为预防性镇痛。

(2)术后应首先采用非麻醉性镇痛药和镇静药联合应用,尽量避免或少用麻醉性镇痛药。

(3)镇痛的药物应从最小有效剂量开始。

(4)手术后应用镇痛药物前,应观察和检查手术局部情况,以明确疼痛发生的原因。

(5)镇痛药用药间隔时间应尽量延长,以减少用药次数;用药时间通常不应超过48小时。

(二)术后镇痛的目标

(1)最大限度的镇痛:在保证患者安全的前提下实施持续有效镇痛,包括迅速和持续镇痛及制止突发痛,防止转为慢性疼痛。

(2)最小的不良反应:无难以耐受的不良反应。

(3)最佳的躯体和心理功能:不但安静时无痛,还应达到运动时镇痛。

(4)改善患者生活质量,利于患者术后康复。

(三)术后镇痛管理模式

有效的术后镇痛应由团队完成,成立以麻醉科为主,包括外科经治医师和护士参加的急性疼痛服务小组(acute pain service,APS),能有效地提高术后镇痛质量。APS工作范围和目的包括:①治疗术后疼痛、创伤疼痛和分娩疼痛,评估和记录镇痛效应,处理不良反应和镇痛治疗中的问题;②推广术后镇痛必要的教育和疼痛评估方法,既包括团队人员的培养,也包括患者教育;③提高手术患者的舒适度和满意度;④减少术后并发症。

由于计算机和互联网技术的发展,目前已有远程调控术后疼痛的仪器,如用镇痛泵的患者,可随时了解患者的按压次数,同时监测 SpO$_2$、心率和血压变化等。可提高术后镇痛效果和安全性。

良好的术后疼痛管理是保证术后镇痛效果的重要环节,在实施时应强调个体化治疗。APS 小组不但要制订镇痛策略和方法,还要落实其执行,检查所有设备功能,评估治疗效果和不良反应,按需作适当调整,制作表格并记录术后镇痛方法、药物配方、给药情况、安静和运动(如咳嗽、翻身、肢体功能锻炼)时的疼痛评分、镇静评分及相关不良反应。

没有条件成立 APS 的中小医院应有随访制度,应委派专人每天访视患者1~2次,以便及时调整剂量和发现并发症。

第三节　术后镇痛的常用方法

一、口服用药镇痛

适用于意识清楚患者的非胃肠手术或术后胃肠功能恢复较好患者的术后轻至中度疼痛的治疗;也可用于术后急性疼痛得到缓解,以口服给药作为其他镇痛方法(如静脉给药)的延续;或作为其他给药途径的补充(如预防性镇痛)而成为多模式镇痛的一部分。禁用于吞咽功能障碍和肠梗阻患者。无创、使用方便、患者可自行服用等是口服给药的优点,缺点为起效较慢,调整药物剂量时既需考虑血药峰值时间,又要参照血浆蛋白结合率和组织分布容积,且生物利用度受"首过效应"以及有些药物可与胃肠道受体结合的影响。

常用口服镇痛药物包括对乙酰氨基酚、布洛芬、双氯芬酸、美洛昔康、氯诺昔康、塞来昔布、可待因、曲马多、羟考酮、氢吗啡酮、丁丙诺啡,以及对乙酰氨基酚与曲马多或羟考酮的口服复合制剂或上述药物的控释剂、缓释剂。

二、皮下注射和肌内注射镇痛

适用于门诊手术和短小手术术后单次给药,连续使用不超过 5 天。肌内注射给药起效快于口服给药,但缺点为有注射痛、单次注射用药量大、血药浓度差异大、不良反应明显、重复给药易出现镇痛盲区等。皮下给药虽有注射痛的不便,但可通过植入导管持续给药的方法减少单次用药剂量,作为长期途径,应用较肌内注射便捷。常用药物有酮洛酸、氯诺昔康、美洛昔康、帕瑞昔布、曲马多、哌替啶和吗啡的注射剂。

三、静脉注射镇痛

(一)单次或间断静脉注射给药

适用于门诊手术和短小手术,但药物血浆浓度峰谷比大,镇痛效应不稳定,对术后持续痛者需按时给药。对静脉有刺激的药物,静脉炎为常见并发症。常用药物有非甾体抗炎药

(NSAID)、曲马多、阿片类药物(包括激动药和激动拮抗药)的注射剂。

(二)持续静脉输注给药

一般先给负荷剂量,阿片类药物最好以小量、分次注入的方式,滴定至合适剂量,达到镇痛效应后,以维持量持续输注,维持镇痛作用。由于术后不同状态下疼痛阈值发生变化,药物恒量输注的效应不易预测,更主张使用患者自控镇痛方法以达到持续镇痛和迅速制止暴发痛。

四、局部浸润镇痛

局部浸润简单易行,适用于浅表或小切口手术,如阑尾切除术、疝修补术、膝关节镜检术等,在胸外、腹外、妇产科和泌尿外科手术后应用也有增多趋势。长效局部麻醉药切口浸润或将导管埋于皮下、筋膜上或筋膜下,可达到局部长时间镇痛效果且减少全身镇痛药用量。局部麻醉药中加入阿片类药物,可增强镇痛作用并延长镇痛时间。

五、外周神经阻滞镇痛

外周神经阻滞(peripheral nerve block,PNB)技术可为术后患者提供安全有效的镇痛,通常适用于相应神经丛、神经干支配区域的术后镇痛。

(一)肋间神经阻滞

胸腹部手术后的疼痛可以通过阻滞支配切口区域及其相邻的上、下各一条肋间神经而达到有效的镇痛,但不能阻断来自内脏或腹膜的深部疼痛。为解除深部疼痛,还需配合应用镇痛药。一般用 0.25% 布比卡因每天注射 1 次,持续 2～4 天。肋间神经阻滞后,患者能进行深呼吸,并能有效地咳嗽排痰。

(二)臂丛神经阻滞

臂丛神经阻滞对上肢术后疼痛很有效,可置管分次或连续注射,尤其在断肢再植手术中应用,既可镇痛,又可解除血管痉挛,效果满意。

(三)下肢神经阻滞

对下肢术后疼痛很有效,可置管分次或连续输注,有利于术后早期活动,如全膝置换术后关节活动,促进功能恢复。

(四)椎旁阻滞

除头部外,身体其他部位疼痛均可采用椎旁阻滞。此法可阻滞除迷走神经以外的所有(包括来自内脏的)疼痛感觉神经纤维。乳腺和胸腔手术后椎旁阻滞镇痛效果较好,不良反应少。

(五)腹横肌平面阻滞

腹腔镜胆囊手术腹内创面小,术后疼痛来源主要是腹壁痛,术毕可采用 0.375% 罗哌卡因切口局部浸润阻滞或采用腹横肌平面阻滞(TAPB)镇痛。TAPB 能提供良好的前腹壁镇痛效果,较适合腹腔镜胆囊手术的术后镇痛,可单次阻滞,也可置管持续镇痛。对于有凝血功能障碍而不能行自控硬膜外镇痛(PCEA)的患者,TAPB 是较好的选择。

六、椎管内用药镇痛

(一)硬膜外间隙镇痛

优点为不影响意识和病情观察,镇痛完善,也可做到不影响运动和其他感觉功能,尤其适用于胸、腹部及下肢术后镇痛。腹部术后硬膜外镇痛可改善呼吸功能,尤其是老年患者可减少低氧血症发生率,也有改善肠道血流、利于肠蠕动和肠功能恢复的优点。术后下肢硬膜外镇痛,深静脉血栓的发生率较低,但不应用于使用小分子肝素等抗凝剂的患者。

局部麻醉药中加入高脂溶性阿片类药物(如舒芬太尼)不仅可达到镇痛的协同作用,还可减少这两类药物的不良反应,是目前最常用的配伍,多以患者自控方式给药。

(二)骶管阻滞镇痛

儿童较为常用。用药量和注药速度应适当。儿童用 0.25%布比卡因 0.75~1.00 mg/kg,足以产生 T_{10} 水平以下的镇痛作用。

七、多模式镇痛

术后多模式镇痛技术,就是联合应用不同作用机制的镇痛药物或不同的镇痛措施,通过多种机制产生镇痛作用,以获得更好的镇痛效果和将不良反应减少至最小,这是术后镇痛技术的主要发展方向。理论上讲,多模式镇痛是通过联合应用以减少阿片类药物的应用,主要选择外周神经阻滞和 NSAID。

(一)镇痛药物的联合应用

(1)阿片类药物或曲马多与对乙酰氨基酚联合应用:对乙酰氨基酚的每天量为 1.5~2.0 g时,阿片类药可减少 20%~40%。

(2)对乙酰氨基酚和 NSAID 联合:两者各使用常规剂量的 1/2,可发挥镇痛协同作用。

(3)阿片类或曲马多与 NSAID 联合:常规剂量的 NSAID 可使阿片类药物用量减少 20%~50%,使术后恶心、呕吐发生率降低 20%~40%。术前开始使用在脑脊液中浓度较高的环氧酶-2(COX-2)抑制剂(如帕瑞昔布),具有抗炎、抑制中枢和外周敏化的作用,并可能降低术后急性疼痛转变成慢性疼痛的发生率。

(4)阿片类与局部麻醉药联合用于 PCEA。

(5)氯胺酮、可乐定等也可与阿片类药物联合应用:偶尔可使用 3 种作用机制不同的药物实施多靶点镇痛。

(二)镇痛方法的联合应用

主要指局部麻醉药(切口浸润、区域阻滞或神经干阻滞)与全身性镇痛药(NSAID 或曲马多或阿片类)的联合应用。患者镇痛药的需要量明显减少,疼痛评分降低,药物不良反应发生率降低。

(三)多模式镇痛的实施

在多模式镇痛中,除阿片类药物的相关不良反应外,非阿片类镇痛药(如对乙酰氨基酚、非选择性及环氧合酶选择性 NSAID、氯胺酮、加巴喷丁类)也有不良反应,如肝、肾毒性,凝血功能障碍,意识错乱,头晕等,用于术后多模式镇痛时这些不良反应也可能在一定条件下加重。不同的手术有其各自不同的术后疼痛特点和临床结局,如活动受限、麻痹性肠梗阻、尿潴留、肺功能受损等。如腹部大手术后,和其他镇痛方法相比,连续硬膜外镇痛对动态疼痛效果好,可减轻肠梗阻,降低恶心呕吐的发生率,但该方法并不适合用于其他一些腹部手术,如腹腔镜结肠切除手术。因此,多模式镇痛的风险—效益比很大程度上与手术类型相关,如耳鼻喉科手术、髋关节和整形外科手术后用非选择性 NSAID 易导致出血,血管手术后用 NSAID 易发生肾衰竭,结肠手术后用阿片类药物易发生肠梗阻。故临床医师应根据手术特点,优化多模式镇痛,将手术分类镇痛和康复模式紧密结合,把术后镇痛治疗真正纳入现代外科快通道手术康复模式中。

八、其他镇痛方法

(一)经皮神经电刺激(TENS)

经皮神经电刺激(transcutaneous electrical nerve stimulation,TENS)可以辅助用于某些术后患者的镇痛。将电极贴在疼痛部位(可以是切口的任意一边),施以低压电刺激达到镇痛目的。TENS原理的基础是 Melzack 和 Wall 的疼痛门控理论。

(二)心理和行为治疗

心理和行为治疗可为患者提供一种疼痛已被控制的感觉。所有患者都应做好面临手术及术后疼痛的准备,简单的方法如全身放松、听音乐、回忆美好事物等都有利于减轻焦虑并减少镇痛用药。

(三)针刺治疗

针刺镇痛是当今痛觉调制研究中的重要课题。中枢神经系统内许多神经递质都参与了针刺镇痛。阿片肽(包括脑啡肽、内啡肽和强啡肽)可能是针刺镇痛中最主要的介质,其可能机制为:①针刺激活下丘脑弓状核的 β 内啡肽系统,通过中脑导水管周围灰质(periaqueductal gray,PAG)下行冲动抑制脊髓后角痛觉信息的传递;②针刺传入直接激活脊髓后角的脑啡肽和强啡肽能神经元,抑制痛觉敏感神经元的活动;③和其他递质相互作用参与针刺镇痛。5-羟色胺(5-HT)是针刺镇痛中起重要作用的另一神经递质,针刺可增强中缝核内神经元的活动,使 5-HT 的释放增多。其他一些神经递质,如去甲肾上腺素、乙酰胆碱、γ-氨基丁酸、多巴胺、神经降压素等均参与了针刺镇痛。针刺及相关技术是术后疼痛治疗的有效辅助手段,可减轻术后疼痛评分和阿片类药物用量及其不良反应;而且针刺镇痛的不良反应非常小,可自然恢复,这是目前所有镇痛用药包括镇痛辅助用药无法相比的。但是,针刺镇痛的确切机制仍不清楚,术前和术后针刺对疼痛的影响有何差异也未知,针刺操作的适用性和普遍性仍有待解决。

第四节 特殊患者的术后镇痛

一、日间和门诊手术患者的镇痛

日间手术又称非住院手术,指患者从入院、手术、到出院在1个工作日中完成的手术。术后疼痛控制不佳是导致日间(门诊)手术患者术后留院时间延长或再次入院的主要原因之一。

由于阿片类药物的相关不良反应可能延迟日间手术患者出院,并延缓出院后的恢复,联合应用阿片类药物和非阿片类镇痛药物(包括非甾体抗炎药、对乙酰氨基酚、局部麻醉药和其他非药物性疗法)的多模式镇痛或"平衡"镇痛方法可能更适合日间(门诊)手术患者。大多数门诊患者出院后主要应用短效镇痛药来控制术后疼痛。推荐将对乙酰氨基酚作为术后常规基础镇痛给药,尤其是在镇痛方案中包括非甾体抗炎药时,如无禁忌证,可规律应用非甾体抗炎药,某些手术患者可使用小剂量阿片类药物。

患者自控区域镇痛(PCRA),即让患者离院时带着神经周围置管、切口置管和关节内置管是日间手术患者术后镇痛的新型方式和发展趋势。通过 PCRA,患者可以向体内注射事先设定的药物剂量进行镇痛。如果患者选择合适的镇痛方式及恰当的后续管理,那么这些镇痛技术在家庭环境中是有效、可行且安全的。

二、老年患者术后疼痛治疗

(一)术后镇痛的必要性

传统观念认为老年人反应迟钝,对痛觉不敏感但对镇痛药物敏感,且一般全身状况差或耐受能力差,不需或不宜予以过多的镇痛药物。实际上老年人对术后疼痛的感知程度个体差异很大,而且对疼痛耐受性下降,下行调节系统,即5-羟色胺能和去甲肾上腺素能系统功能减退,对较高强度伤害性刺激的反应增强。如果不能因人而异地进行术后急性疼痛治疗,过度的应激反应可能导致重要脏器功能损害,严重影响术后恢复甚至危及生命。因此,当老年患者主诉疼痛时,不应该认为他们的痛苦比年轻患者轻。研究表明,术后镇痛可减少老年患者围手术期不良事件,如肺部并发症、心肌缺血、心肌梗死等的发生,促进术后康复;术后硬膜外镇痛可减少老年患者术后谵妄的发生。因此,有必要重视老年患者的术后镇痛治疗。

(二)病理生理特点

研究证实,老年人的伤害感受性 Aδ 和 C 纤维功能降低、中枢敏化延迟、疼痛阈值增加以及对低强度伤害性刺激的敏感性下降。因此,老年人对药物的耐受性和需求量均降低,尤其是对中枢性抑制药,如全身麻醉药、镇静催眠药及阿片类药物均很敏感。但同时,老年患者术后对镇痛药的需求量存在显著的个体差异。此外,老年患者不愿意主诉疼痛或服用阿片类药物,他们还可能存在交流、情感表达、认知和观念上的障碍,这些都可能影响疼痛的有效管理。

与年轻人相比,老年人一般生理储备能力下降且合并疾病较多,这可能导致术后并发症(如术后谵妄)的增加,特别是在有未控制性的术后重度疼痛情况下。术后谵妄是老年手术患者最严重的并发症之一,与病死率增高和住院时间延长有关。虽然术后谵妄的原因是多因素的,但是未控制的术后疼痛可能是其发生的重要促发因素。较高的疼痛评分预示精神状态下降和谵妄风险升高。

总之,老年人的生理学、药效学、药动学以及伤害性信息处理随着衰老而变化,使老年患者的术后疼痛处理具有挑战性。

(三)术后镇痛特点

(1)随着年龄的增加,人体各脏器老化、功能减退,影响老年人药物代谢和药效的因素包括心排血量下降、肌肉比率降低、脂肪比率增加、脑血流和脑组织容积减低、肝功能和肾功能减退,如合并血浆清蛋白减低,更可导致游离药物浓度增加,峰浓度易升高,药效增强,对血浆蛋白结合力高的非甾类抗炎药和舒芬太尼更为明显。故老年人使用的药物剂量原则上应减低达25%以上,用药间隔应适当延长。

(2)老年人术后疼痛评估:除主诉外,面部表情疼痛评分法是评估老年人疼痛强度较好的方法。对于有语言障碍的患者,面部表情、不安定情绪、躁动、敌视、攻击行为、肢体动作、姿势、手势和发声都可能被用来表达他们的疼痛和不愉快体验。对严重认知损害如精神错乱的患者,可用精神行为评分法评估。

(3)老年人常合并高血压、冠心病、糖尿病、慢性阻塞性肺疾病,更易导致心血管不良事件和呼吸抑制。多模式镇痛方法可用于老年患者,但必须谨慎。

（4）尽量避免使用有活性代谢产物的药物。芬太尼、舒芬太尼、羟考酮和氢可酮几乎不产生活性代谢产物,可安全用于中等以下肝功能损害的老年患者;曲马多和激动拮抗药布托啡诺、地佐辛等呼吸抑制作用轻微,但应注意过度镇静可能导致呼吸道不通畅;吗啡疗效确切,其代谢产物虽有活性,但作用易于预测,短时间使用不产生镇痛耐受,仍可安全应用于老年患者。

（5）老年是非甾体抗炎药的危险因素,即使短期使用也易导致心肌缺血、高血压难于控制、肾功能损害和出血等不良反应,使用时需慎重权衡治疗作用和不良反应,应酌情减低剂量。

（6）对乙酰氨基酚安全性较高,老年患者术后联合应用对乙酰氨基酚和弱阿片类药耐受良好。

（7）老年人 PCEA 比 PCIA 优势明显。因为 PCIA 伴有不同程度的镇静、嗜睡及呼吸抑制,且对肠功能恢复有一定影响,但 PCEA 需注意低血压的防治。

三、肥胖和阻塞性睡眠呼吸暂停综合征（OSAS）患者的术后镇痛

肥胖和 OSAS 患者是发生呼吸骤停的高危人群,镇静剂量的苯二氮䓬类和阿片类药物即可导致严重低氧血症和呼吸暂停。因此,肥胖和 OSAS 患者术后的疼痛管理具有一定的难度和挑战性。

根据美国麻醉医师协会对 OSAS 患者围手术期治疗指南中推荐的术后镇痛方案及近年来的相关文献,对肥胖和 OSAS 患者的术后镇痛特点总结如下。①采用区域阻滞麻醉并尽可能利用它继续做术后镇痛;全身麻醉下手术时也应考虑用区域阻滞方式行术后疼痛治疗。②如果手术中采用了椎管内麻醉,应权衡利（改善镇痛,减少阿片类用药）弊（呼吸抑制）后考虑是否椎管内应用阿片类药物镇痛（否则单用局部麻醉药）。③如果采用阿片类药物系统给药,如 PCA 方式,必须剂量个体化且严密监护;且对是否应用背景输注（增加缺氧的发生率）应非常小心或直接弃用。④可应用其他镇痛方式,如针刺及经皮电刺激等,以减少阿片类药物用量。⑤非阿片类镇痛药如非甾体抗炎药和对乙酰氨基酚,镇痛辅助药如氯胺酮和右美托咪定,均可减少阿片类用量,对呼吸影响小,应予以考虑。⑥镇痛时配伍镇静药（苯二氮䓬类、巴比妥类）应十分警惕,这将增加呼吸抑制和气道梗阻的风险。

四、肝功能障碍患者的术后镇痛

肝是众多药物代谢的主要器官。对肝功能障碍患者的术后镇痛,既要考虑到肝功能障碍对镇痛药物的药效学和药动学发生影响,也要考虑到药物是否会加重肝损害。①肝损害患者阿片类药物的清除率下降,半衰期延长,表观分布容积不变,用药量应酌情减低,用药间隔时间应适当延长,对血浆蛋白浓度降低的患者更应注意药效的改变。Child-Pugh 肝功能障碍分级有助于作为调整药物剂量的参考。②可待因约 10% 经 CYP2D6 转化为吗啡,氢可酮也经此酶转化为氢吗啡酮。若为弱代谢型,则此种转化和镇痛作用均不能实现。CYP2D6、CYP3A4、CYP2C19 等参加了哌替啶代谢,西咪替丁等酶抑制药可增强哌替啶的作用。吗啡约 70% 被代谢为 6-G-葡萄糖醛酸吗啡,极少量以原形从肾排出;西咪替丁等酶抑制药可增强吗啡的镇痛作用和不良反应;吸烟者吗啡作用减低。舒芬太尼、阿芬太尼和芬太尼也经肝细胞色素酶代谢,舒芬太尼和芬太尼清除率高,代谢主要取决于肝血流;阿芬太尼清除率较低,代谢更受细胞色素酶抑制药或激动药的影响。③多数环氧化酶抑制剂经由 CYP2C9 代谢,肝功能损害患者

此类药物的作用会增强。此外,非甾体抗炎药也影响细胞色素酶活性,如塞来昔布抑制 CYP2D6 代谢美托洛尔等药,使后者血药浓度增高。④某些镇痛药可能导致肝毒性,而且个体间易感性差异很大,也要考虑到宿主和环境因素。对乙酰氨基酚完全经肝代谢,在健康人和常规剂量范围几乎不产生肝毒性,但过量用药时,因其少量代谢产物可导致剂量相关的肝毒性,可迅速演变为肝功能衰竭。其他非甾体抗炎药因免疫或代谢介导,长期用药可能有 1%～3% 的患者肝酶轻度增高,停药后可恢复。

五、肾功能障碍患者的术后镇痛

肾功能障碍患者的术后镇痛主要应考虑肾功能障碍时药物代谢和药效的改变,以及药物是否导致肾功能损害以及透析和血液滤过对药效的影响。①终末期肾损害患者常有血浆蛋白减低而影响药效,尤其是高血浆蛋白结合率药物的药效。②镇痛药及其活性代谢产物经肾排泄减低,原则上应根据肌酐清除率变化调整药物剂量。在肾衰竭早期,肌酐浓度不完全反映肾小球滤过率降低程度。吗啡代谢产物 3-G-葡萄糖醛酸吗啡和 6-G-葡萄糖醛酸吗啡,以及氢吗啡酮代谢产物 3-G-氢吗啡酮均有活性,且经肾排出,在肌酐清除率低于 15 mL/min 时,患者排出时间可延长 10 倍,达 40 小时以上,如在体内蓄积,可导致疼痛高敏和肌痉挛,故应尽量使用舒芬太尼、阿芬太尼、芬太尼等无活性代谢产物。羟考酮、可待因、氢可酮的药代参数在肾衰时不发生显著变化,但少量原形药及活性代谢产物经肾排出,故用药间隔时间应延长,不建议用于完全无肾功能的患者。③可能导致肾损害的药物:非选择性非甾体抗炎药和选择性 COX-2 抑制药可引起肾功能障碍及低血容量、休克患者的肾功能损害,即使是短期使用也应避免。阿片类药物和曲马多、氯胺酮不导致肾功能损害。④血液滤过和血液透析:透析对尿素等小分子物质,包括小分子量镇痛药有较高清除率。

六、产妇的术后镇痛

产妇的术后镇痛应考虑镇痛药对母体的镇痛效果,对术后锻炼的影响(运动有助于预防下肢静脉血栓形成,促进胃肠功能恢复和恶露排出)及药物不良反应。还应考虑对母体呼吸循环等功能的影响及这些改变可能导致的对新生儿的影响;对子宫肌张力和血流的影响;对新生儿出生质量的影响以及对哺乳的影响。

无痛分娩或剖宫产术常采用硬膜外麻醉或腰硬联合麻醉以及硬膜外镇痛的方法。椎管内麻醉和镇痛局部作用强,全身反应低,是主要的术后镇痛方法,常用的药物为局部麻醉药和阿片类药物。布比卡因和罗哌卡因血浆蛋白结合率高,进入胎儿体内量少且半衰期短,对胎儿无明显影响,而利多卡因血浆蛋白结合率低,易透过胎盘。低脂溶性吗啡进入血液的量约为同等剂量静脉注射的 1/10,高脂溶性芬太尼等阿片类药物,进入血液的浓度比例更低,故对母体影响小,1 天以内的术后镇痛不影响新生儿母乳喂养。

所有阿片类药物均可透过胎盘而影响新生儿,高脂溶性药物透过胎盘较快,低脂溶性药物透过胎盘进入胎儿较慢。如在脐带钳夹后再行母体椎管内给药,对胎儿的影响更小。一般认为,产妇有镇痛需求,就可以行分娩镇痛。潜伏期分娩镇痛于宫口开至 2～3 cm(产程进入活跃期),再开始分娩镇痛,可不显著影响产程,不显著增加器械助产率或剖宫产率,但子宫收缩药物的使用可能增加。

鉴于所有麻醉药物均可经乳汁分泌,进而可能进入新生儿体内,故全身用药时,使用对呼吸抑制影响小的布托啡诺、纳布啡等药物,安全性优于强阿片类药物。曲马多经乳汁分泌量低,一般为 0.01%～0.10%,是产科镇痛常用药物。双氯芬酸因可能影响动脉导管闭锁,故不用于产后镇痛。

第五节　小儿术后疼痛治疗的特点

近 20 年,小儿的疼痛治疗成为人们关注的问题。小儿疼痛治疗被忽视的原因主要包括:认为婴儿对疼痛不敏感、小儿痊愈较快、医护人员对在小儿使用阿片类镇痛药心存顾虑等。

小儿镇痛与成人镇痛间存在很多不同,如小儿疼痛不易评估、药物在小儿特别是新生儿和婴儿体内的代谢与成人不同、小儿害怕打针、硬膜外穿刺及置管等操作相对困难。

一、制订术后镇痛计划

术后镇痛计划的制订与术中及术后过程是紧密相关的。手术之前,应选择好术中及术后将使用的镇痛药,并且对小儿及其家长做好术前访视和教育工作。应如实告诉患儿及家长可能面临的情况,并让他们相信,所有人都将尽全力照顾好患儿并减少患儿的痛苦和不适。

术前应了解患儿通常对疼痛的反应以及痛觉的表达方式。如果患儿既往曾接受过手术治疗,则需询问如下问题:过去使用过什么药物? 效果如何? 过去经历过怎样的疼痛? 使用过非药物治疗方法吗? 何种药物有效? 何种方法有效?

选择适当的疼痛评分方法,并在术前教会患儿如何使用将有利于术后镇痛。如果使用 PCA 镇痛,应教会患儿及家长使用 PCA 的方法。

二、婴儿和小儿急性疼痛的评估

正确评估疼痛是有效镇痛的关键。疼痛评估需要持续、规律进行,并且自始至终使用同一方法和尺度,一方面可以避免患儿及家长困惑,另一方面还可以尽可能获得客观的信息,并可与护士的评估进行比较。家长和患儿都应参与到疼痛评估、治疗及决策中。

小儿的疼痛评估较为困难,应注重临床征象的观察,在 5 岁左右的儿童可以采用特殊的视觉模拟评分法(VAS),这种 VAS 标尺外观是一连串的儿童面容组成,标有从绿色到红色的不同颜色。同时结合感觉整合和词汇表达等进行综合分析,对于 5 岁以下的小儿可以采用临床行为观察或生理参数变化的方法评估疼痛严重程度,即观察疼痛分级。不同年龄使用的评估方法不同。大体上,可将患儿按照年龄分为 3 个阶段,不同的阶段使用不同的评估方法。

(一)新生儿、婴儿和小儿(0～4 岁)

新生儿和婴儿无法表述疼痛。虽然不满 3 岁的小儿不会描述疼痛程度,但超过 18 个月后,他们基本可以表达出疼痛的存在。3 岁以上的小儿可以粗略地表达疼痛程度,但这些表达并不十分可靠。在判断这些患儿的疼痛时,患儿父母的信息通常是最好的依据,应将之与客观的疼痛评估方法结合起来。对于年龄很小特别是无法交流的患儿,应通过他们的行为或身体反应来判断疼痛程度,这些反应包括:①哭、叫、呻吟、啜泣声;②面部表情、痛苦表情、皱眉;③体位、声调、防卫、颤抖、触痛部位、手掌出汗;④睡眠方式、呼吸频率和方式的改变;⑤心率和血压的变化。

(二)4～7岁或8岁的儿童

对正常发育的4～7岁或8岁儿童的疼痛评判方式:①通过专门为儿童设计的疼痛评分工具,如面部疼痛表情标尺;②小儿通过与父母的交流或直接通过与医师护士的交流可以比较准确地表达自己的疼痛。对于7岁或8岁的儿童,用简单的语言交流可以得到疼痛评分。

(三)7岁或8岁以上的儿童

7岁或8岁以上的儿童可以使用与成人相同的口述或视觉模拟评分方法。

三、小儿镇痛治疗方法选择

目前用于小儿镇痛的方法包括表面浸润镇痛、使用阿片类药物、患者自控镇痛(PCA)及区域麻醉和镇痛。当对小儿进行镇痛治疗时,必须熟知以下内容:①肝结合作用是大部分镇痛药物代谢的主要方式;②新生儿的细胞色素P450系统尚未成熟,结合药物较慢;③新生儿在出生后的前几周内肾功能较差,通常在出生后2周肾才可以有效清除药物及其代谢产物,所以,在此之前许多药物的半衰期相对延长,需要相对延长给药间隔时间;④新生儿体内的水分含量较高,所以水溶性药物的分布容积增大;⑤新生儿的血浆结合蛋白较少,所以大多数药物以游离形式存在。

上述药物动力学特点说明:在对婴儿进行镇痛治疗时,需要适当减少每千克体重的用药量,并适当延长用药间隔时间。然而,小儿的情况复杂,有时由于不同小儿对药物的敏感度及分布不同,反而需要较大剂量的药物。现在还没有专门为小儿设计的药物剂型。

四、全身镇痛药物的应用

(一)对乙酰氨基酚和非甾体抗炎药(NSAID)

对乙酰氨基酚和NSAID是环氧化酶和前列腺素抑制剂,适用于治疗轻度至中度疼痛,或作为阿片类药物或区域镇痛的辅助治疗。这两类药物因为不会引起呼吸抑制,所以在治疗小儿疼痛方面具有优势。对乙酰氨基酚的不良反应较少,而NSAID潜在不良反应较多。对乙酰氨基酚(扑热息痛)或NSAID可用于口服或直肠给药。

1.对乙酰氨基酚

对乙酰氨基酚是最常使用的镇痛、解热药之一,也是治疗小儿轻度疼痛时最常用的药物,既可以辅助其他药物,也可以单独用于镇痛。它主要作用于中枢,所以抗炎作用较弱,很少出现肾、消化道及血小板功能方面的不良反应。对乙酰氨基酚的剂型很多,包括片剂、胶囊、糖浆、针剂和栓剂。它还存在于许多合成类镇痛药中。治疗轻度疼痛时剂量为10～15mg/kg,4小时1次,每天最大用量不超过100mg/kg。治疗急性术后疼痛时可以单次口服或直肠给药,剂量为30～40mg/kg。在小儿,直肠给药是常用方法,与注射相比,小儿更喜欢直肠给药方法。直肠给药后,由于不经过肝的首过效应,所以吸收迅速。偶可出现药物被吸收前就被排出的情况。

2.非甾体抗炎药

现在使用的NSAID不通过血脑屏障,所以主要在外周发挥作用。因为大部分镇痛药如阿片类药物都是中枢性镇痛药,所以NSAID的这个特点使其成为重要的辅助镇痛药。使用NSAID会带来一些不良反应,如胃炎、消化道出血、血小板功能异常及肾功能损伤,这些不良反应限制了它在术后及在某些患者(如患肾脏疾病或凝血病的患者)中的使用。但是,因为

NSAID 不会引起呼吸抑制及情绪改变(使用阿片类药物则不同),所以如果小心使用,仍是小儿术后镇痛的较好选择。

阿司匹林(对乙酰水杨酸)是最常使用的 NSAID,但其可能引起瑞氏综合征,所以不用于小儿镇痛。使用较普遍的药物是布洛芬,该药有很多剂型,如口服液和咀嚼片,特别适于小儿使用。使用剂量为 5~10mg/kg,每隔 4 小时 1 次,每天剂量不超过 40mg/kg,既可以按需使用,也可以 48~72 小时连续使用。治疗顽固性疼痛时,布洛芬和对乙酰氨基酚可以每隔 3 小时使用 1 次,以维持体内前列腺素合成的抑制状态,每天剂量仍不超过规定的最大剂量。

其他用于小儿镇痛的 NSAID 包括萘普生、托美丁和酮洛酸。其中只有酮洛酸在治疗疼痛时既可以全身给药又可以口服给药,最大剂量不超过 0.5mg/kg。如果患儿术后不能口服药物、不能耐受阿片类药物或需要辅助镇痛时,酮洛酸是较好的选择。

新型的 COX-2 抑制剂只选择性抑制诱导的环氧化酶(COX-2),而对固有的环氧化酶(COX-1)不抑制,后者主要分布于胃肠道,所以较少引起不良反应,可以代替传统的 NSAID 用于小儿镇痛,但是有关这方面的研究资料较少。

(二)阿片类药物

阿片类药物是治疗中度至重度疼痛的最常用药物,其镇痛作用没有封顶效应,同时也是唯一一类对重度疼痛有效的镇痛药。对于较严重的术后疼痛,应选用麻醉性镇痛药,如吗啡静脉注射或连续输注,将 0.5mg/kg 吗啡加至 50mL 生理盐水中,1mL 溶液含 10μg/kg 吗啡。在适当的监测、剂量及给药方法下,阿片类药物可以安全用于小儿。临床上对小儿使用阿片类药物不积极的原因包括:对小儿疼痛情况不了解,对用药剂量不熟悉以及对药物不良反应的担心。

1.药动学

不同年龄小儿的阿片类药物的药动学不同。正如前面所述,新生儿和婴儿使用阿片类药物时应适当减少每千克体重的药物用量。但是,由于阿片类药物的分布容积较大,所以负荷剂量应较大(在严密监测的情况下)。

新生儿和未成熟儿对阿片类药物引起的呼吸抑制特别敏感,往往在用药后未达到镇痛效果时就可能出现呼吸抑制。婴儿在快速输注吗啡时也易出现呼吸暂停,与快速输注时脑内药物浓度迅速达到峰值有关。新生儿的吗啡半衰期为 6~8 小时,未成熟儿为 10 小时(成人为 2 小时),所以在新生儿和未成熟儿使用吗啡时应明显减慢输注速度。然而,这种患儿要达到相同的镇痛效果所需的血浆吗啡浓度却高于成人,可能与吗啡的活性代谢产物吗啡-6-葡萄糖醛酸产生较少有关。随着年龄增长,吗啡的清除率逐渐接近成人,在青少年时期甚至高于成人。小儿使用吗啡较少引起呕吐。

2.阿片类药物的选择

在小儿静脉使用阿片类药物时应选择吗啡。吗啡可以引起体内组胺释放,所以对患有哮喘的患儿应禁用。但研究发现,大多数哮喘患儿实际上可以很好地耐受吗啡。氢吗啡酮或芬太尼也可以代替吗啡使用。可待因、羟考酮及吗啡是小儿常用的口服阿片类药物。

(三)小儿术后镇痛的辅助性用药

小儿术后镇痛的辅助性用药在用于疼痛治疗过程中可能出现不良反应。

五、镇痛给药途径和方法

阿片类药物的给药方式包括：全身用药，口服、直肠或椎管内给药。术后早期，因为不能口服药物，所以静脉输注是常用的方法。如果没有静脉通路，可以采取直肠给药。小手术后的疼痛较轻，使用非阿片类药物镇痛即可。大手术后的镇痛可使用阿片类药物，先静脉用药，待可以口服后立刻改为口服用药，也可以通过鞘内或硬膜外注射阿片类药物。

(一)全身给药

疼痛得到缓解或轻度至中度疼痛时可以采取口服给药。口服给药可以选择纯阿片类药物或复合阿片类药物，如可待因、羟考酮、吗啡、对乙酰氨基酚等。

吗啡和氢吗啡酮都有栓剂，在无法口服及静脉给药时可以采取直肠给药。直肠给药的剂量与口服相同。小儿应避免肌内注射或皮下注射给药。如果无法建立外周静脉通路，有时可采取埋置皮下针的方法。静脉用药是全身用药的常规方法，可以间断给药，对不能使用 PCA 的患儿常采取持续输注给药方法。如果疼痛加剧，可以间断静脉给药进行补救。一旦小儿或其家长可以配合使用 PCA，仍以 PCA 为主。

为了使小儿静脉阿片类药物镇痛安全有效，需要选择合适的小儿阿片类药物用量。如上所述，患儿无法清楚表达他们的疼痛，疼痛只能从其哭叫声中判断，而这些征象又缺乏特异性。如果患儿在吃饱后或疲惫时出现上述征象，则可能说明疼痛存在。患儿疼痛时，医师或护士应该守护在患儿身旁，每 5 分钟给予 1 次静脉注射(吗啡 $0.025\sim0.100$ mg/kg)，并严密监测，直至疼痛缓解。采取持续输注方法镇痛时，如果疼痛未被控制，则应轻微增加输注速度，而不应该反复增加或快速增加输注速度。因为当疼痛得到控制后，增加的输注速度会导致药物过量及呼吸抑制，并且经常发生在医护人员离开患儿之后，因此必须加以重视。

(二)持续静脉输注

伴有中度、重度疼痛的小儿(5~7 岁以下)使用持续静脉输注方法可以维持稳定的血药浓度和满意的镇痛效果。在输注之前，应先给予一次负荷剂量。为防止过度镇静及呼吸抑制，应对生命体征进行严密监测，有时还需一些特殊监测，特别是在新生儿及所有自主呼吸的患儿。吗啡常用于持续静脉输注，负荷剂量为 $25\sim100$ $\mu g/kg$，起始输注速度为 $2\sim5$ $\mu g/(kg \cdot h)$。

(三)患者自控输注(PCA)

PCA 是患者以固定的间隔时间自行注射小剂量的镇痛药物，保持血药浓度在有效的镇痛范围内，因此减少了无效镇痛和不良反应。能够理解并具备使用 PCA 泵的儿童均可使用。PCA 多用于 5 岁以上患儿的镇痛。当疼痛加剧时给予额外补救用药。由于小儿的特点，PCA 镇痛往往由护士或小儿的父母来实施，因此 PCA 技术演变为护士控制的镇痛和父母控制的镇痛。但前提是家长和护士必须十分清楚 PCA 的使用方法，并且只有在患儿清醒、要求镇痛或明显表示出疼痛时才按按钮。小儿术后护士控制的镇痛或父母控制的镇痛的常用药物配方举例如下：将 0.5 mg/kg 吗啡用生理盐水稀释至 50 mL(1mL 溶液含有吗啡 10 $\mu g/kg$)，PCA 单次剂量 1 mL，锁定时间 5 分钟，背景输注速率 1 mL/h，4 小时限量 13 mL。

(四)小儿椎管内给药镇痛

鞘内或硬膜外使用阿片类药物，可以提供有效的脊髓水平的镇痛，且因为使用的剂量较小，所以避免了不良反应。常用的药物有氢吗啡酮和芬太尼。原则上，硬膜外使用阿片类药物的剂量应是静脉剂量的 1/10,而鞘内剂量是静脉剂量的 1/100。留置导管可以延长麻醉时间,还可以延长术后镇痛时间。小儿常留置的导管是硬膜外导管。硬膜外镇痛时,使用低浓度的局部麻醉药(特异性阻断 C 纤维,而不作用于运动和感觉神经纤维,患儿可以正常活动)与或不与阿片类药物联用。

1.小儿硬膜外腔解剖差异

1 岁以内的小儿,脊髓和硬膜囊的高度处在不断变化之中。足月新生儿的硬膜囊止于 $S_{3\sim4}$,而脊髓止于 L_4 水平;6 个月时,硬膜囊止于 S_2,而脊髓止于 $L_{2\sim3}$ 水平;到 1 岁时,硬膜囊止于 S_1,而脊髓止于 L_1 水平(成人水平)。两侧髂嵴连线在新生儿通过 $L_5\sim S_1$,在儿童通过 L_5,在成人通过 $L_{4\sim5}$。

硬膜外腔深度的计算:婴幼儿:深度(mm)=1.5×体重(kg);3 岁以上儿童:深度(mm)=1×体重(kg)。

从适当的皮肤水平穿入硬膜外针或导管后可以注射或持续输注局部麻醉药、阿片类药物及其他药物。硬膜外导管放置的方法有几种,既可以在合适的皮肤水平置入导管,无须导管在硬膜外腔内穿行;在小儿,也可以使硬膜外导管在硬膜外腔内穿行后到达指定部位。

骶部硬膜外腔注射时,穿刺针从骶角水平穿入。如果放置导管,则放置在骶管内。骶部硬膜外腔与腰部硬膜外腔相邻,常可以使导管穿行至上方的硬膜外腔。在婴幼儿,硬膜外导管可以向上穿行至任意水平;在 3 岁以上儿童,导管仍可以向上穿行达几个椎体高度。实际上,所有小儿都可以在骶部或腰部(不包括胸部)硬膜外腔内放置导管,并在必要时将之穿行至指定部位。因为通常是在全身麻醉或极度镇静状态下放置导管,而因为胸部硬膜外腔与脊髓邻近,所以在这种状态下放置相对危险。

2.小儿硬膜外镇痛的适应证和禁忌证

小儿留置硬膜外导管镇痛常用于胸部、腹部、下肢等可能出现严重疼痛的手术术后。硬膜外单次药物注射的镇痛方法比较简单,可以用于许多手术的术后镇痛,如躯干、盆腔、下肢手术,包括疝修补术、包皮环切术和跟腱延长术。骶部硬膜外单次药物注射镇痛是常用的方法。禁忌证包括患儿或患儿家长拒绝、凝血病、菌血症、硬膜外穿刺部位局部感染、脊柱疾病、神经疾病以及颅内高压(相对禁忌证)。

3.小儿硬膜外镇痛的优点和缺点

优点为镇痛效果好,减少阿片类药物用量,不引起情绪改变,可降低呼吸抑制的发生率,促进肠道排气,避免泌尿系统手术后膀胱痉挛。缺点及风险包括可能的局部麻醉药中毒、联合阿片类药物使用时可能出现呼吸抑制、尿潴留(常见)、瘙痒(约 30％患儿)、恶心(较少见)、导管移位、药物误注进入鞘内或血管内(指征分别为:阻滞范围突然增大、导管内出现血液、镇痛无效)等。

4.小儿硬膜外镇痛用药

小儿硬膜外镇痛的原则与成人基本相同。小儿术后镇痛中硬膜外镇痛应根据小儿的具体情况酌情用药。硬膜外腔输注的药物及其剂量选择取决于手术类型、手术部位、患儿年龄。应尽量避免在硬膜外腔使用阿片类药物,存在危险因素的患儿(如肺功能不全或发育迟缓的患儿)使用时应严密监测。

硬膜外(包括骶部)单次药物注射常用于小儿术后早期镇痛。骶部硬膜外注射时常使用0.125%～0.250%布比卡因1 mL/kg,有时辅以2～4 μg/kg可乐定,后者可以辅助镇痛,并减少低血压的发生。已经制定标准的输注起始速度(如果导管尖端在T_{10}以下,起始速度为0.2～0.3 mL/kg;如果在T_{10}以上,为0.1～0.2 mL/kg),根据需要可将速度上调。在美国麻省总医院,3个月至5岁的小儿使用0.1%布比卡因加2 μg/mL芬太尼;不满3个月的小儿单纯使用0.1%布比卡因;5岁以上则使用0.1%布比卡因加20 μg/mL氢吗啡酮。如果镇痛效果不佳,可以适当增加浓度和(或)容积。如果患儿在离开手术室时已经开始疼痛,则应在硬膜外输注开始之前先给予单次注射镇痛。单次注射时可选择局部麻醉药,也可选择标准的硬膜外输注合剂,可以每个脊椎节段给予0.05 mL/kg利多卡因或布比卡因,但应当注意,利多卡因不能超过5 mg/kg,布比卡因不能超过2.5 mg/kg。如果想获得范围较广的镇痛,则应降低药物浓度,以免发生局部麻醉药中毒。

5.小儿硬膜外腔药物输注的管理

护理行硬膜外镇痛的患儿与成人基本相同。

6.小儿硬膜外镇痛不良反应和并发症的治疗

局部麻醉药中毒较少见,一旦发生,治疗包括:①保护气道;②面罩呼吸囊给氧(在症状轻微时,仅采取此措施);③监测气道、呼吸、循环;④如果患儿抽搐影响通气或抽搐时间过长,可静脉注射咪达唑仑1～2 mg或地西泮5～10 mg;⑤如果气道不通畅,可给予硫喷妥钠50～200 mg行气管内插管,琥珀酰胆碱1.5 mg/kg静脉注射有助于插管;⑥室性心动过速可以随药物分布而逐渐消失,100 mg利多卡因静脉注射有助于缓解;⑦布比卡因引起室性心律失常时可以使用溴苄乙胺5～10 mg/kg,每隔15～20分钟静脉注射,最大量不超过30 mg/kg,随后再继续用利多卡因治疗,进行心肺复苏(CPR)或心肺分流,直至心脏毒性症状缓解。

感觉和运动功能改变常发生在局部麻醉药注射之后,但低浓度的布比卡因(0.1%)较少引起。神经功能检查异常的原因可能有术中局部麻醉药的残留阻滞作用、导管移位(偏向一边或一侧神经根)、导管刺激或更严重的硬膜外腔血肿或脓肿形成。大多数情况下,减少输注剂量、将导管向外拔出或停止治疗都可使症状缓解。

硬膜外腔血肿或脓肿的主要征象是背痛及感觉或运动异常。出现这些征象后,必须停止镇痛,严密监测,并行MRI检查。外科手术减压是防止发生永久性神经损伤的唯一方法。

硬膜外使用阿片类药物的不良反应包括瘙痒、恶心、呕吐、尿潴留及呼吸抑制。呼吸抑制是最严重的并发症。与水溶性阿片类药物(特别是吗啡)相比,脂溶性的芬太尼引起呼吸抑制的可能性很低,但也要重视。

呼吸抑制的治疗方法为吸氧,必要时呼吸支持,停止硬膜外输注,并给予纳洛酮2 μg/kg静脉注射。有时也可能是导管移位,引起鞘内输注。瘙痒时可以使用苯海拉明0.5 mg/kg或小剂量纳洛酮0.5～1.0 μg/kg。恶心时可以使用昂丹司琼0.1 mg/kg或氟哌利多0.01～0.025 mg/kg,每隔6小时使用1次。

7.小儿鞘内镇痛

术中鞘内麻醉可以维持术后早期几个小时内的镇痛,之后可以鞘内注射阿片类药物与局部麻醉药的合剂继续维持镇痛。新生儿常采用鞘内麻醉和镇痛,因为新生儿在全身麻醉之后极易出现呼吸暂停和心动过缓。鞘内注射时常选择 $L_{4\sim5}$,以防伤及脊髓。新生儿需要的局部麻醉药剂量比年长儿及成人大,但作用持续时间比年长儿短。

重比重布比卡因和丁卡因是常用药物。鞘内注射小量阿片类药物(不含防腐剂的吗啡,$2\sim10\ \mu g/kg$)可以延长镇痛时间(12~24 小时,甚至更长),但仅限于 5 岁以上的患儿。全身吸收的可能性很小,不过由于吗啡可以随脑脊液扩散至呼吸中枢,所以呼吸抑制的现象时有发生。

(五)小儿术后镇痛与外周神经阻滞用药的特点

外周神经阻滞(PNB)可以为术后早期提供麻醉和镇痛。在小儿常使用的周围神经阻滞包括髂腹股沟神经、股神经、阴茎神经、臂丛及腰丛神经阻滞。还可以放置导管以延长阻滞时间。在进行阻滞之前,可以使用 EMLA 乳剂(利多卡因和丙胺卡因的混合)以使进针部位产生麻木感,还可以缓解术后疼痛(如包皮环切术后)。有时也使用其他局部麻醉药剂型,如利多卡因凝胶。

小儿术中和术后疼痛处理应注重安全和舒适的要求。临床研究表明,外周神经阻滞在小儿麻醉和镇痛中安全有效,不良反应少。需要强调的是:①重视小儿的解剖特点;②选择正确型号的外周神经阻滞针和适当的刺激电流;③小儿 PNB 应在全身麻醉或基础麻醉后进行,PNB 可完善全身麻醉的效果,更重要的是提供有效的术后镇痛;④小儿 PNB 时正确选择局部麻醉药物和剂量十分重要。

六、非药物镇痛方法

非药物方法可以辅助药物镇痛,缓解患儿的紧张感和不适。

(一)认知和想象的方法

术前教育对小儿十分有效。小儿通过想象来缓解疼痛的能力很强。分散注意力对任何年龄段均适用,目的是让患儿将注意力转移到其他刺激上。采取的方法必须能刺激患儿的主要感观,如听觉、视觉、触觉和运动觉。不同年龄段所采取的方法不同,对刚学会走路或学龄前儿童,可采用吹泡泡、唱歌、音乐卡带、弹出式图书等方法。对学龄儿童或青少年可以采用耳机听音乐或故事、歌声或节拍节律、交谈等形式。

(二)皮肤刺激和放松

按摩或摩擦皮肤可以缓解疼痛,但是不适用于未成熟儿和足月新生儿。局部疼痛治疗时可以采用热或冷刺激法。还可以使用经皮神经电刺激疗法(TENS)。帮助小儿放松可以缓解焦虑和骨骼肌紧张,从身心上减轻疼痛。包括呼吸练习、回忆过去美好往事等,在婴幼儿,还可以使用橡皮奶头或轻抚的方法。

第六节　术后疼痛管理展望

一、术后疼痛管理从术后走向围手术期

围手术期疼痛管理的理念涵盖了术前、术中和术后,而且围手术期疼痛管理中提倡预防性镇痛和多模式镇痛的理念,鼓励患者早期下床活动,从而达到早期加速康复的目的。

(一)预防性镇痛

围手术期疼痛管理已从超前镇痛理念转变为预防性镇痛理念。以往超前镇痛的概念主要集中于镇痛时间的超前,即提前给予镇痛药物或镇痛手段进行疼痛管理。而手术创伤不仅带来术后疼痛,其造成的炎性反应还可能导致中枢和外周痛觉敏化,使得手术患者对于疼痛的阈值降低,使术后疼痛更加难以控制,所以从疼痛产生机制的角度就衍生出了预防性镇痛的理念。预防性镇痛不仅在时间上讲求先于疼痛的发生给予镇痛,而且就疼痛产生机制而言,其从疼痛产生的源头全程阻断或减少痛觉信号的传导,从而抑制中枢和外周的敏化。

(二)多模式镇痛

多模式镇痛是指联合作用机制不同的镇痛药物和镇痛方法,减少不同镇痛药物的用量和不良反应,增强围手术期镇痛效果,同时抑制中枢痛觉敏化。多模式镇痛变被动镇痛为主动镇痛,通过镇痛措施的综合应用,从疼痛发生源头阻断疼痛信号的传递。多模式镇痛体现了个体化、精准医疗的理念,不同手术、不同患者产生疼痛的原因有很大差别,单一镇痛手段无法满足所有患者围手术期镇痛的需求,多模式镇痛则是围手术期疼痛管理的最佳策略。

二、围手术期疼痛管理的多模式镇痛策略

多模式镇痛是优化围手术期疼痛管理的重要组成部分,多模式镇痛包含的药物有对乙酰氨基酚、非甾体抗炎药、阿片类药物、局部麻醉药物等,并结合多种麻醉技术,如口服、静脉注射、肌内注射、局部浸润、外周神经阻滞(PNB)的方式来进行术后镇痛治疗。多模式镇痛的应用强调术后疼痛主要由手术创伤引起的炎性反应所致,因此,非甾体抗炎药是多模式镇痛的基础用药。此外,对于术后轻度疼痛可采用区域阻滞联合弱阿片类药物或必要时使用小剂量强阿片类药物静脉注射的方法;对于中度疼痛可采用单次或持续注射 PNB 配合阿片类药物注射的方式;对于重度疼痛患者可采用椎管内局部麻醉药物复合阿片类药物或 PNB 配合阿片类药物注射的方法。

三、加速康复外科理念下的围手术期疼痛管理

术后急性疼痛可能从多方面影响患者机体功能,从而延缓其康复,所以优化围手术期疼痛管理是加速康复外科(ERAS)的先决条件。ERAS 理念在 20 世纪 90 年代就被提出,它离不开围手术期疼痛管理,以及精准外科、微创外科和多学科协作等方面的共同努力。ERAS 是一个系统工程,麻醉医师是疼痛治疗医师,其在围手术期优化镇痛中起到了非常重要的作用。随着ERAS 理念的实施,将来麻醉学科的工作范畴一定会从术中管理衍生到围手术期管理的范畴,它涵盖了术前、术中和术后,这将拓展麻醉医师的视角,确保围手术期疼痛管理的质量。只有麻醉学科、外科、护理团队共同协作,进行充分的围手术期镇痛,这将有利于患者早期下床活动,从而使 ERAS 得以实现。

四、多学科协作下的围手术期疼痛管理

当今医疗环境下,疾病的诊治效果最大化必须要求多学科间相互融合。ERAS 理念是当前国内外医学模式都提倡的理念,它的实施更要求多学科联合诊治(MDT)同一患者。MDT下的多模式镇痛策略就需要麻醉医师将先进的镇痛技术和理念,根据不同的患者和不同的手术类型定制形成个体化的镇痛方案,并联合外科、护理团队共同制定标准流程,将围手术期疼痛管理的每项工作细化到不同学科,相互监督、相互提醒,共同实现优化镇痛、加速康复的目标。

参考文献

[1] 鞠辉.麻醉科住院医师手册[M].北京:北京大学医学出版社,2017.

[2] 戴体俊,刘功俭.麻醉学基础[M].上海:第二军医大学出版社,2013.

[3] 熊利泽,邓小明.麻醉学进展 2015[M].北京:中华医学电子音像出版社,2016.

[4] 崔苏扬.脊柱外科麻醉学[M].南京:江苏凤凰科学技术出版社有限公司,2016.

[5] 黄卫民,田慧中,莫利求.镇痛与局麻骨科手术图谱[M].广州:广东科技出版社,2016.

[6] 郭曲练,姚尚龙,衡新华,等.临床麻醉学[M].4 版.北京:人民卫生出版社,2016.

[7] 高志峰.临床麻醉新手笔记[M].北京:北京大学医学出版社,2017.

[8] 卿恩明,赵晓琴.胸心血手术麻醉分册[M].北京:北京大学医学出版社,2011.

[9] 俞卫锋.肝胆麻醉和围手术期处理[M].上海:世界图书出版公司,2016.

[10] 赵俊.中华麻醉学[M].北京:科学出版社,2013.

[11] 周峰.麻醉学:高级医师进阶[M].北京:中国协和医科大学出版社,2016.

[12] 陈志扬.临床麻醉难点解析[M].北京:人民卫生出版社,2015.

[13] 张欢.临床麻醉病例精粹[M].北京:北京大学医学出版社,2012.

[14] 张兴安,秦再生,屠伟峰.静脉麻醉理论与实践[M].广州:广东科技出版社,2015.

[15] 宋德富.麻醉科合理用药[M].北京:人民军医出版社,2011.

[16] 杨立群.当代麻醉机[M].上海:世界图书出版公司,2015.

[17] 李荣.麻醉科操作流程及疑难病例的处置[M].济南:山东科学技术出版社,2017.

[18] 李立环,彭勇刚.临床麻醉学热点:心血管问题剖析[M].北京:科学出版社,2014.

[19] 李玉兰,周丕均.临床麻醉学[M].长春:吉林大学出版社,2012.

[20] 杜晓宣,郑传东,李宏.脊柱外科麻醉学[M].广州:广东科技出版社,2017.

[21] 严敏.临床麻醉管理与技术规范[M].杭州:浙江大学出版社,2015.

[22] 孙增勤.实用麻醉手册[M].北京:人民军医出版社,2016.

[23] 阮满真,黄海燕,万佳.现代麻醉恢复室手册[M].北京:人民军医出版社,2015.

[24] 江伟,仓静.骨科手术麻醉经典病例与超声解剖[M].上海:上海交通大学出版社,2017.

[25] 刘进,邓小明.吸入麻醉临床实践[M].北京:人民卫生出版社,2015.

[26] 曲元,黄宇光.临床麻醉系列丛书·妇产科麻醉分册[M].北京:北京大学医学出版社,2011.

[27] 边步荣.急症麻醉学[M].长春:吉林大学出版社,2013.

[28] 田玉科.麻醉临床指南[M].北京:科学出版社,2013.

[29] 叶铁虎,罗爱伦.静脉麻醉药[M].上海:世界图书出版公司,2017.

[30] 艾登斌,帅训军,姜敏.简明麻醉学[M].北京:人民卫生出版社,2016.